Aminosäuren

1. Auflage Dezember 2018
2. Auflage Oktober 2021

Lektorat: Barbara Allgeier
Umschlaggestaltung, Satz und Layout: Laura Hönes

ISBN: 978-3-86445-644-2

Gerne senden wir Ihnen unser Verlagsverzeichnis
Kopp Verlag
Bertha-Benz-Straße 10
72108 Rottenburg
E-Mail: info@kopp-verlag.de
Tel.: (0 74 72) 98 06-10
Fax: (0 74 72) 98 06-11

Unser Buchprogramm finden Sie auch im Internet unter:
www.kopp-verlag.de

Brigitte Hamann

Aminosäuren

Dank revolutionärer wissenschaftlicher Erkenntnisse neue Vitalität gewinnen, besser schlafen, langsamer altern und Krankheiten vorbeugen

KOPP VERLAG

Inhaltsverzeichnis

Die acht essenziellen Aminosäuren im Profil 64

Heilen und gesund bleiben mit Aminosäuren 114

Für Susanne
mein schönes, weites Land

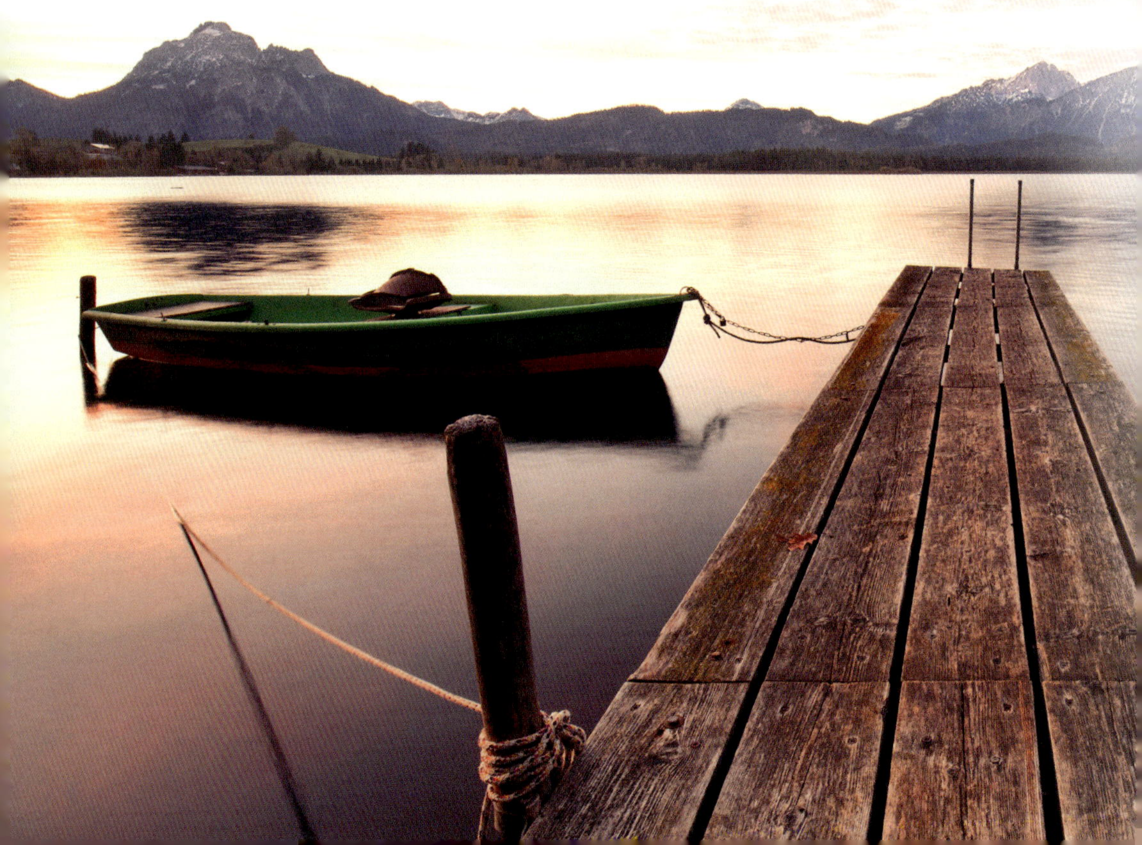

Vorwort

Man soll dem Körper Gutes tun, damit die Seele Lust hat, darin zu wohnen.
Winston Churchill

In diesem Buch geht es um die Möglichkeit, mit acht Aminosäuren eine wirklich wunderbare Wirkung im Körper zu erzielen. Diese erstaunliche Wirkung habe ich an mir selbst erfahren. Als ich begann, Aminosäuren zu nehmen, stellten sich so überzeugende Veränderungen ein, dass ich beschloss, ein Buch darüber zu schreiben, um dieses Wissen mit Ihnen, liebe Leser, zu teilen. Ich kann viel mehr leisten, ohne dass es mich anstrengt, mich besser konzentrieren, schneller und leichter denken und fühle mich körperlich einfach wohl. In Belastungssituationen bin ich stabiler und bleibe meistens gut gelaunt. Als erfreuliche »Nebenwirkung« polsterte sich das Bindegewebe aus und sorgte für eine straffere Haut, die Haare haben mehr Lust zu wachsen und glänzen. Meine Seele erfreut sich daran, in diesem Körper zu wohnen, doch so fit und gesund war ich nicht immer. Ich habe vieles ausprobiert und tue meinem Körper viel Gutes, aber Aminosäuren waren das fehlende Tüpfelchen auf dem »i«, um mir ein rundum gutes Lebens- und Körpergefühl zu geben.

Mein Weg mit Aminosäuren begann mit einem gängigen Aminosäurenprodukt. Es war keine Krankheit, die mich dazu veranlasste, sondern eine generelle Schwäche. Ich hatte einen Winter hinter mir, in dem ich mich oft müde und erschöpft fühlte, konnte mich nur schwer konzentrieren und war vergesslich auch bei Dingen, die ich mir eigentlich merken wollte. In dieser Zeit wurde ich auf Aminosäuren aufmerksam, weil sie bei Recherchen häufiger auftauchten als früher. Vielleicht war es einer jener berühmten »Zu-fälle«, jedenfalls beschloss ich, einen Versuch damit zu machen. Ich besorgte mir ein Produkt und begann den Selbsttest. Und tatsächlich dauerte es nicht lange und ich fühlte mich wacher und hatte mehr Energie. Auch an den Muskeln machte sich die verstärkte Zufuhr bemerkbar. Ich konnte schwere Ge-

genstände leichter heben und meine Spaziergänge wurden zu einem lustvollen Powerwalking.

Dann kreuzte das »Meister-Aminosäurenmuster« (MAP) meinen Weg und schenkte mir nochmals einen völlig neuen Blick auf Aminosäuren und die optimale Eiweißernährung.

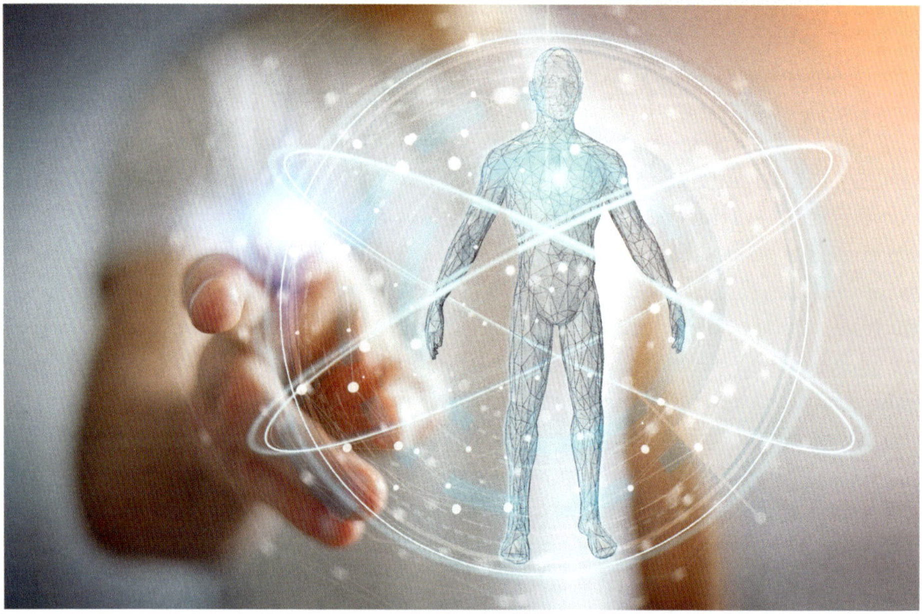

MAP – das ist die Entdeckung von Professor Maurizio Lucà-Moretti, dass jedes Lebewesen sein eigenes, spezifisches Aminosäurenmuster hat. Wird es eingehalten, stellen sich optimale Wirkungen ein. Meine Neugier war geweckt: Würde es wirklich einen spürbaren Unterschied zwischen einem nach dem »Meister-Aminosäurenmuster« hergestellten Produkt und dem geben, das ich bisher genommen hatte? Diesmal waren es Presslinge statt Kapseln. Ich nahm 5 Presslinge morgens nüchtern mit einem Glas Wasser. 15–20 Minuten später gab es Frühstück, denn nach 23 Minuten sind die Presslinge im Darm vollständig aufgenommen. Das Ergebnis: Schon nach einer Woche hatte ich noch mehr Energie und alle positiven Wirkungen verstärkten sich im Laufe der folgenden Zeit.

Die besondere Wirkung, die ich erlebte, lässt sich leicht verstehen, wenn man weiß, dass Proteine, also Eiweiße, die Basis allen Lebens sind. Genauer gesagt sind es die Aminosäuren, aus denen die Proteine aufgebaut werden. Unser Körper braucht Aminosäuren, um seine Strukturen aufzubauen, den Stoffwechsel zu regulieren, wichtige Transport- und Signalfunktionen auszuführen, und vieles mehr. Aminosäuren sind wie die Bausteine eines Hauses.

Acht dieser Urbausteine des Lebens haben eine besondere Bedeutung für uns. Weil unser Körper sie nicht selbst bilden kann, müssen wir sie unbedingt mit der Nahrung aufnehmen. Doch die Form, in der wir das tun, hat unterschiedliche Auswirkungen in unserem Körper. Dabei ist weniger entscheidend, ob es sich um tierisches oder pflanzliches Eiweiß handelt, sondern vielmehr, wie das jeweilige Nahrungseiweiß verstoffwechselt wird und ob wir genügend von allen acht essenziellen Aminosäuren aufnehmen.

Die meisten Menschen haben heute einen Aminosäurenmangel, in der Regel, ohne es zu wissen, und zwar auch wenn sie wie ich genügend Eiweiß essen. Das schränkt die körperliche Leistung und Gesundheit ein und zieht längerfristig ernsthafte Folgen nach sich. Die Ursachen sind vielfältig. Sie beginnen bei den Nahrungsmitteln selbst und reichen von einer Verwertungsstörung im Darm bis zu Störungen in der Proteinsynthese, der körpereigenen Eiweißbildung.

Dank der Forschungen zum »Meister-Aminosäurenmuster« (MAP) von Professor Maurizio Lucà-Moretti können wir unsere Eiweißernährung heute ganz leicht optimieren und sie viel einfacher und gesünder gestalten, so dass der Körper sehr stark entlastet wird. Auch wenn der Darm nicht optimal verwerten kann, verbessert die von Professor Moretti gefundene Lösung die Aufnahme und alle Folgesymptome. All das, was Sie in diesem Buch über Ihren Eiweißstoffwechsel erfahren, wird Ihre Möglichkeiten, sich gesund zu ernähren, in jedem Fall erweitern und bereichern – auch wenn Sie kein Produkt nutzen wollen, das nach dem Meister-Aminosäurenmuster des Menschen hergestellt wurde.

Ich wünsche Ihnen Gesundheit, Energie und Wohlbefinden und die Freude der Leichtigkeit des Denkens, die ein gut genährtes, fittes Gehirn hervorbringt!

Brigitte Hamann
Rottenburg, November 2018

Die erstaunliche Welt der Proteine

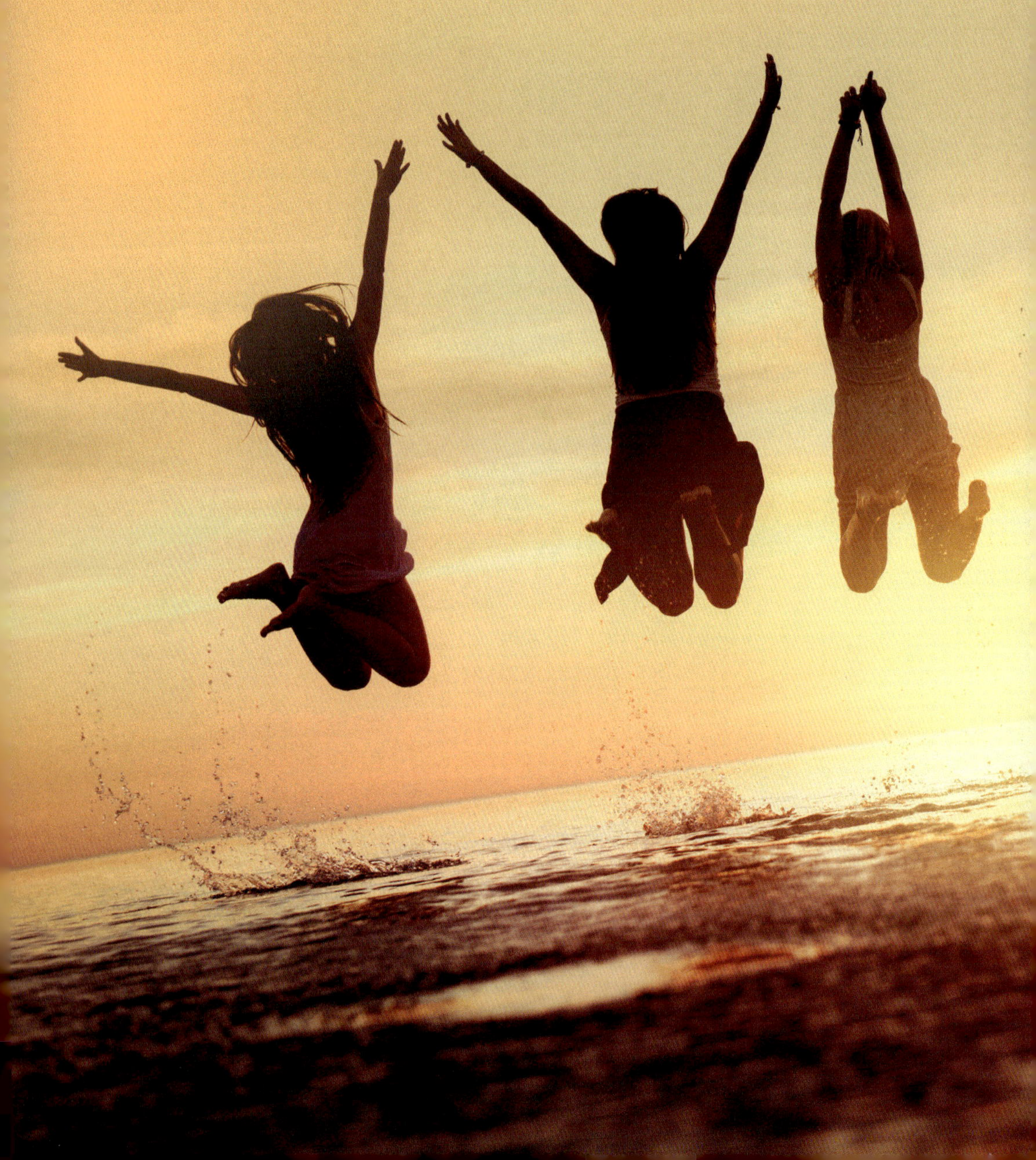

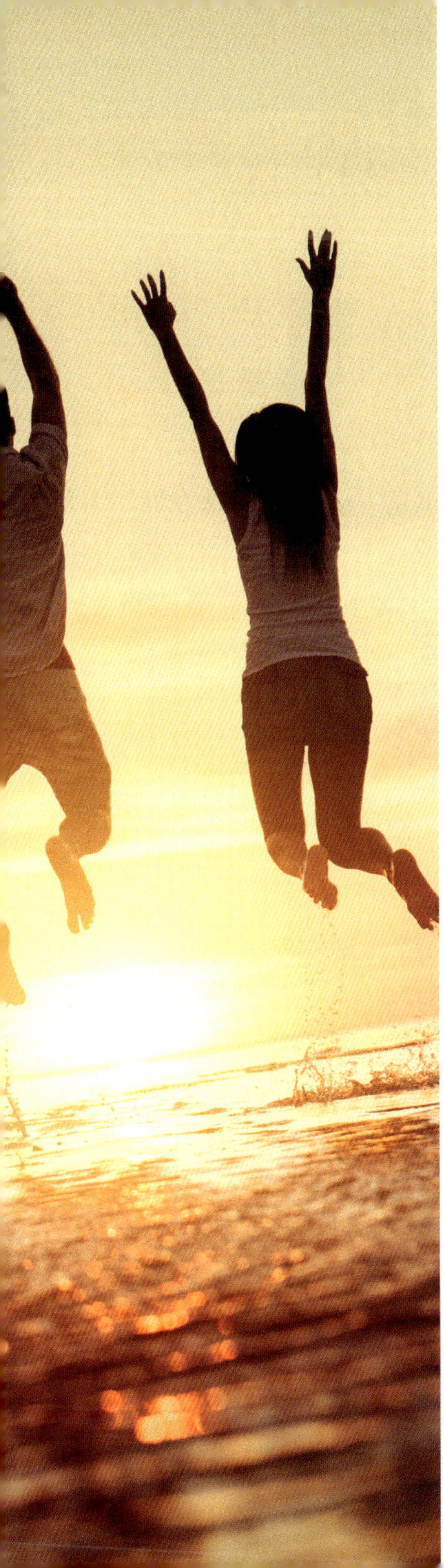

Leben beruht auf der chemischen Aktivität von Proteinen.

Prof. Dr. Andrei Lupas, Max Plack Institut für Entwicklungsbiologie, Tübingen

Proteine, auch Eiweiße genannt, sind ganz erstaunliche Substanzen. Sie lösen chemische Reaktionen aus, die am Ursprung des Lebens stehen. Proteine stellen die lebenswichtigen Enzyme her, bilden Hormone, Neurotransmitter und die Geschlechtshormone. Als wesentlicher Bestandteil des Immunsystems erkennen und eliminieren sie schädliche Eindringlinge. Sie verschließen Wunden mittels der Blutgerinnung, transportieren lebenswichtige Substanzen, binden als Hämoglobin den Sauerstoff in den roten Blutkörperchen und regeln den Sauerstofftransport. Haut und Knochen bestehen aus dem Faserprotein Kollagen, Haare und Nägel aus Keratin. Auch die Muskelbildung hängt von Proteinen ab, die dafür sorgen, dass wir unseren Körper bewegen können. Überall im Körper bauen sie die Zellen auf, wirken im Erbgut und lassen die Strukturen unseres Körpers entstehen. Jede Zelle enthält Tausende von Proteinen, und jedes Protein ist meist aus mehr als hundert Aminosäuren aufgebaut. Von den Geweben, Organen über die Muskelfasern, das Blut und die Knochen bis zum Gehirn sorgen Proteine als unermüdliche Arbeiter für Substanz und richtiges Funktionieren. Dabei sind sie hochspezialisiert: Jede Aufgabe wird durch ein ganz spezielles Protein ausgeführt.

Eiweiß ist nach Wasser der wichtigste Baustein in unserem Körper. Wir brauchen deshalb täglich genügend hochwertiges Eiweiß für unser Leben und Überleben.

Zusammen mit Fett und Kohlenhydraten gehören Proteine zu den Makronährstoffen und damit zu den drei wichtigsten Nährstoffen im Körper. Da sich unsere Körperzellen ständig erneuern, brauchen sie eine regelmäßige Zufuhr von Proteinen. Entscheidend ist dabei nicht nur die Menge, sondern auch die Qualität.

Wasser, Eiweiß, Fett … woraus besteht der menschliche Körper?

Prozentuale Verteilung bezogen auf das Gesamtgewicht eines gesunden Menschen:

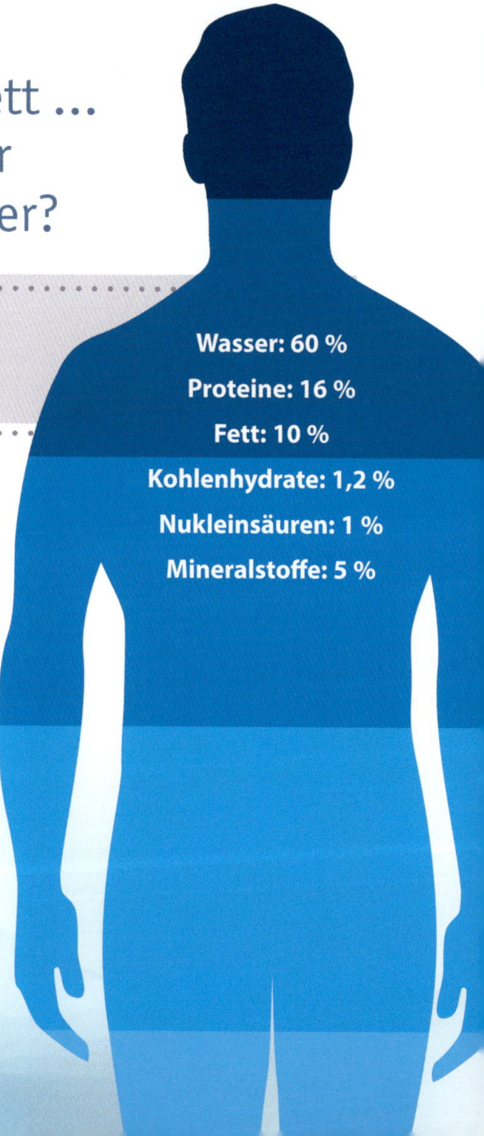

Die individuelle Zusammensetzung variiert nach körperlichem Zustand und Alter. Bei jüngeren Menschen ist der Wasseranteil deutlich höher. Direkt nach der Geburt sind es etwa 80 Prozent, nach dem ersten Lebensjahr rund 60 Prozent, und mit 15 Jahren ist der Anteil auf 55–57 Prozent gesunken. Je älter wir werden, desto mehr Flüssigkeit verlieren die Zellen. Es ist also sehr wichtig, ausreichend Flüssigkeit aufzunehmen. Mit den Jahren nimmt auch der Proteinanteil ab. Der Fettanteil dagegen nimmt zu. Bewegung, Sport, Krafttraining und die richtige Ernährung, vor allem bezogen auf Eiweiß, können diesen Prozess aufhalten, in jedem Fall aber verlangsamen.

Aminosäuren – die Bausteine der Proteine

Die richtige Mischung aus Aminosäuren wirkt wie eine Aufbaukur von innen.

Mit den Aminosäuren gehen wir eine Stufe tiefer, direkt an die Wurzel, an der alles Leben beginnt, denn Proteine bestehen aus Aminosäuren. Sie sind die Urbausteine alles Lebendigen. Fast alle lebensnotwendigen Substanzen werden aus Aminosäuren zu Peptiden und Proteinen aufgebaut. Peptide sind kleine Proteine – Moleküle, bei denen die Aminosäuren durch eine sogenannte Peptidbindung verknüpft sind.

Mit einer verblüffenden Akribie zerlegt der menschliche Körper die Nahrungsproteine im Darm in ihre Bestandteile, die Aminosäuren, und nimmt sie in den Blutstrom auf. Das tut er mithilfe von Verdauungsenzymen, die ebenfalls Proteine sind und folglich auch aus Aminosäuren aufgebaut werden. Damit die Verwertung funktionieren kann, muss der Körper also erst einmal Verdauungsenzyme herstellen. Über das Blut werden die Aminosäuren dann zu den Stellen des Körpers transportiert, wo sie zu körpereigenem Eiweiß zusammengesetzt und eingebaut werden. So entstehen alle Strukturen des Körpers wie Haut und Muskulatur, Hormone wie Insulin, Geschlechtshormone und Neurohormone wie Serotonin und Melatonin, Gerüsteiweiße wie Kollagen, Transporteiweiße wie Hämoglobin und Albumin. Aus Aminosäuren werden die Antikörper der Immunabwehr und die Blutgerinnungsfaktoren zusammengesetzt, die Vielzahl unterschiedlicher Enzyme, die DNS und grundsätzlich sämtliche Zellen. Als eine Art

Reservenahrung stellen Proteine bei Diäten und in Hungerperioden Energie bereit. Eine Beschreibung der Aufgaben von Aminosäuren würde ein ganzes Buch füllen.

Ein wenig Biochemie: Was sind Aminosäuren?

Aminosäuren sind organische Verbindungen, die aus Stickstoff, Wasserstoff, Kohlenstoff und Sauerstoff aufgebaut sind. Sie enthalten mindestens eine Aminogruppe und eine Carboxylgruppe, die diese Bestandteile zur Verfügung stellen: Aminogruppen bestehen aus einem Stickstoff- und zwei Wasserstoffatomen; Carboxylgruppen enthalten ein Kohlenstoff-, zwei Sauerstoff- und ein Wasserstoffatom. Immer wenn Kohlenstoff anwesend ist, wird von einer organischen Verbindung gesprochen. Aminosäuren bilden Ketten. Je nach Länge der Aminosäurenkette spricht man von Peptiden (bis zu hundert Aminosäuren) und Proteinen (mehr als hundert Aminosäuren).

Entscheidend ist der Stickstoff, ohne den es kein Leben gibt. Bauern düngen ihre Felder mit Stickstoff, damit die Pflanzen leben, wachsen und gedeihen. Das gilt ebenfalls für den Menschen – auch wir kommen nicht ohne Stickstoff aus. Stickstoff ist nicht nur der wesentliche Baustein in Aminosäuren, er kommt zudem in Nukleinsäuren vor, das heißt im Erbgut, und spielt damit eine zentrale Rolle in der DNS, in der sämtliche Bauanleitungen für Proteine enthalten sind. Durch Vererbung werden diese Bauanleitungen von Generation zu Generation weitergegeben. Falls Sie sich übrigens fragen, was der Unterschied zwischen DNS (Desoxyribonukleinsäure) und DNA *(Deoxyribonucleic Acid)* ist: Es gibt keinen. DNS ist der deutsche Begriff, DNA der englische. Beide werden in deutschsprachigen Texten verwendet.

Nun gäbe es ja mehr als genug Stickstoff in der Luft, da sie zu fast 80 Prozent aus Stickstoff besteht. Aber wir können ihn in Gasform nicht verwerten. Unser Stickstoffbedarf muss über die Nahrung gedeckt werden. Dies erfolgt in Form eines Kreislaufs: Pflanzen nehmen Stickstoff über den Boden auf, wo er sich durch Regen und weitere Vorgänge anreichert. Menschen und Tiere essen diese Pflanzen und erhalten so Stickstoff über die Nahrung. Tierprodukte enthalten daher ebenfalls Stickstoff. Der Stickstoff steckt in den Nahrungsproteinen, die unser Körper während des Verdauungsvorgangs in ihre Bestandteile, die Aminosäuren, zerlegt, um sie dann erneut zu Proteinen zusammenzusetzen. Dabei bilden sie Ketten, durch die unterschiedliche Eigenschaften zustande kommen. Aminosäuren haben eine weitere wertvolle Eigenschaft: Sie können als Basen oder Säuren wirken und weisen unterschiedliche Ladungen auf.

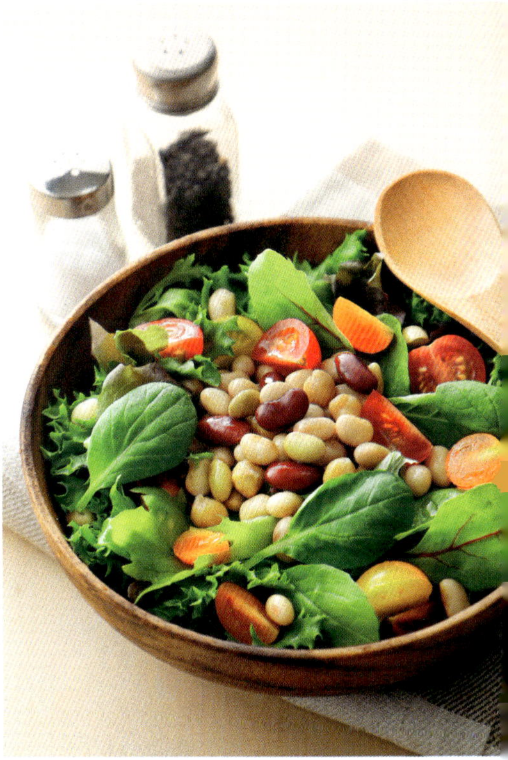

Essenzielle, semi-essenzielle und nicht-essenzielle Aminosäuren

Von allen Aminosäuren in unserem Erbgut sind zwanzig in der Lage, Proteine zu bilden. Sie werden deshalb als proteinogen bezeichnet und spielen die zentrale Rolle für zahlreiche Lebensfunktionen, den Aufbau und die Regeneration unseres Körpers. Mit diesen Aminosäuren befassen wir uns in diesem Buch. Besonders wichtig sind in diesem Zusammenhang die acht essenziellen Aminosäuren, die unser Körper nicht selbst herstellen kann und die er deshalb zugeführt bekommen muss. Die zwanzig proteinogenen, also proteinbildende Aminosäuren sind in drei Gruppen unterteilt: essenzielle, semi-essenzielle und nicht-essenzielle Aminosäuren.

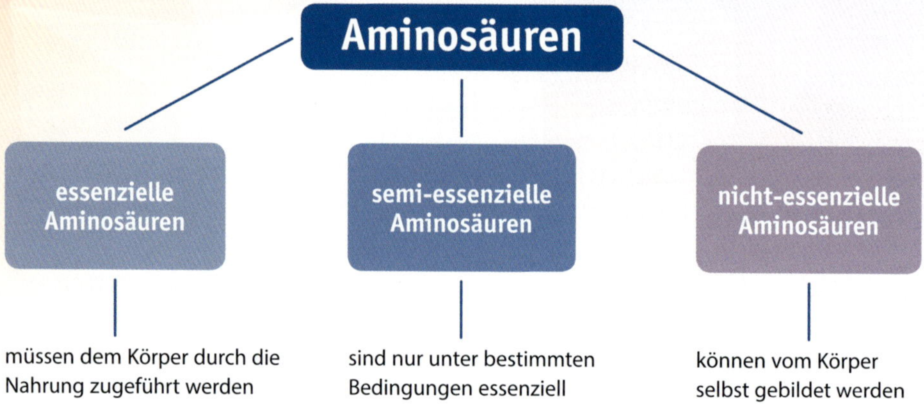
Aminosäuren
essenzielle Aminosäuren
semi-essenzielle Aminosäuren
nicht-essenzielle Aminosäuren
müssen dem Körper durch die Nahrung zugeführt werden
sind nur unter bestimmten Bedingungen essenziell
können vom Körper selbst gebildet werden

Acht Aminosäuren sind essenziell:

- Isoleucin
- Leucin
- Lysin
- Methionin
- Phenylalanin
- Threonin
- Tryptophan
- Valin

Zwei Aminosäuren sind semi-essenziell:

- Arginin
- Histidin

Diese beiden Aminosäuren müssen nur in bestimmten Situationen mit der Nahrung aufgenommen werden. Im Normalfall kann der Körper sie selbst bilden.

Zehn Aminosäuren sind nicht-essenziell:

- Alanin
- Asparagin
- Asparaginsäure
- Cystein
- Glutamin
- Glutaminsäure
- Glycin
- Prolin
- Serin
- Tyrosin

Diese Aminosäuren kann unser Körper grundsätzlich selbst bilden. Sie müssen nur unter besonderen Bedingungen zugeführt werden. Wir müssen sie dann mit der Nahrung aufnehmen beziehungsweise die Ernährung so ausrichten, dass besonders viele dieser Aminosäuren enthalten sind. Alternativ kann der zusätzliche Bedarf mit einem (hochwertigen) Produkt ausgeglichen werden.

Die Einteilung in essenziell, semi-essenziell und nicht-essenziell sagt lediglich etwas darüber aus, ob die betreffende Aminosäure vom menschlichen Körper selbst hergestellt werden kann, oder nicht. Jeder Organismus ist anders und hat einen anderen Eiweißbedarf. Auch die Fähigkeit des Körpers, semi-essenzielle und nicht-essenzielle Aminosäuren zu bilden, ist unterschiedlich. Faktoren wie Alter, große körperliche oder geistige Belastungen, gesundheitlicher Zustand, Erkrankungen und Umweltbedingungen beeinflussen die Fähigkeit zur Eigenproduktion. Die logische Konsequenz ist, dem Körper die Synthese so einfach wie möglich zu machen. Ein nach MAP-Kriterien hergestelltes Produkt bietet eine solche Unterstützung an. Es liefert die acht essenziellen Aminosäuren, die dem menschlichen »Meister-Aminosäurenmuster« entsprechen. Wie Schlüssel und Schloss passen Natur (das Meistermuster) und Angebot (MAP) zusammen (siehe Kapitel »Der Quantensprung in der Eiweißernährung«, Seite 51). Die freie, kristalline Form erleichtert die Aufnahme und dank ihres natürlichen Aufbaus wird auch die Bildung von semi- und nicht-essenziellen Aminosäuren unterstützt.

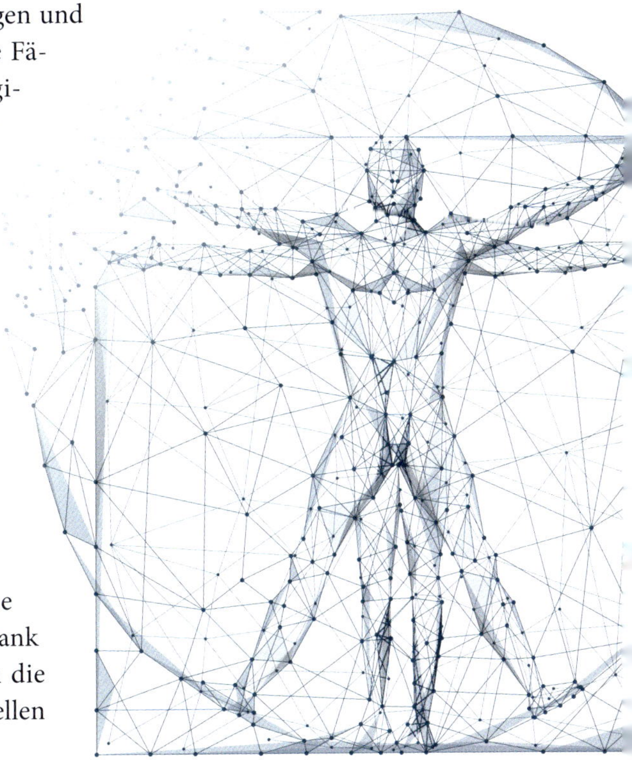

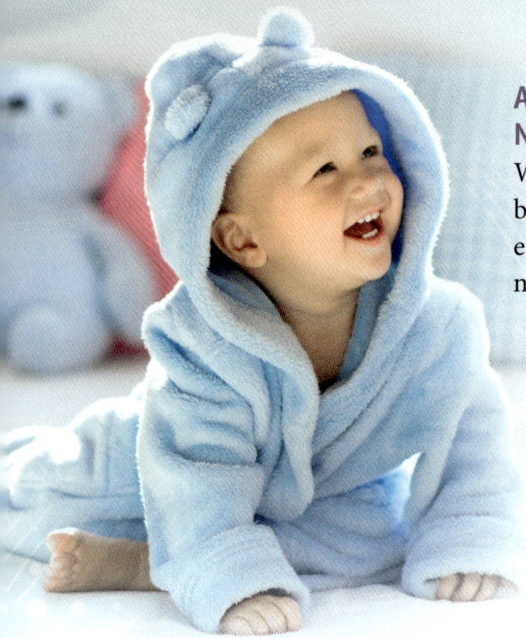

Aminosäuren bei Neugeborenen und Kindern

Während der ersten Lebenstage sind bei Neugeborenen Arginin, Cystein, Histidin und Tyrosin essenzielle Aminosäuren, die sie jedoch im Normalfall mit der Muttermilch erhalten. Während des Wachstums brauchen Kinder zusätzlich Arginin und Tyrosin. Letzteres kann der Körper erst im Erwachsenenalter aus Phenylalanin bilden. Tyrosin ist in Fleisch, Fisch, Eiern und Milch, Nüssen und Kernen, Hülsenfrüchten, Getreide und Samen enthalten. Arginin wird gebildet, wenn die acht essenziellen Aminosäuren vorhanden sind, ansonsten ist es in den gleichen Lebensmitteln enthalten wie Tyrosin.

Aminosäuren in der Diskussion

Aufgrund der individuellen Unterschiede und der verschiedenen Einflüsse, welche die Aminosäurensynthese beeinflussen, wird heute in Fachkreisen diskutiert, ob Histidin und Arginin zu den essenziellen Aminosäuren gerechnet werden sollen. Manche sind der Meinung, dass nur eine der beiden, in der Regel Histidin, zu den essenziellen Aminosäuren zählt, andere meinen, beide seien essenzielle Aminosäuren, sodass Sie in der Literatur gelegentlich von neun beziehungsweise zehn essenziellen Aminosäuren lesen. Da diese Aminosäuren aber nicht immer essenziell sind, ist es wenig sinnvoll, sie grundsätzlich in den Pool essenzieller Aminosäuren aufzunehmen. Noch weitere Gründe sprechen dagegen: Wenn Histidin und/oder Arginin einem Produkt mit essenziellen Aminosäuren beigefügt werden, bestehen Risiken für Menschen mit erhöhtem Histaminspiegel (Histidin) und Herpes-simplex-Infektion (Arginin). Daher ist es nicht sinnvoll Histidin und/oder Arginin gemeinsam mit einem Produkt mit acht essenziellen Aminosäuren zuzuführen, sondern wichtiger wäre vielmehr herauszufinden, warum ein Mensch Histidin und Arginin nicht in genügender Menge selbst im Körper herstellen kann. Die Natur hat acht definitiv essenzielle Aminosäuren zusammengestellt – alles andere hat mit der individuellen Situation zu tun und muss getrennt berücksichtigt werden.

Selenocystein und Pyrrolysin

1986 wurde eine weitere eiweißbildende Aminosäure entdeckt: Selenocystein, die sehr selten und nur in sehr wenigen, hochspezialisierten Proteinen vorkommt. 16 Jahre später kam noch eine weitere proteinogene Aminosäure dazu: Pyrrolysin. Damit waren es 22 proteinogene Aminosäuren. In Methan produzierenden Archaebakterien der Familie Methanosarcinaceae fand sich Pyrrolysin, ein Abkömmling der essenziellen Aminosäure Lysin. Beide, Selenocystein und Pyrrolysin, sind Exoten und nicht-essenziell. Für die Wissenschaft ist ihre Entdeckung jedoch von großem Wert. Denn die Kenntnisse über ihre Entwicklung aus den Standardaminosäuren helfen zu verstehen, warum die gesamte Komplexität der Proteine der Lebewesen aus nur wenigen natürlichen Aminosäuren aufgebaut ist, obwohl der genetische Code in der Lage wäre, weitaus mehr zu codieren.[1]

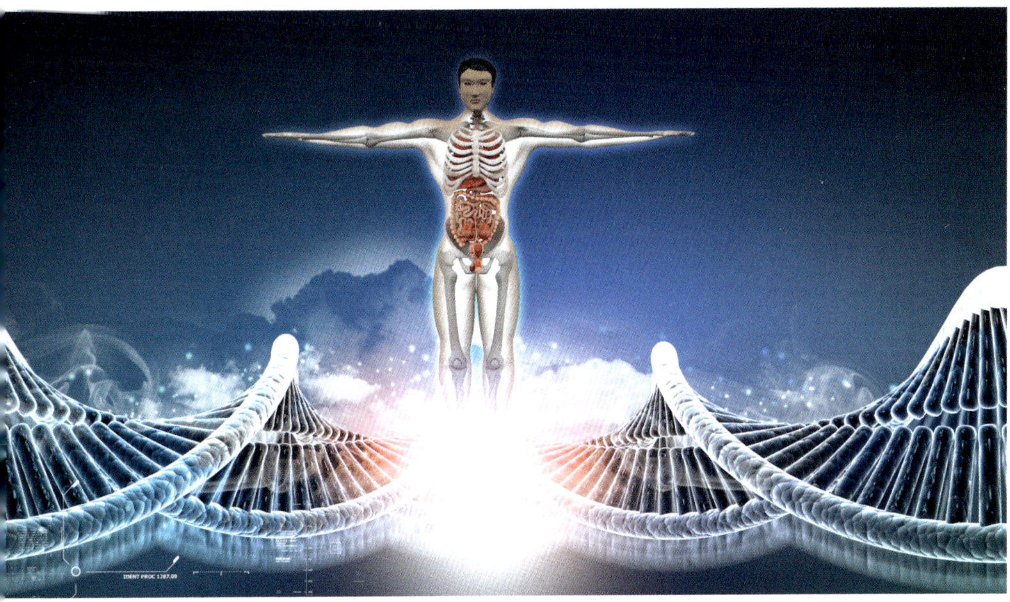

Aus acht mach viele ...

Mit den zwanzig eiweißbildenden Aminosäuren können unzählige unterschiedliche Proteinverbindungen hergestellt werden. Auf diese Weise entstehen Proteine, die jeweils spezielle Aufgaben übernehmen. Acht davon haben, wie schon berichtet, eine besondere Stellung. Sie werden »essenziell« genannt, weil der menschliche Körper sie nicht selbst herstellen kann und sie stattdessen mit der Nahrung zugeführt werden müssen. Diese acht sind der Grundbaukasten für alle weiteren Aminosäuren und damit für die Proteine, die unser Leben möglich machen und erhalten.

- Die zwanzig eiweißbildenden Aminosäuren sind die Bausteine für mehr als 100 Billionen Zellen.
- Jede Sekunde werden mithilfe von Aminosäuren 2,5 Millionen neue rote Blutkörperchen gebildet.
- Täglich werden etwa 75 Gramm Skelettmuskelprotein auf- und abgebaut.
- Der rote Blutfarbstoff Hämoglobin, der den Sauerstoff durch die Blutgefäße transportiert, wird aus Aminosäuren aufgebaut.
- Ein Embryo produziert pro Minute rund 250 000 neue Gehirnzellen.
- Unzählige, energieproduzierende Mitochondrien brauchen Proteine und damit Aminosäuren für Aufbau und Funktion.
- Im Aufbau des Erbguts spielen Aminosäuren eine wichtige Rolle.
- Aminosäuren sind der Baustoff für die Haut, die sich alle 28 Tage erneuert.
- Im Laufe von 7 Jahren erneuert sich unser Körper rundum – auf der Grundlage von Aminosäuren.
- Fehlt nur eine essenzielle Aminosäure, kann der Körper diesen Aufbau nicht leisten.

Wichtig: Obwohl der große Wert einer wirklich guten Versorgung mit Aminosäuren nicht in der direkten Energiegewinnung liegt, sondern in ihrer Funktion als Baustoffe, spielen sie auch für unsere Energie eine wichtige Rolle. Denn alle Zellen sowie die Mitochondrien, in denen die Energieeinheit ATP (Adenosintriphosphat) produziert wird, brauchen Aminosäuren.

Wichtig: Damit das Zusammensetzen der benötigten Proteine optimal klappt, muss das Angebot an essenziellen Aminosäuren stimmen. Aus diesem Grund gelten Nahrungsmittel wie Chiasamen, Quinoa, Eier, Hanf- und Erbsenprotein sowie Molke als besonders hochwertig. Sie enthalten ein vollständiges Aminosäurenprofil, also alle acht essenziellen Aminosäuren im Verbund. Das gilt auch für Fleisch und Geflügel. Jedes Nahrungsmittel erzeugt jedoch bei der Verwertung Stickstoffabfallprodukte, die entsorgt werden müssen. Der Stickstoffabfall von Soja, vielen pflanzlichen Proteinen, Kasein (Milch und Milchprodukte) und Molke ist beispielsweise besonders hoch. Bei Fleisch ist die Menge des Stickstoffabfalls etwas geringer.

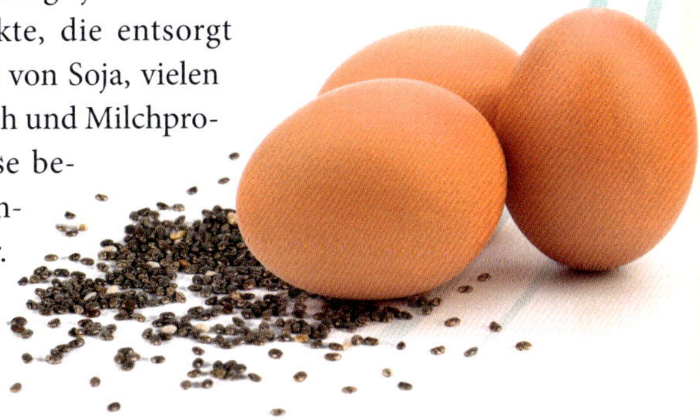

Warum das »L« vor den Aminosäuren steht

Die eiweißbildenden (proteinogenen) Aminosäuren treten in zwei Formen auf: als L- und als D-Struktur. Unser Körper kann die D-Struktur nicht nutzen. Um zu zeigen, dass es sich um Aminosäuren in der verwertbaren L-Struktur handelt, wird auf Produkten oft das L vorangestellt: L-Lysin, L-Arginin und so weiter.

Gesund und fit mit der richtigen Eiweißernährung

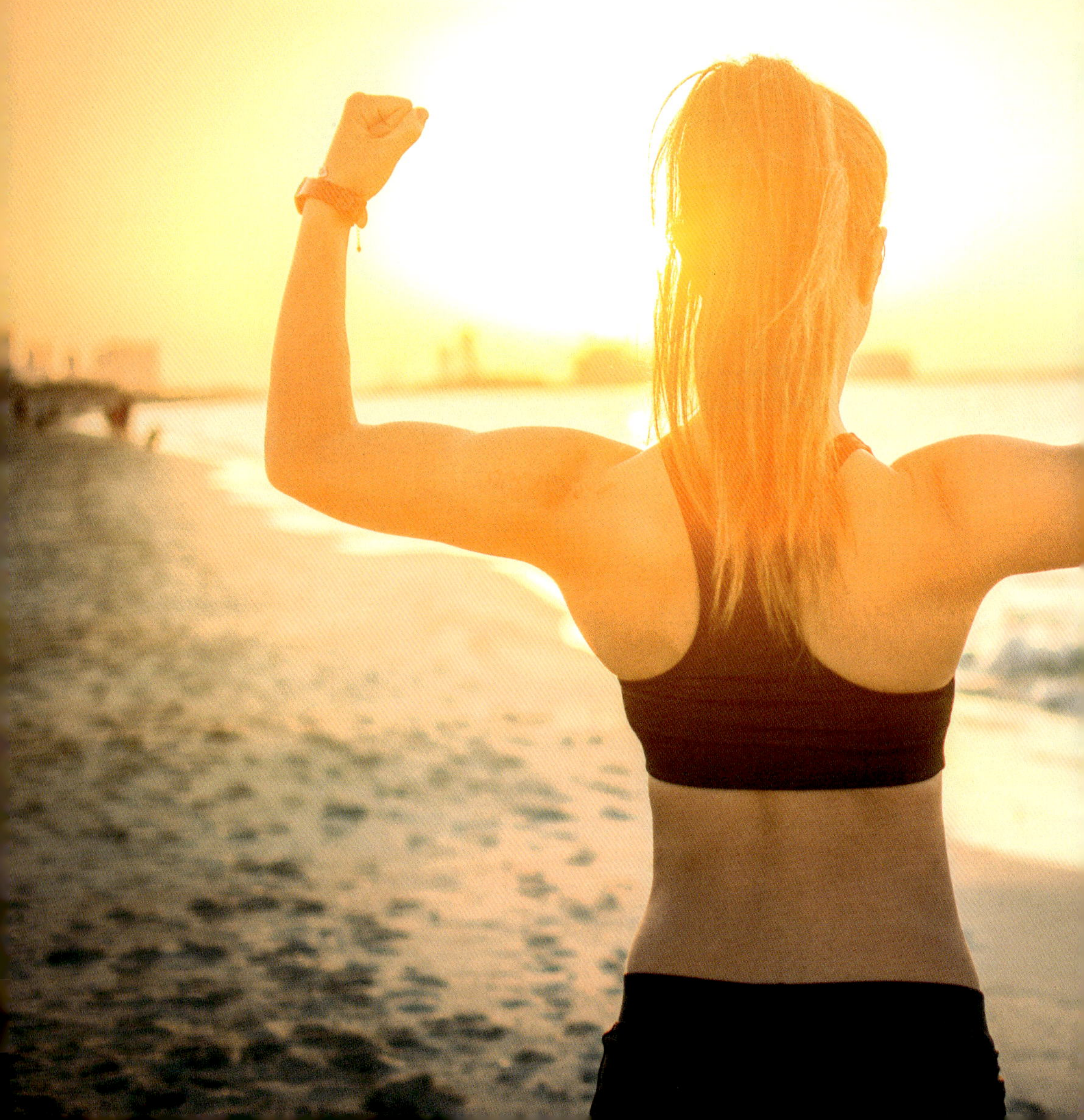

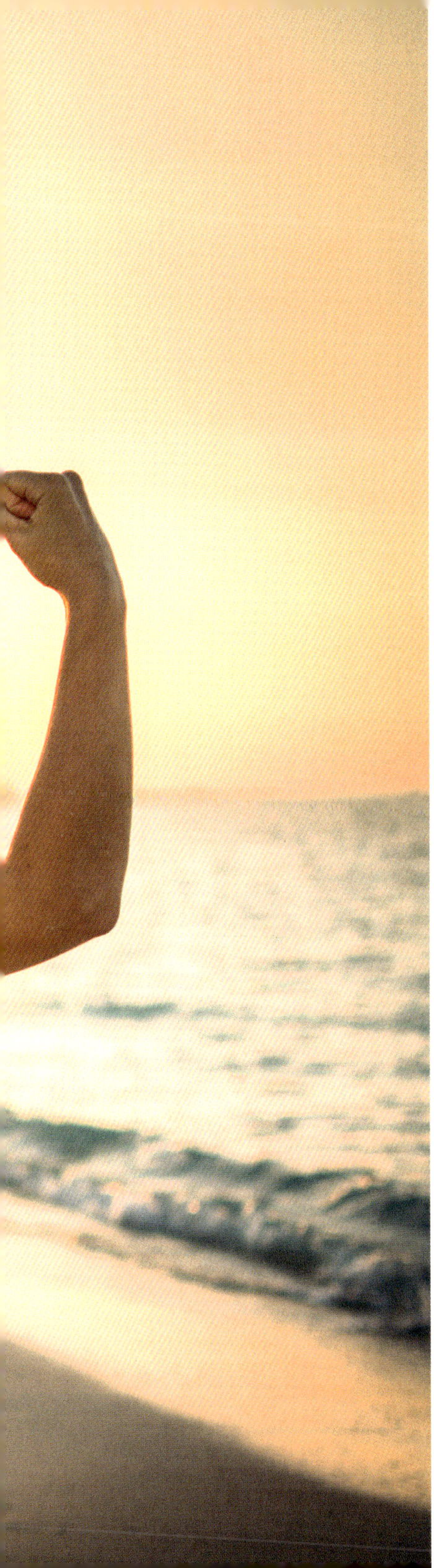

Basiswissen Stoffwechsel

- Unter dem Begriff »Stoffwechsel« (Metabolismus) werden sämtliche chemische Reaktionen im Körper zusammengefasst.
- Im Stoffwechsel zerlegt der Körper Stoffe (kataboler Stoffwechsel) und setzt die Bestandteile wieder neu zusammen (anaboler Stoffwechsel). Die beiden Stoffwechselarten werden auch als Abbaustoffwechsel und Aufbaustoffwechsel bezeichnet.
- Den größten Teil der Stoffe für den Aufbau gewinnt der Körper aus der Nahrung.
- Einen Teil stellt der Körper selbst her, indem er nicht mehr brauchbare Zellbestandteile abbaut und neu zusammensetzt.
- Enzyme sind die Katalysatoren (»Zündkerzen«) des Stoffwechsels. Sie beschleunigen Stoffwechselabläufe, die ansonsten zu langsam ablaufen würden.
- Stoffwechsel und Verdauung sind nicht dasselbe. Zuerst muss verdaut werden, dann können die Stoffwechselvorgänge ablaufen. Die Verdauung bildet die Vorstufe für die Stoffwechselprozesse; sie ist ein Teil der gesamten Stoffwechselvorgänge.
- Während der Verdauung wird die Nahrung zerkleinert und aufgeschlossen. Das geschieht im gesamten Verdauungstrakt, angefangen beim Kauvorgang im Mund. Der Dünndarm übernimmt den wichtigsten Teil. Die Nährstoffe (Proteine, Fette, Kohlenhydrate) werden im Dünndarm aufgespalten und dann Vitamine, Mineralstoffe und Spurenelemente herausgefiltert. Alles Verwertbare geht in die

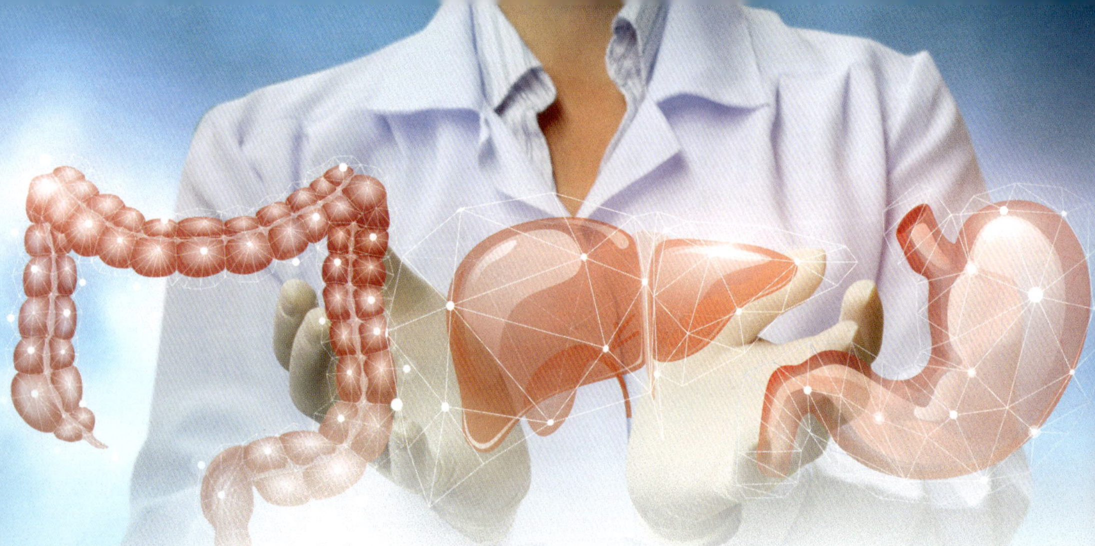

Blutbahn über, wird von der Leber gefiltert und dann im Körper verteilt. Ein Netzwerk von Hormonen regelt, was mit den Nährstoffen weiter geschieht. Der unverdauliche Rest geht vom Dünndarm in den Dickdarm und wird entsorgt.

- Es gibt verschiedene Arten von Stoffwechsel: Kohlenhydratstoffwechsel (Zuckerstoffwechsel), Fettstoffwechsel, Mineralstoffwechsel und Eiweißstoffwechsel (Aminosäurenstoffwechsel).
- Nachdem komplexe Kohlenhydrate (Mehrfachzucker) während der Verdauung in Einfachzucker wie Glukose und Fruktose zerlegt wurden, wird im **Kohlenhydratstoffwechsel** aus den Einfachzuckern Energie gewonnen. Steht genügend Energie zur Verfügung, werden die Einfachzucker in der Leber wieder zu Mehrfachzuckern zusammengesetzt und gespeichert. In der Praxis bedeutet das, dass wir zunehmen, wenn wir die zur Verfügung stehende Energie nicht aktiv nutzen.
- Der **Fettstoffwechsel** hat die größte Bedeutung für die Energiegewinnung in den Zellen. Fett ist der wichtigste Energiespeicher (»Fettpolster«), wird aber auch für die Gesundheit und Funktionsfähigkeit der Zellen und für den Aufbau der Muskulatur, von Enzymen und Hormonen gebraucht.
- Im **Mineralstoffwechsel** werden Mineralstoffe und Spurenelemente wie Calcium, Magnesium, Phosphor, Kalium, Natrium, Schwefel usw. für den Knochenaufbau und viele weitere Funktionen zur Verfügung gestellt.

- Die Basis des **Eiweißstoffwechsels** ist die Verdauung von Eiweißen, bei der Aminosäuren entstehen. Über die Blutbahn und die Leber werden die Aminosäuren in die Zellen transportiert, wo sie entweder für den Körperaufbau zur Verfügung stehen, oder der Energiegewinnung in den Zellen dienen.
- Die Leber ist das wichtigste **Stoffwechselorgan.** Ihre Gesundheit ist also zentral für unser Leben und Überleben.

Aufbau und Abbau: anaboler und kataboler Stoffwechsel

Zwei große Stoffwechselbereiche sorgen dafür, dass in unserem Körper ständige Bewegung stattfindet, ein kontinuierliches Auf- und Abbauen. Im gesunden Körper sind beide Stoffwechselformen im Gleichgewicht. Jeder der beiden Stoffwechselwege hat seine eigenen Aufgaben. Das Wechselspiel zwischen beiden ist komplex und geschieht über viele Zwischenstufen. Um den Nährwert von Aminosäuren für unseren Körper zu verstehen, ist es wichtig, die unterschiedlichen Vorgänge während ihres Ab- und Aufbaus zu verstehen.

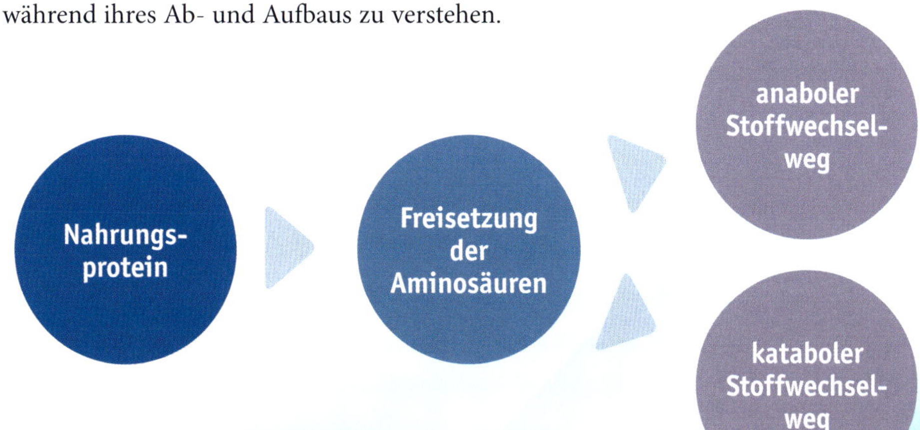

Stoffwechsel von Nahrungsproteinen

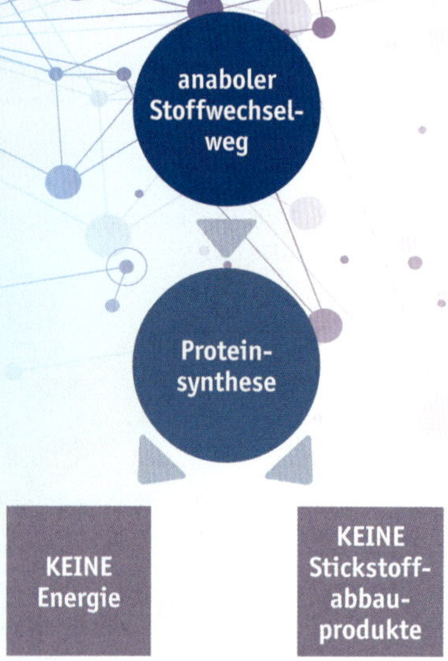

Der Stoffwechsel der Proteine im anabolen Stoffwechselweg

Der Aufbaustoffwechsel (anabol)

Anabol bedeutet: Es wird aufgebaut. In der Fachsprache heißt das Biosynthese. Auf diese Weise können Zellen erhalten, regeneriert oder neu gebildet werden. Als Baumaterial dienen Proteine, die zuerst zerlegt und dann wieder neu zusammengesetzt werden, wie der Körper sie braucht. Daraus entstehen die Körperstrukturen wie Knochen und Gewebe, Enzyme, Antikörper der Immunabwehr und vieles mehr. Neben dem Lebensbaustein Protein werden auch andere Verbindungen zusammengesetzt, die lebensnotwendig sind wie Nukleinsäuren (Erbgut), Polysaccharide und Lipide.

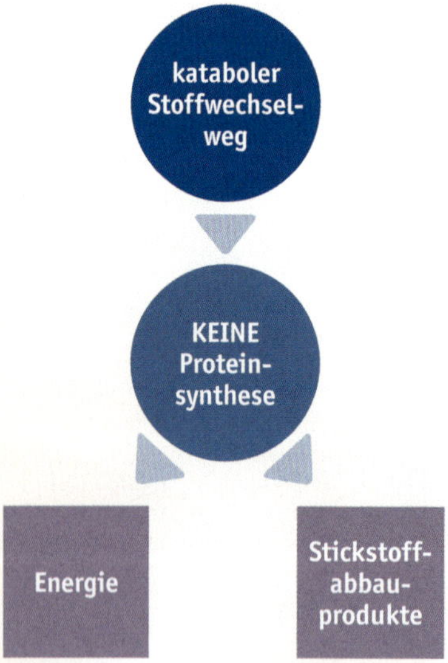

Der Stoffwechsel der Proteine im katabolen Stoffwechselweg

Der Abbaustoffwechsel (katabol)

Als Gegenspieler des anabolen Stoffwechsels ist der katabole für den Abbau zuständig. Während des Katabolismus wird Energie produziert, Stoffwechselprodukte ausgeschieden, der Körper entgiftet und nicht mehr brauchbare Proteine zerlegt und entweder ausgeschieden oder, wenn noch möglich, im Anabolismus wieder für den Aufbau verwendet.

Abgebaut werden Nährstoffe wie Kohlenhydrate, Fette und Proteine, die in der Nahrung als komplexe Verbindungen vorliegen, sodass der Körper sie nutzen kann.

Den Eiweißstoffwechsel verstehen: der Eiweißumsatz

Der menschliche Körper ist eine hochenergetische Fabrik, in der unaufhörlich Nährstoffe aufgeschlüsselt und zu neuen Komponenten zusammengesetzt werden. Auf- und Abbau sind Grundprinzipen der Lebensvorgänge in unserem Körper. Das gilt auch für die Nahrungseiweiße, die im Magen in kürzere Aminosäureketten aufgeteilt und im Dünndarm zu einzelnen Aminosäuren aufgespalten werden. Durch die Darmwand gehen die Aminosäuren in den Blutstrom über und erreichen von dort ihre Zielorte, wo sie wieder zu neuen Proteinen zusammengesetzt werden. Der Abbau von Proteinen findet nicht nur im Verdauungstrakt statt. Auch in den Zellen werden ständig Proteine ab- und neue wieder aufgebaut, wodurch sich die Zellen erneuern und Zellschutt entfernt wird. Der unablässige Proteinabbau und -aufbau wird als Proteinumsatz (Eiweißumsatz; engl. *Protein Turnover*) bezeichnet. Optimal ist im Normalfall ein möglichst ausgeglichener Zustand zwischen Abbau und Aufbau.

Aus Nahrungseiweiß wird durch Verdauung und Umbau körpereigenes Eiweiß, das vielfältige und lebensnotwendige Aufgaben erfüllt.

Werden mehr Proteine aufgebaut als abgebaut, ist der Körper in einem anabolen (aufbauenden) Zustand. Im umgekehrten Fall handelt es sich um einen katabolen Zustand, bei dem beispielsweise Muskulatur abgebaut wird. Der Proteinumsatz findet auch in den Zellen des Gehirns statt, was die Bedeutung der richtigen Zufuhr an Aminosäuren für das Gehirn zeigt.

Proteine sind allgegenwärtig: Woher weiß eine Zelle, welche Proteine abgebaut werden müssen? Diese Aufgabe übernimmt Ubiquitin, ein kleines Protein, das in allen Zellen vorkommt. Als eine Art »Todesprotein« zeigt es den Zellen, welche Proteine zerstört werden müssen, indem es sich an sie bindet. Auch hier ist wieder ein Protein am Werk, das aus Aminosäuren zusammengesetzt wurde, und das eine lebensnotwendige Aufgabe übernimmt.

Zwei Stoffwechselwege

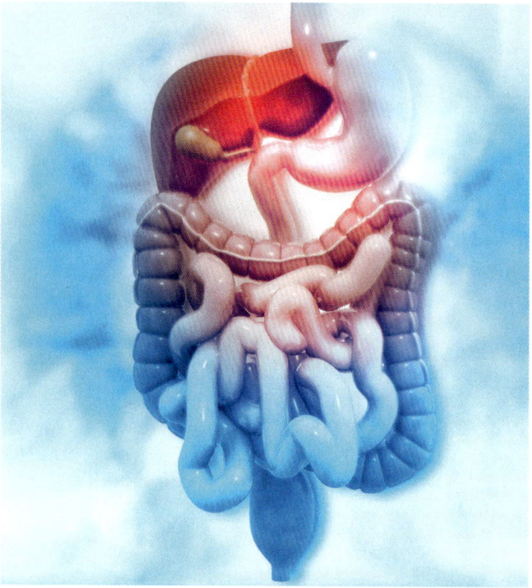

Nahrungseiweiße bestehen aus einem unverdaubaren Teil, der keinen Nährwert hat und über den Stuhl ausgeschieden wird, und einem verdaubaren Teil. Der verdaubare Teil wird im Dünndarm zu Aminosäuren aufgespalten. Die freigesetzten Aminosäuren gehen dann entweder den anabolen (aufbauenden) Stoffwechselweg oder den katabolen (abbauenden), über den Energie gewonnen wird. Der Nährwert eines Eiweißes wird dadurch bestimmt, welchem Stoffwechselweg es folgt.

- Aus Aminosäuren, die dem anabolen Stoffwechselweg folgen, baut der Körper die Eiweiße auf, die er braucht, um neue Zellen, Enzyme, Hormone, die Antikörper der Immunabwehr, Radikalfänger, Knochenmasse und vieles mehr zu bilden. Wie hoch der Nährwert eines Nahrungseiweißes ist, hängt von der Menge und Qualität seiner aufbauend wirkenden Aminosäuren ab.
- Auf dem aufbauenden Stoffwechselweg entsteht keine Energie. Es fällt kein Stickstoffabfall an, der entsorgt werden muss.
- Aminosäuren, die dem katabolen Stoffwechselweg folgen, bilden keine Proteine. Sie werden in Energie umgesetzt. In diesem Prozess entsteht Stickstoffabfall, der entsorgt werden muss.

- Das geschieht folgendermaßen: Zur Freisetzung von Energie aus Aminosäuren muss der Körper das Stickstoffatom aus den Aminosäuren abspalten, wodurch Stickstoffabfall entsteht. Dieser besteht hauptsächlich aus Ammoniak, einem giftigen Gas, das in der Leber zu Harnsäure umgebaut und über die Nieren ausgeschieden wird.
- Leber und Nieren werden dadurch belastet und müssen sehr stabil und gesund sein, um diese Aufgabe zu bewältigen.

Aminosäuren und Energie

Energie beziehen wir im Wesentlichen aus Kohlenhydraten und Fetten. Während Kohlenhydrate in den meisten Fällen schnelle, kurz anhaltende Energie zur Verfügung stellen (außer sie sind mit Ballaststoffen kombiniert), sind Fette die energiereichsten Nährstoffe und bieten komprimierte Energie, die auch für Hungerzeiten gespeichert werden kann. Proteine liefern in geringerem Umfang Energie, aber ihre wichtigste Aufgabe ist, den Körper mit Aminosäuren zu versorgen, sodass er Baumaterial hat. Proteine beziehungsweise Aminosäuren werden nur für Energie genutzt, wenn nicht genügend Kohlenhydrate oder Fette zur Verfügung stehen, zum Beispiel wenn man fastet, während langer Pausen zwischen den Mahlzeiten oder in Zeiten von Hungersnot. Dann stellt der Körper um, nicht zuletzt, um das hochenergetische Gehirn weiter zu versorgen. Körpereiweiße können jedoch nicht auf die gleiche Weise als Energielieferanten gespeichert werden wie Glykogen (ein Kohlenhydrat) oder Triglyceride (Fettsäuren). Daher gibt es nur einen

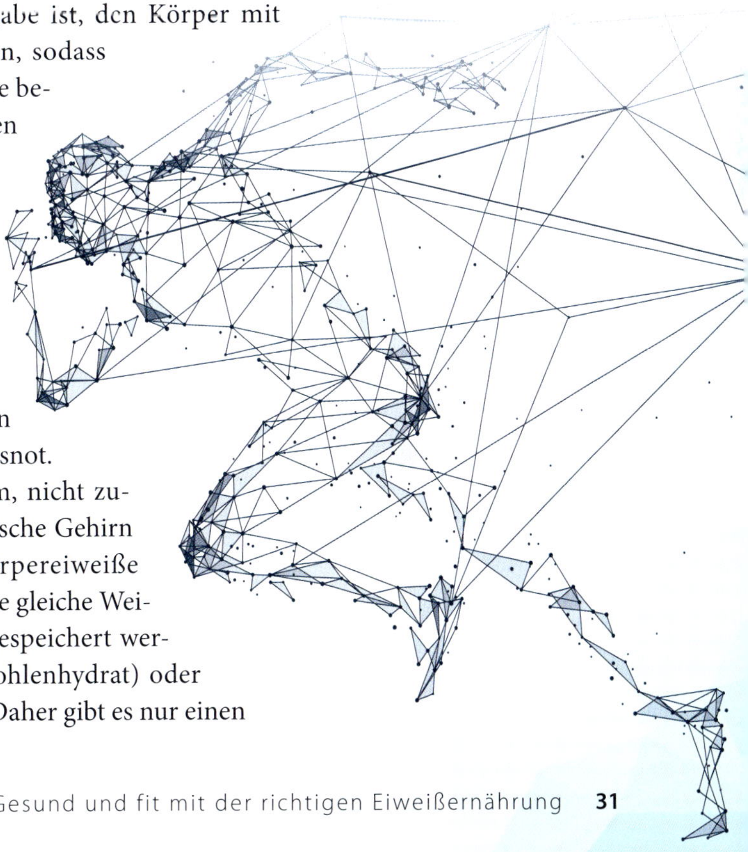

Weg, um an energieliefernde Proteine zu kommen: Sie werden aus der Muskulatur abgebaut, was bedeutet, dass wir an Muskelmasse und -kraft verlieren.

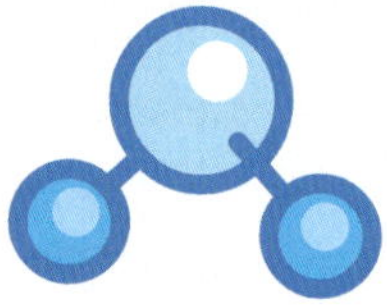

Die Stickstoffbilanz

Der wichtigste Nährstoff in Aminosäuren ist Stickstoff. Wie hoch der Nährwert einer Aminosäure ist – ob sie für den Körperaufbau zur Verfügung steht oder nicht –, hängt davon ab, wie ihre Stickstoffbilanz ausfällt. Das ist die Differenz zwischen der zugeführten und der ausgeschiedenen Menge an Stickstoff. Die ausgeschiedene Menge wird als Stickstoffabfall bezeichnet und besteht aus Ammoniak, Harnstoff und Kohlendioxid (CO_2). Diesen Abfall müssen Leber, Nieren und Darm beseitigen. Die Leber als wichtigstes Stoffwechselorgan ist hier stark gefordert.

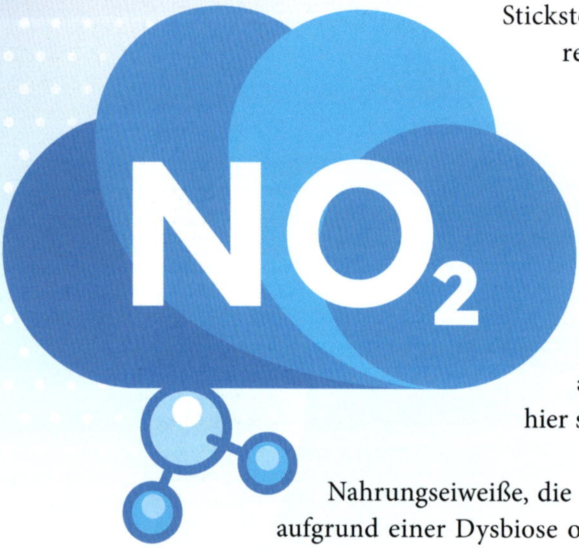

Nahrungseiweiße, die nicht verdaut wurden, zum Beispiel aufgrund einer Dysbiose oder einer anderen Verwertungsstörung, werden mit dem Stuhl ausgeschieden. Beim Leaky-Gut-Syndrom ist es möglich, dass unverdaute Nahrungseiweiße in die Blutbahn gelangen und Nahrungsmittelunverträglichkeiten und fehlgelenkte Immunreaktionen auslösen. Unverdaute Nahrungseiweiße können die Darmflora schädigen.

Für die Messung der Stickstoffverwertung eines Nahrungseiweißes – also für seinen Nährwert – gibt es eine spezielle Messgröße, die Netto-Stickstoffverwertung (engl. *Net Nitrogen Utilisation*, NNU).

NNU – die Netto-Stickstoffverwertung

Verwertbarkeit von Proteinen im Vergleich:

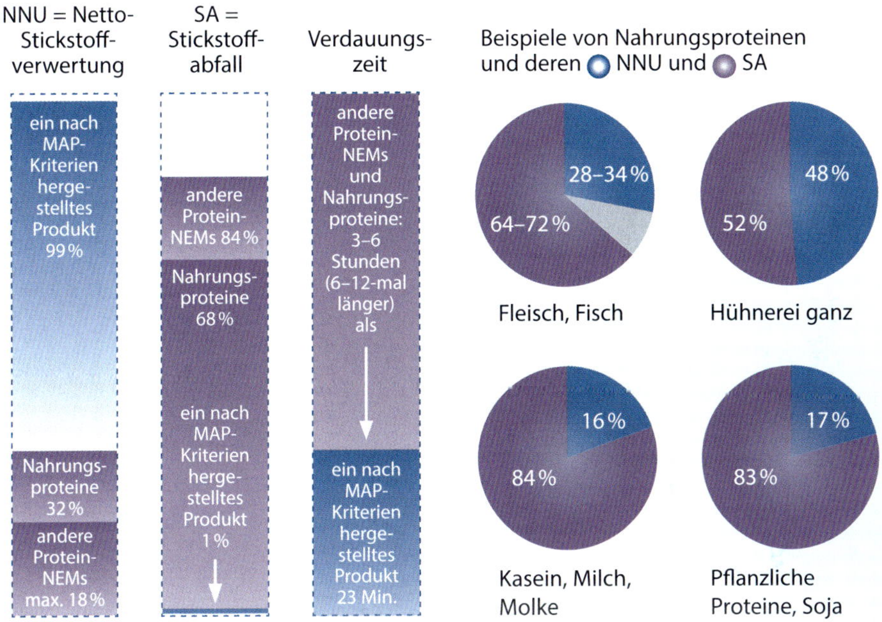

Quelle: vgl. Lucà-Moretti M. A Comparative, Double-blind, Triple Crossover Net Nitrogen Utilization Study Confirms the Discovery of the Master Amino Acid Pattern. Annals of the Royal National Academy of Medicine of Spain, Madrid; Vol. CXV: 397-416, 1998.

NNU (Net Nitrogen Utilisation) gibt an, wie hoch die reale Stickstoffverwertung eines Proteins ist. Mit diesem Wert lässt sich exakt bestimmen, wie viel Nährwert ein Nahrungseiweiß wirklich liefert. Die NNU ergibt sich aus der Differenz des verwertbaren Stickstoffs für den Zellaufbau und dem anfallenden Stickstoffabfall von Aminosäuren. Je höher die NNU, desto hochwertiger das Eiweiß.

Wissenschaftliche Untersuchungen haben ergeben, dass ein Vollei 48 Prozent NNU liefert, Fisch, Fleisch und Geflügel zwischen

28–34 Prozent, Soja und andere pflanzliche Proteine 17 Prozent. Kasein, Molke und Milch bilden das Schlusslicht mit 16 Prozent NNU. Proteinshakes liegen ebenfalls bei 16–18 Prozent NNU. Die Differenz zu 100 Prozent gibt die Menge des zu entsorgenden Stickstoffabfalls an. Bei einem Vollei sind es 52 Prozent, Fisch, Fleisch und Geflügel liegen bei 64–72 Prozent und die Schlusslichter liegen bei 83–84 Prozent. Der Nährwert ist also selbst beim Hühnerei, das als besonders hochwertiges Eiweiß gilt, unter 50 Prozent. Dafür steigt die Menge des zu entsorgenden Stickstoffabfalls je nach Nahrungsmittel deutlich an. Leber und Nieren sind zum Teil extrem gefordert. Außerdem stellt unsere Ernährung nicht immer sicher, dass wir alle acht essenziellen, lebensnotwendigen Aminosäuren in ausreichender Menge bekommen, ganz abgesehen von den Aufnahmehürden, von denen bereits die Rede war.

Wäre es da nicht wünschenswert, eine Möglichkeit zu finden, unserem Körper Proteine beziehungsweise Aminosäuren zu bieten, die eine hohe Stickstoffverwertung und damit einen hohen Nährwert garantieren? Und damit eine möglichst geringe Belastung mit Stickstoffabfall?

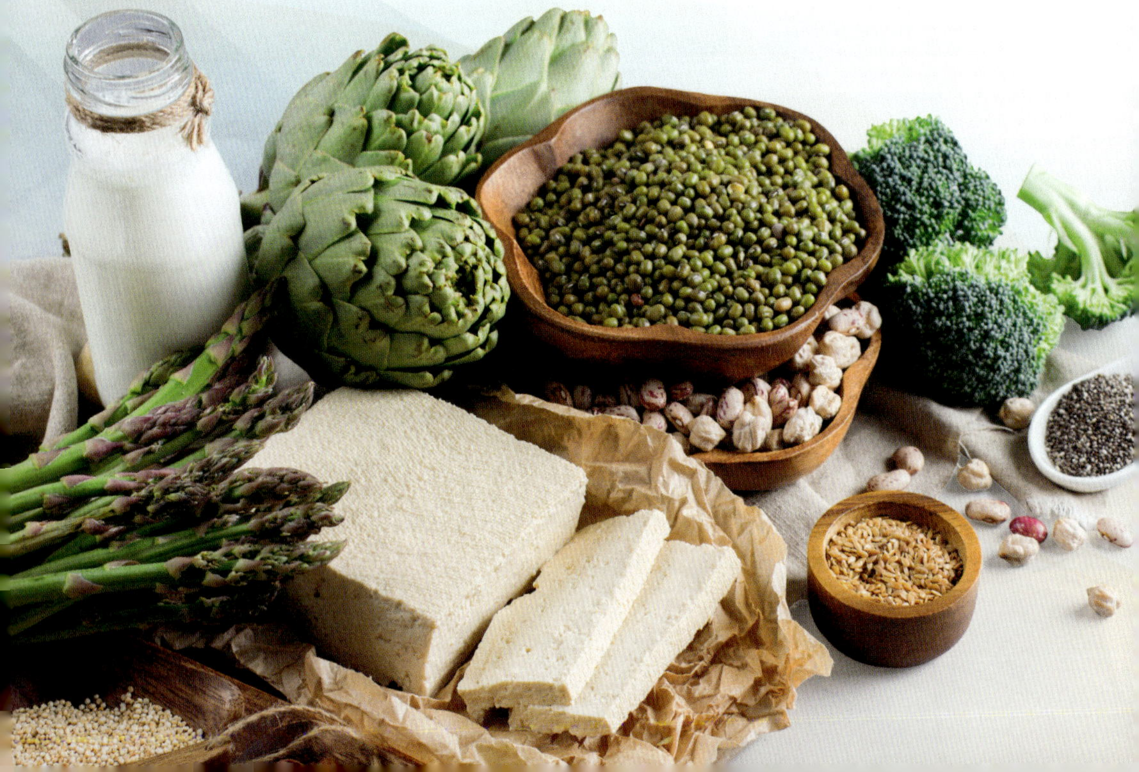

Eiweiß in der gesunden Ernährung

Was uns am Leben erhält, kann uns auch krank machen.

Hippokrates

Wenn Sie bis hierher gelesen haben, können Sie vermutlich nachvollziehen, weshalb Eiweißernährung nicht ganz so simpel ist, wie wir das bislang dachten. Nicht nur billige Protein-Nahrungsergänzungsmittel, Shakes und dergleichen stellen ein Problem dar, bei dem der Organismus mit minderwertigem, belastendem Protein überschüttet wird. Auch Nahrungseiweiße haben ihre Tücken, wie sich das am Beispiel des lange Zeit für besonders gesund angesehenen Sojas erkennen lässt. Selbst Ernährungsfachleute sind oft mit der Frage nach dem Aminosäurenstoffwechsel überfordert und erst seit relativ kurzer Zeit spricht es sich herum, dass sich über einen Bluttest eine **Aminosäurenanalyse** erstellen lässt, die genaue Auskunft gibt.

Einfach Nahrungsmittel mit hohem Eiweißgehalt zu essen ist nicht die Lösung.

Für eine wirklich gute Eiweißversorgung genügt es nicht, einfach Nahrungsmittel mit hohem Proteingehalt auszuwählen. Verpackungsaufschriften im Supermarkt führen in die Irre. Sie geben nur die Höhe des Eiweißgehalts an, was nichts über den Nutzen des enthaltenen Eiweißes aussagt. Selbst Bio-Produkte sind davon nicht ausgenommen.

Eiweiß in Nahrungsmitteln

Nahrungsmittel, die alle acht essenziellen Aminosäuren enthalten, sind besonders hochwertig, haben also einen hohen Nährwert. Tierische Nahrungsmittel weisen alle acht essenziellen Aminosäuren auf.

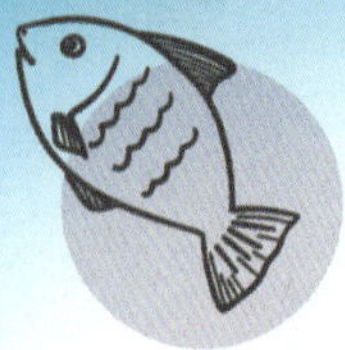

Bei einigen pflanzlichen Proteinquellen können eine oder mehrere Aminosäuren fehlen. Die biologische Wertigkeit von Nahrungsmitteleiweiß, über die Sie im Kapitel »Die Bioverfügbarkeit von Eiweißen«, Seite 38, lesen werden, lässt sich durch eine geschickte Kombination an Lebensmitteln erhöhen. Auch die richtige Zusammenstellung aus unvollständigen pflanzlichen Proteinquellen kann eine vollständige Eiweißzufuhr ergeben. Solche Kombinationen sind beispielsweise Reis und Bohnen, Getreide mit Hülsenfrüchten oder Nüssen, Vollkornbrot mit Humus oder Nussmus.

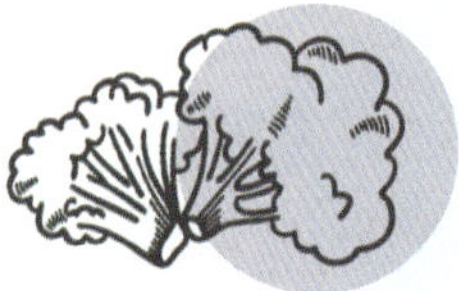

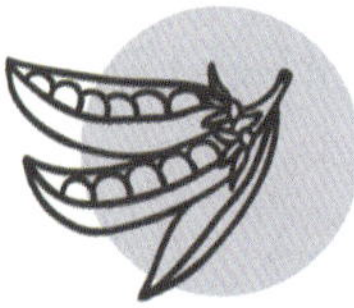

Alle acht essenziellen Aminosäuren sind enthalten in:

Fleisch, Geflügel, Fisch, Eier (enthalten alle acht essenziellen Aminosäuren, außerdem Arginin und Histidin), Muttermilch, Hanfsamen, Chiasamen, Sonnenblumenkernen, Kürbiskernen, Pistazien, Haferkleie, Hülsenfrüchten (vor allem weiße Bohnen), Süßlupine (vor allem Süßlupinensamen), Sojabohnen (enthalten alle essenziellen Aminosäuren plus Histidin, aber wenig Methionin, Phenylalanin, Cystein und Tyrosin), Spinat (enthält alle essenziellen Aminosäuren, aber wenig Methionin und Cystein), Brokkoli, Brennnessel, Buchweizen, Quinoa, Kamut, Spirulina, Chlorella, Sprossen, Blütenpollen und Molke. (Anmerkung: Die Liste erhebt keinen Anspruch auf Vollständigkeit.)

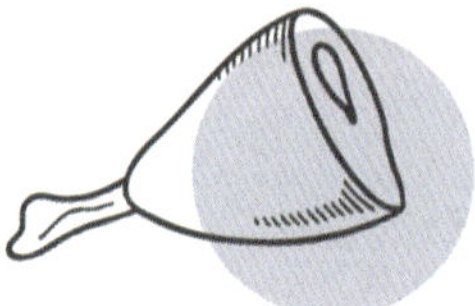

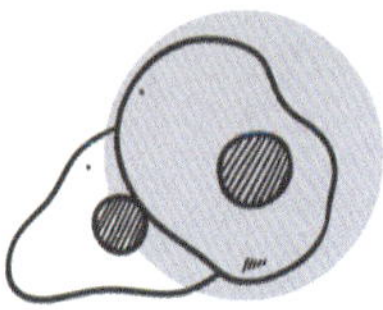

Neubewertung des Nährwerts

Neuere wissenschaftliche Erkenntnisse zeigen, dass der Nährwert von Nahrungseiweißen, gleich ob aus pflanzlichen oder aus tierischen Quellen, neu bewertet werden muss. Wenn ein Nahrungsmittel ein vollständiges Aminosäurenprofil aufweist, ist das ein großer Vorteil – aber nicht das einzige Kriterium. Das zweite Kriterium, das heute noch als Standard gilt, ist die Eiweißmenge, die auf den Etiketten im Supermarkt steht oder in Eiweißtabellen, die in Büchern und im Internet zu finden sind. Nach diesen Angaben richten sich nach wie vor viele Ernährungsberater, Ärzte und Heilpraktiker.

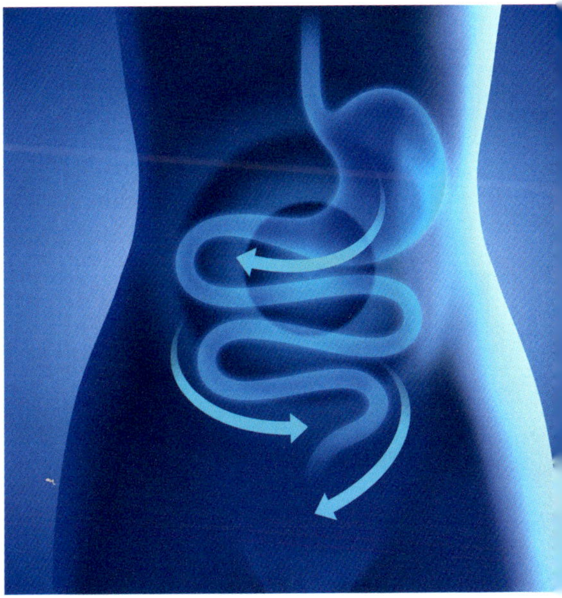

Forschungen haben belegt, dass nicht die Eiweißmenge in einem Nahrungsmittel zählt, weshalb es wenig nützt, sich auf solche Angaben zu verlassen. Sie sagen schlichtweg nichts darüber aus, wie gut der Nährwert ist. Selbst die Qualität, also die Bioverfügbarkeit, ist nicht allein ausschlaggebend. Gut bioverfügbares Eiweiß, also ein leicht verdauliches Eiweiß, ist vorzuziehen. Wirklich entscheidend aber ist etwas anderes, nämlich die Frage, in welchem Bereich des Stoffwechsels die Aminosäuren aktiv werden: im Aufbaustoffwechsel (anabol), der für Zellerneuerung, Muskelaufbau, Organbildung, Wundheilung, Immunabwehr und mehr verantwortlich ist, oder im Abbaustoffwechsel (katabol), über den in Hungerzeiten und während längerer Nahrungspausen auch Energie gewonnen wird. Das klingt kompliziert, ist aber im Grunde einfach. Wird dieser Unterschied berücksichtigt, entsteht eine völlig neue Bewertungsgrundlage für den Nährwert und damit den Nutzen von Eiweißen. Anhand von drei Messwerten lässt sich bestimmen, wie ein Nahrungseiweiß im Körper wirkt.

Den Nährwert von Nahrungsmitteleiweißen bestimmen

Drei Messwerte geben Antwort:

1. Bioverfügbarkeit, also die Verdaulichkeit der Proteine
2. Netto-Stickstoffverwertung (NNU) – Bestimmung des Nährwerts
3. Menge des anfallenden Stickstoffabfalls

Die Bioverfügbarkeit von Eiweißen

Die Bioverfügbarkeit wird mittels der »biologischen Wertigkeit« bestimmt. Das ist ein Maßstab, mit dem festgelegt wird, wie viel Gramm Körpereiweiß aus 100 Gramm Nahrungseiweiß gebildet werden kann. Als Bezugsgröße wird das Eiweiß aus Vollei mit einer biologischen Wertigkeit von 100 zugrunde gelegt. Je ähnlicher das Aminosäurenmuster des Nahrungsproteins dem des körpereigenen Proteins ist, desto höher ist seine biologische Wertigkeit. Lebensmittel mit einem vollständigen, aus den acht essenziellen Aminosäuren bestehenden Aminosäurenprofil gelten als besonders hochwertig. Dazu gehören Fleisch, Vollei und einige pflanzliche Nahrungsmittel.

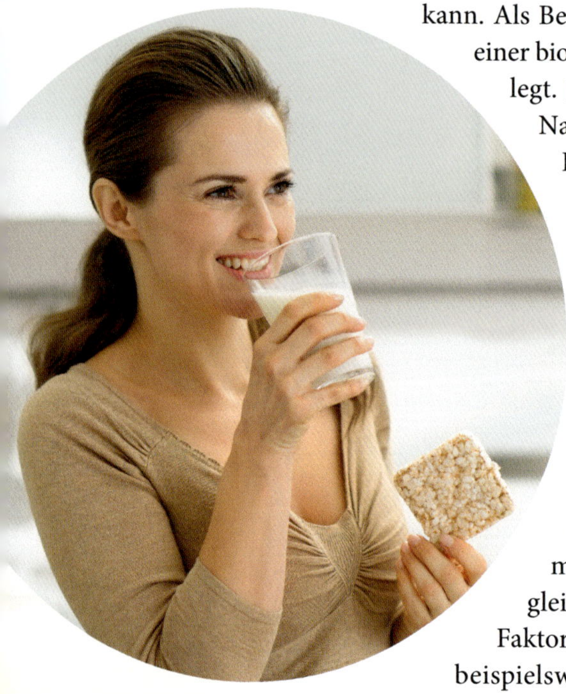

Dieser Maßstab ist jedoch mit Zurückhaltung zu betrachten, da er die Menge eines Proteins in einem Nahrungsmittel mit dem Ergebnis seiner Verstoffwechslung gleichsetzt. Das Ergebnis wird von mehreren Faktoren beeinflusst: von der Verdauung selbst, beispielsweise davon, welche Nahrungsmittel zusammen gegessen werden und davon, was man davor gegessen hat. Der angegebene Wert kann nur erreicht werden, wenn ein eiweißhaltiges Nahrungsmittel nüchtern und ohne weitere Beigaben gegessen wird. Außerdem ist die Frage der Ähnlichkeit des Aminosäurenmusters nur ein Kriterium für den Nährwert eines Proteins – je ähnlicher ein Nahrungsprotein einem Körperprotein ist, desto besser soll es sein. So hat die Sojabohne eine besonders hohe biologische Wertigkeit, vergleichbar mit tierischem Eiweiß. Dabei wird jedoch nicht berücksichtigt, dass Sojaeiweiß zu einem großen Teil dem katabolen Stoffwechselweg folgt, daher nicht zum Körperaufbau beiträgt und eine hohe Menge an Stickstoffabfall produziert.

Hier kommen neben der biologischen Wertigkeit die beiden anderen Messwerte ins Spiel: Punkt 2: »Netto-Stickstoffverwertung (NNU) – Bestimmung des Nährwerts« und Punkt 3: »Menge des anfallenden Stickstoffabfalls« Beide wurden bereits im Kapitel »NNU – die Netto-Stickstoffverwertung«, Seite 33, erläutert.

Diese beiden Messwerte geben zuverlässig an, wie hoch der Nährwert eines Nahrungsmittels ist: Die Netto-Stickstoffverwertung (NNU) zeigt, wie viel Stickstoff aus einem Nahrungseiweiß tatsächlich für den Zellaufbau verwertet werden kann. Was nicht verwertet werden kann, wird zu Stickstoffabfall und muss von Leber und Nieren entsorgt werden. Fazit: Je höher die Netto-Stickstoffverwertung, desto hochwertiger das Eiweiß und desto weniger Belastung entsteht für den Körper.

Die positiven Auswirkungen von genügend hochwertigem Eiweiß im Körper

- starkes Immunsystem
- gesunde Zellen und Mitochondrien
- größere Leistungsfähigkeit und Durchhaltevermögen
- mehr Muskelaufbau, Muskelkraft und weniger Fett
- mehr Motivation, innerer Antrieb und Vitalität
- Wohlbefinden, bessere Stimmung, gute Laune
- Stressabbau
- fittes Gehirn
- gesundes Herz-Kreislauf-System
- stabiler Blutzucker
- gute Eisenwerte und gesunde Blutbildung
- gesunde Knochen, Haare, Haut und Nägel
- Straffung von Haut und Bindegewebe
- Anti-Aging: Alterungsprozesse laufen langsamer ab
- und vieles mehr …

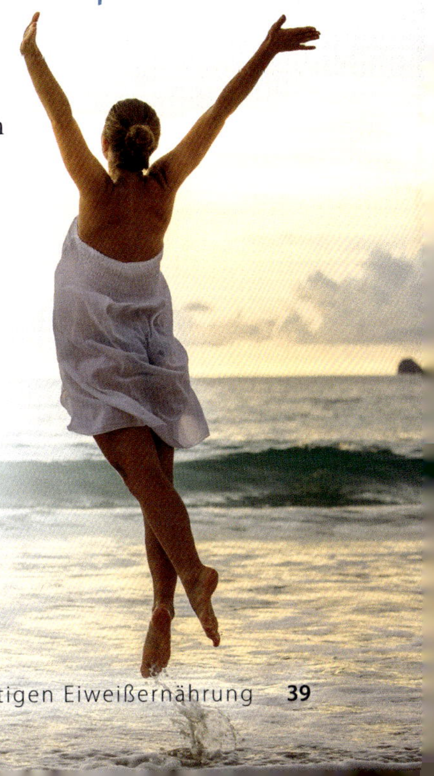

Die Folgen eines Eiweißmangels

- Müdigkeit, Leistungsabfall, schnelle Erschöpfung
- Konzentrations- und Gedächtnisstörungen
- Ängste und erhöhte Stressreaktion
- geringere Ausschüttung von Glückshormonen wie Serotonin
- Infektanfälligkeit
- chronische Erkrankungen
- Muskelschwäche, Muskelabbau, körperliche Schwäche
- Herzmuskelschwäche, Herzprobleme
- schlechte Wundheilung, längere Regenerationszeit nach Krankheit
- Stoffwechselstörungen aller Zellen
- Lebererkrankungen
- Entgiftungsstörungen
- geringere Bildung von Verdauungsenzymen
- Verdauungsstörungen wie Blähungen, Durchfall oder Verstopfung
- Funktionsstörungen der Organe
- trockene Haut, stärkere Faltenbildung
- Diabetes mellitus
- Eisenmangel (Anämie)
- Stimmungsschwankungen
- Haarausfall, schlechte Haarqualität, frühes Ergrauen
- brüchige Nägel, trockene, splissende Haare
- Haare und Nägel wachsen langsamer, Haarausfall
- (ungewollter) Gewichtsverlust
- Osteoporose
- Augenringe

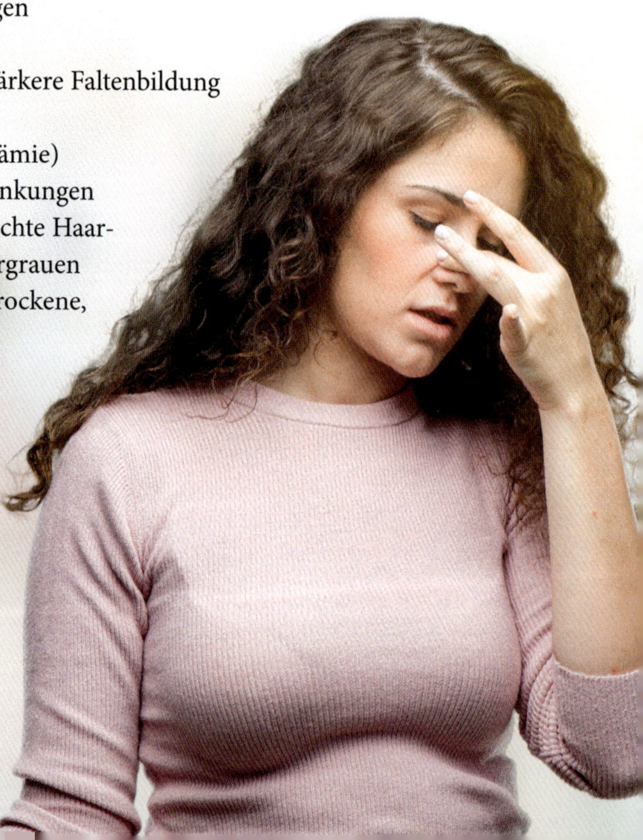

- Adipositas
- schnelleres Altern, »Altersflecken« auf der Haut
- Augenringe und Faltenbildung
- schlechter Schlaf
- Wachstumsstörungen bei Kindern
- Potenzstörungen, geringere Libido und Samenbildung
- Störungen bei der Menstruation bis zur Unfruchtbarkeit
- Wassereinlagerungen (Ödeme), geschwollene Beine oder Arme
- Heißhunger auf Süßes
- Niacinmangel (Vitamin B_3)
- neurologische Probleme
- stärkere Wechseljahresbeschwerden
- verlangsamte Heilung von Wunden und Knochenbrüchen

Wie kommt es zu einem Eiweißmangel?

- zu geringe Eiweißaufnahme
- ungenügende Qualität (nicht alle acht essenziellen Aminosäuren sind enthalten oder das Verhältnis untereinander ist nicht optimal)
- einseitige Ernährung, proteinarme Diäten
- Dauerstress
- nachlassende Resorption im Alter
- schwache Verdauung
- zu wenig Magensäure
- Säureblocker
- Eiweiß-Verwertungsstörungen im Darm
- Leaky Gut
- Krankheiten
- Nebennierenerschöpfung
- starke Blutzuckerschwankungen
- erhöhter Bedarf bei Sport, Krankheiten, Schwangerschaft

Kann man auch zu viel Eiweiß aufnehmen?

»Die Aufnahme spezieller Aminosäurenkombinationen erhöht Kraft und Ausdauer.« Zu diesem Ergebnis kamen der Sportwissenschaftler Prof. Dr. Kuno Hottentrott und der Facharzt für Sportmedizin Prof. Dr. Georg Neumann in einer randomisierten Doppelblindstudie. Die Ausdauerleistung beim Leistungssport verlängerte sich bei der Studiengruppe, die Aminosäuren erhielt, deutlich gegenüber der Kontrollgruppe, die nur Placebos bekam.

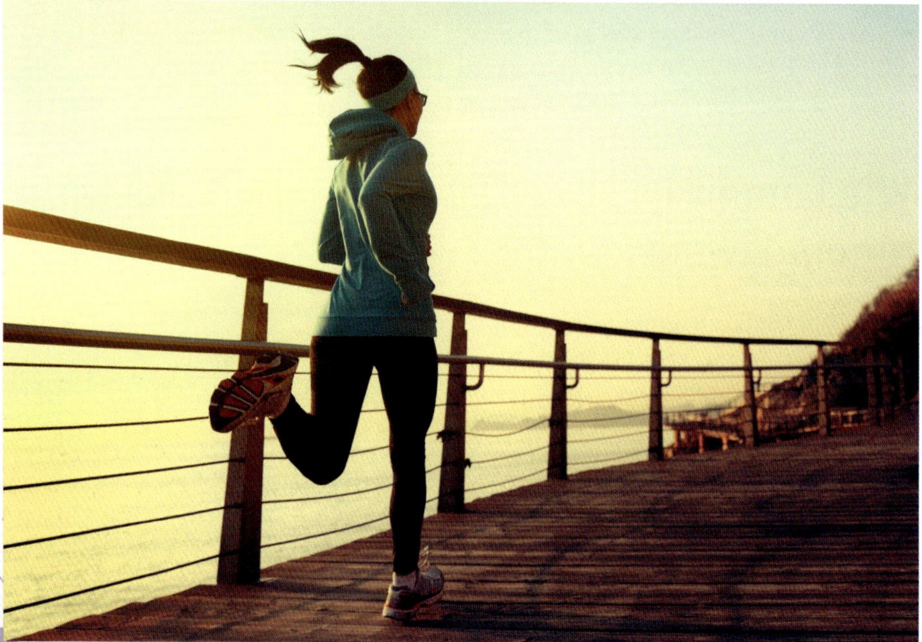

Die beiden Professoren untersuchten die Auswirkungen von Aminosäuren in ihrem Fachbereich. Grundlage dafür war die grundlegende Erkenntnis: »Unsere Vorfahren nahmen mehr Proteine auf und weniger Kohlenhydrate.« Ein Hauptgrund für unsere moderne Fehlernährung liegt in der veränderten Verteilung von Kohlenhydraten, Proteinen und Fetten. Vergleicht man die gegenwärtige Verteilung mit der in der Nahrung unserer Vorfahren, zeigen sich deutliche Verschiebungen. Damals standen viel weniger Kohlenhydrate auf dem Speiseplan, und diese kamen dann aus ballaststoffreichen Wildpflanzen. Der heute allgegenwärtige künstliche Haushaltszucker war unbekannt. Der Steinzeitmensch aß die doppelte Proteinmenge aus Wildtieren und Fisch, und nur halb so viele Kohlenhydrate, die obendrein einen niedrigen glykämischen Index hatten (Cordian, 2003). Unsere Ernährung hat sich drastisch verändert, die Erbanlagen in Bezug auf Bedarf und Verwertung tierischer und pflanzlicher Produkte jedoch nicht.[2]

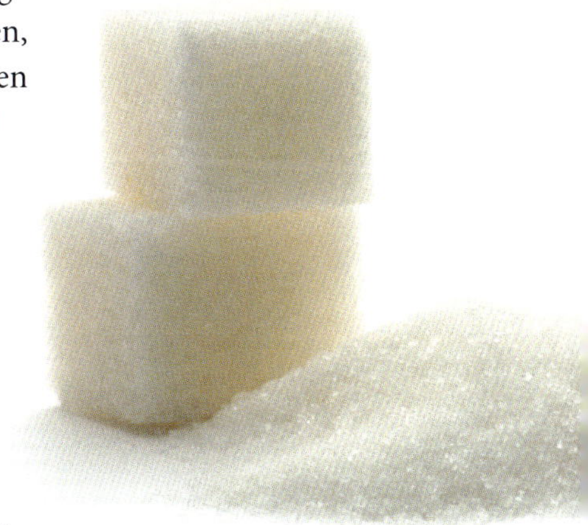

Aber bedeutet das, dass nur Leistungssportler mehr Aminosäuren aufnehmen sollten? Mitnichten! Es bedeutet vielmehr, dass wir uns heute – ob Leistungssportler oder nicht – für unsere natürliche Physiologie völlig ungeeignet ernähren, und die Lebensmittelindustrie tut ihr Möglichstes, um diesen Zustand aufrechtzuerhalten.

Nichts im Übermaß!

Genügend Eiweiß essen – in jedem Fall ja! Aber: »Nichts im Übermaß!« Dieser bekannte Satz ist eine der sieben Weisheiten des Orakels von Delphi. Jegliches Übermaß, gleich in welcher Hinsicht, gefährdet die natürliche Ausgewogenheit, der wir überall begegnen. Es ist wie bei einem Pendel, das starke Ausschläge nach beiden Seiten vollführen kann, um dann schließlich wieder in der Mitte zur Ruhe zu kommen. Wir brauchen Proteine und die Aminosäuren, aus denen sie bestehen, und manchmal brauchen wir große Mengen davon. Trotzdem hat eine dauerhafte Überdosierung negative Folgen.

- Wird sehr viel Eiweiß aufgenommen ohne erhöhten körperlichen Bedarf, wandelt der Körper die überschüssigen Kalorien erst in Zucker und dann in Fett um. Eine längerfristige Proteindiät kann die Pfunde wachsen lassen.

- Große Mengen an Protein aus der Nahrung, Proteindrinks und nicht optimalen Nahrungsergänzungsmitteln erzeugen viel Stickstoffabfall, den der Körper entsorgen muss. Das belastet die Leber und die Nieren, die mehr Urin ausscheiden und dem Körper zusätzlich Wasser entziehen.
- Durch Überdosen können gesundheitsfördernde Stoffe gesundheitsschädlich werden. Bei manchen geschieht das sofort, bei anderen länger- oder langfristig. Das gilt vor allem, wenn es sich um die Überdosierung einer einzigen Substanz handelt. Hohe Dosen einzelner Aminosäuren sollten längerfristig nur eingenommen werden, wenn eine klare Indikation besteht. Eine Aminosäurenanalyse gibt Auskunft über den aktuellen Aminosäurenstatus im Körper und über den Bedarf.
- Aminosäuren wollen überlegt eingesetzt werden, statt in regelmäßigen, großen Fleischportionen, Milchprodukten, Soja & Co. auf dem Teller zu landen oder als Eiweißbomben wie Proteinshakes den Körper zu überlasten.
- Freie, kristalline und hypoallergene, essenzielle Aminosäuren stellen keine Belastung für den Körper dar und bieten in der für Körpergröße und -zustand angemessenen Dosierung eine optimale Versorgung.

Wie viel Eiweiß braucht der Mensch?

Wie viel Eiweiß ein Mensch täglich braucht, hängt von seiner Konstitution, seinem Alter und seinen Lebensumständen ab. Die Deutsche Gesellschaft für Ernährung (DGE) empfiehlt jedoch 0,8 Gramm Eiweiß pro Kilogramm Körpergewicht für Jugendliche, Erwachsene und Senioren. Säuglinge brauchen für den Körperaufbau mehr, nämlich 0,9–2,7 Gramm pro Kilogramm Körpergewicht. Schwangere und Stillende sollen über ihren regulären Bedarf hinaus 10–15 Gramm pro Tag mehr aufnehmen. Forscher der medizinischen Fakultät der University of Texas in Galveston kamen dagegen zu dem Schluss, dass diese Werte zu niedrig sind. Ihre Empfehlung lautet 0,93 Gramm pro Kilogramm Körpergewicht. Die Tagesmenge sollte über die Mahlzeiten verteilt werden. Das sind 25–30 Gramm Eiweiß zu jeder Mahlzeit.

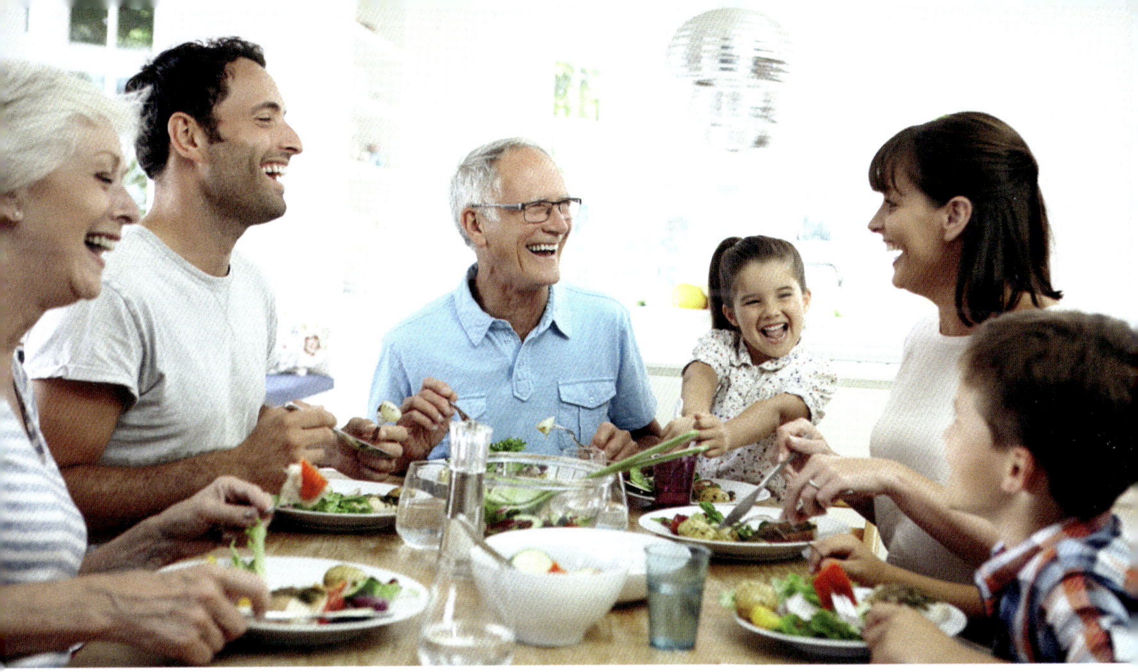

Zur Orientierung hier der Eiweißgehalt verschiedener Nahrungsmittel pro 100 Gramm: Mageres, von sichtbarem Fettgewebe befreites Fleisch (Rind, Kalb, Schwein) enthält zwischen 21 und 22 Gramm. Im Thunfisch sind es 25 Gramm; in Lachs, Forelle und Zander rund 20 Gramm, in Garnelen 21 Gramm. 100 Gramm Mandeln enthalten etwa 20 Gramm, und 100 Gramm Hülsenfrüchte 20–25 Gramm. Parmesan ist mit 36 Gramm Eiweiß pro 100 Gramm der Spitzenreiter unter den Käsesorten, gefolgt von Gouda und Edamer mit rund 25 Gramm. 100 Gramm Erdnüsse liefern ebenfalls etwa 26 Gramm. Ein mittleres Hühnerei enthält etwa 8 Gramm Eiweiß, je nach Größe auch mehr.

Lohnt es nun den Rechner zu zücken, und die Eiweißmenge in Ihren Mahlzeiten zu berechnen? Der Hauptgrund für eine Begrenzung der Eiweißaufnahme ist, dass Eiweiß aus Nahrungsmitteln intensive Stoffwechselprozesse auslöst, aus denen ein zum Teil sehr hoher Stickstoffabfall resultiert. Die Rechnung ist also nicht ganz so einfach, denn die eigentliche Frage ist: Wie viel körpereigenes Eiweiß kann tatsächlich aus dem jeweiligen Nahrungseiweiß gebildet werden? Aus dieser Sicht sind neuere Forschungsergebnisse bei der Bewertung von Eiweiß besonders interessant:

In den letzten Jahren hat sich die Diskussion um die richtige Eiweißmenge in eine neue Richtung bewegt. Statt Prozentsätze für die Menge anzugeben, betonen die Empfehlungen, dass es wichtiger ist, gesündere eiweißhaltige Lebensmittel zu essen.[3]

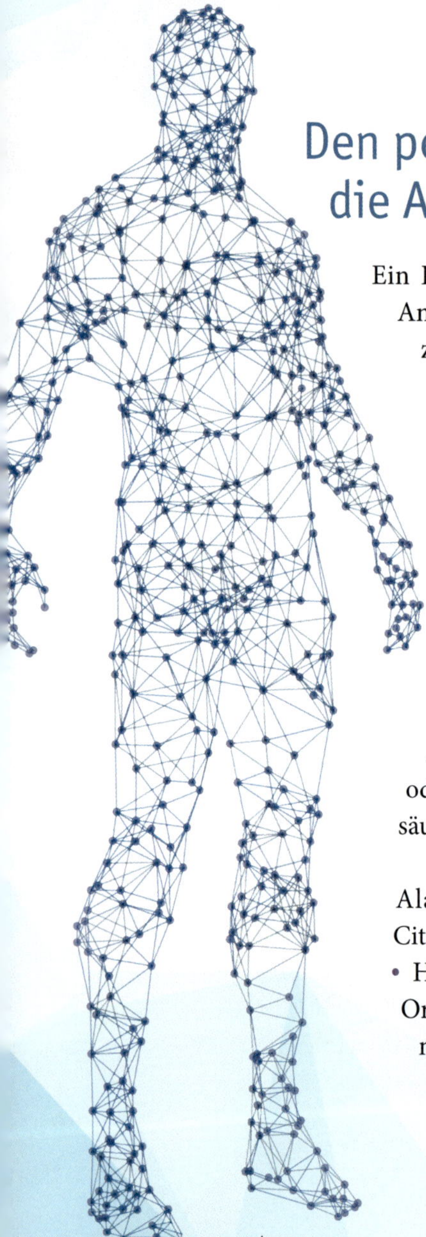

Den persönlichen Bedarf ermitteln: die Aminosäurenanalyse

Ein Bluttest gibt genaue Auskunft darüber, ob genügend Aminosäuren im Körper vorhanden sind und wie das prozentuale Verhältnis der Aminosäuren untereinander aussieht. Dieser Test wird unter den Bezeichnungen Aminosäurenanalyse, Aminogramm, Aminosäurenprofil oder einfach unter Aminosäurenbestimmung in einem Labor durchgeführt. Lebensmittel, die alle acht essenziellen Aminosäuren enthalten, werden als Nahrungsmittel ebenfalls mit einem vollständigen Aminosäurenprofil bezeichnet. Trotz des gleichen Namens handelt es sich um verschiedene Dinge: Das eine ist ein Labortest, das andere eine Lebensmittelinhaltsangabe. Getestet werden bei einer Aminosäurenanalyse entweder nur die essenziellen oder alle relevanten Aminosäuren in Form eines Aminosäurenkomplettprofils:

Alanin • Arginin • Asparagin • Asparaginsäure • Citrullin • Cystein • Glutamin • Glutaminsäure • Glycin • Histidin • Isoleucin • Leucin • Lysin • Methionin • Ornithin • Phenylalanin • Prolin • Serin • Taurin • Threonin • Tryptophan • Tyrosin • Valin

Wie können wir die Eiweißernährung optimieren?

Wer seine Eiweißversorgung optimieren will, sollte umdenken. Statt einfach nach eiweißreichen Nahrungsmitteln zu greifen, die Auswahl auf tierisch oder nicht tierisch zu beschränken oder sich auf Proteinshakes zu verlassen, ist es wichtig, sich über die Wirkung von Nahrungseiweiß im Körper klar zu werden. Dadurch entstehen neue Kriterien, nach denen wir unseren Eiweißbedarf decken.

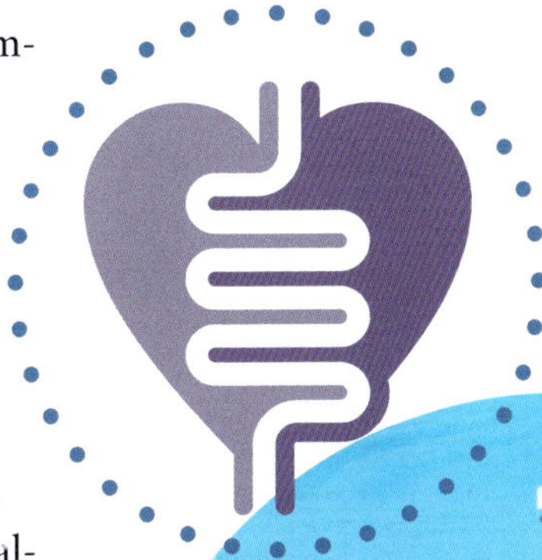

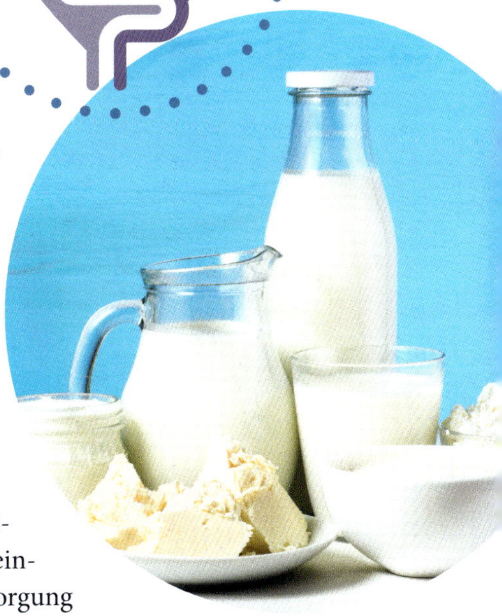

Leider wird im Ernährungsbereich noch immer vieles empfohlen, was irgendwann als gut und bekömmlich eingestuft wurde. Der »Dauerbrenner« sind Milchprodukte für Calcium und Eiweiß. Bei dieser Empfehlung wird in keiner Weise berücksichtigt, inwieweit der Calciumgehalt – insbesondere in der heutigen Milch – für den Körper verwertbar ist, was die neuere Forschung über diese Art der Calciumaufnahme zu sagen hat, und wie es mit Milcheiweiß wirklich aussieht. Die Segnungen unserer heutigen Milchprodukte ziehen eine geschädigte Darmschleimhaut (Leaky Gut), Nahrungsmittelunverträglichkeiten und Allergien nach sich. Damit möchte ich nicht Laktoseintoleranz ansprechen, die auf ein fehlendes Verdauungsenzym zurückzuführen ist, sondern zum Beispiel die Reaktionen auf das Milcheiweiß Kasein. Neben einer wirklich bewussten Ernährung ist ein nach optimalen Kriterien hergestelltes Aminosäurenpräparat eine einfache und entlastende Hilfe, um die Eiweißversorgung sicherzustellen.

Fazit: Länger fit und gesund mit mehr anabolen Aminosäuren

Beide Stoffwechselwege, der anabole und der katabole, haben wichtige Funktionen. Der katabole Stoffwechselweg baut Kohlenhydrate, Fette und Eiweiße ab, das heißt, er zerlegt sie, sodass sie verwertet werden können. So werden Eiweiße zu Aminosäuren zerlegt. Ein Teil dieser Aminosäuren geht dann den anabolen Stoffwechselweg, auf dem sie je nach Körperbedarf wieder zu neuen Eiweißen zusammengesetzt und für den Aufbau verwendet werden.

Der katabole Stoffwechselweg ist außerdem dafür zuständig, Verbrauchtes und Toxisches in den Zellen abzubauen. Einiges davon kann im anabolen Stoffwechsel wieder für den Aufbau verwendet werden, der Rest wird ausgeschieden. In Hungerzeiten oder beim Fasten mobilisiert der katabole Stoffwechselweg durch diesen Abbau Energie, die ansonsten aus der Nahrung gewonnen werden würde.

Der anabole Stoffwechselweg ist für alles im Körper zuständig, das aufgebaut werden muss – von den Zellen und Strukturen bis zu Antikörpern und Enzymen. Für diesen Aufbau nutzt er neben der täglichen Nahrung auch Material, das der katabole Stoffwechselweg durch Abbau freigesetzt hat. Abbau und Aufbau sollten idealerweise im Gleichgewicht sein.

Wir müssen uns allerdings weniger Gedanken um die Zufuhr für den katabolen Stoffwechsel machen. Wie die Höhe des Stickstoffabfalls zeigt, der bei der Verstoffwechslung von Nahrungsmitteln entsteht, geht ein großer Teil der Aminosäuren den katabolen Stoffwechselweg. Das ist der Lauf der Natur, aber der Lauf der Natur ist auch, dass mit den Jahren die Abbauprozesse im Körper fortschreiten und der Aufbau nachlässt. Wir sagen dann ganz einfach: So ist das mit dem Älterwerden. Aber ist das die einzige Möglichkeit?

Älterwerden, so wie wir es erleben, ist sicher unausweichlich. Aber wir können einiges tun, um diese Prozesse zu verlangsamen und unsere

Vitalität und Gesundheit zu erhalten. Da sich der Körperaufbau im Laufe der Zeit verlangsamt und verringert, ist es sinnvoll, dem Körper mehr von dem zur Verfügung zu stellen, was er für den Erhalt braucht. Mehr Lebensjahre zu gewinnen, das wünschen sich sicher viele Menschen. Mindestens genauso wichtig ist, die Lebensjahre, die wir zur Verfügung haben, so gesund, vital und positiv gestimmt wie möglich zu erleben. Anabol wirkende Aminosäuren sind ein einfacher und dankenswerter Weg dahin.

Von allem wird mehr gebraucht bei Stress, Krankheit, Umweltbelastungen, großen körperlichen Leistungen und im Verlauf des Alterns. Dazu zählen auch Vitamine, Mineralstoffe und Omega-3-Fette. Aufbauend wirkende Aminosäuren bilden jedoch das Grundgerüst für alles, was dann mithilfe von Vitaminen, Mineralstoffen und vielem mehr die Lebensprozesse in uns am Laufen hält.

Dank der revolutionären Entdeckung des spezifischen menschlichen Aminosäurenmusters steht uns heute die optimale Zusammenstellung ganz unkompliziert zur Verfügung und jeder, gleich welchen Alters, kann von den positiven Wirkungen profitieren.

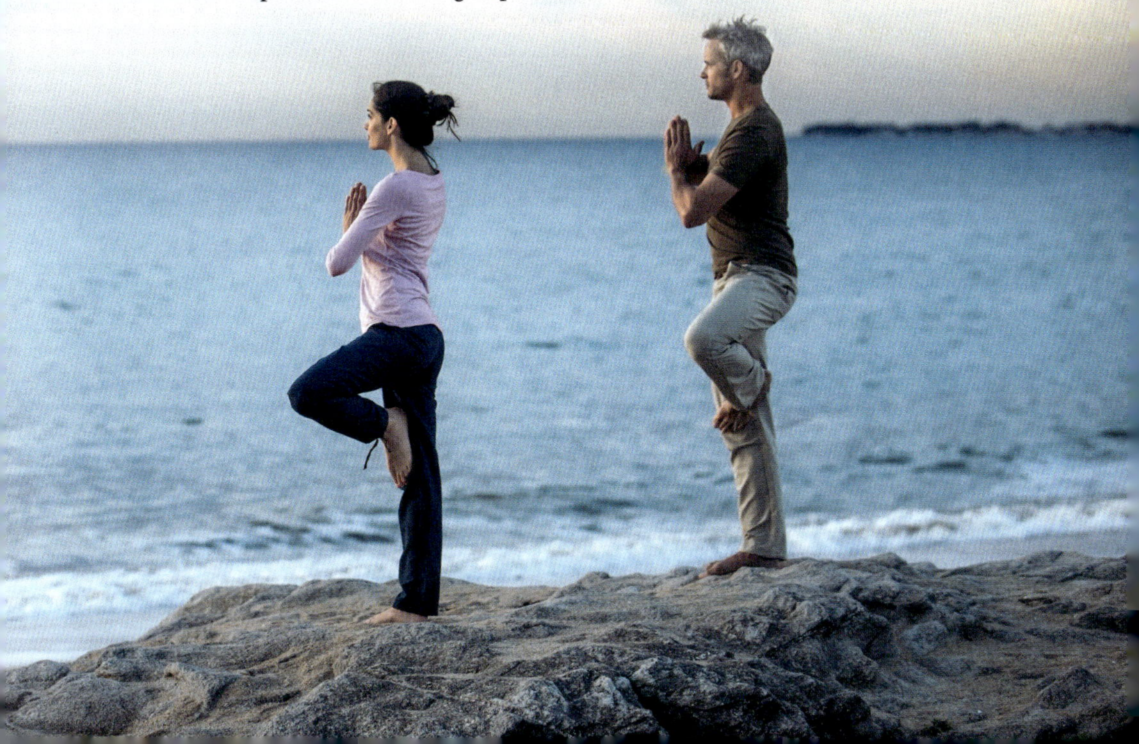

MAP – das spezifische Aminosäurenmuster des Menschen

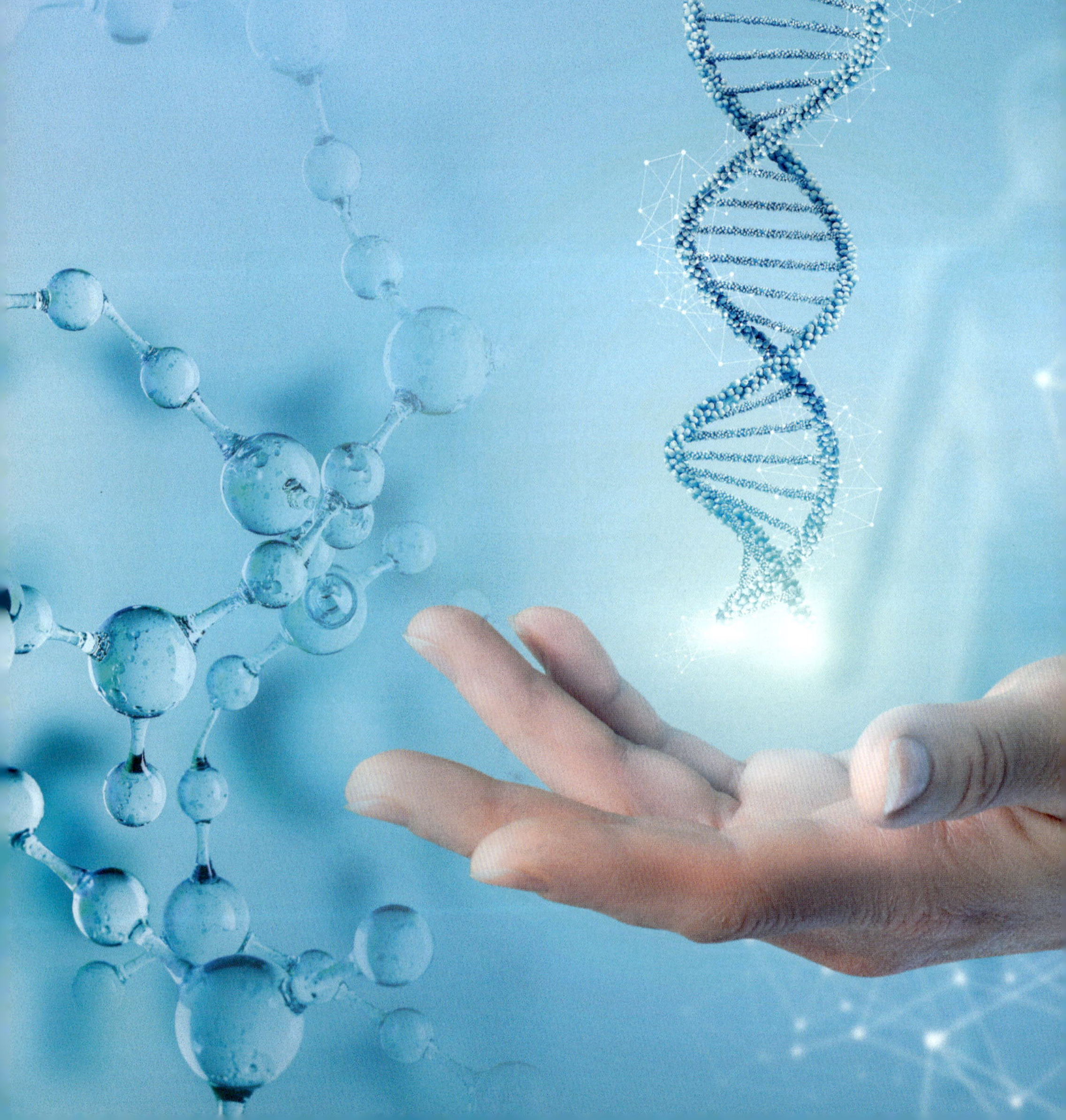

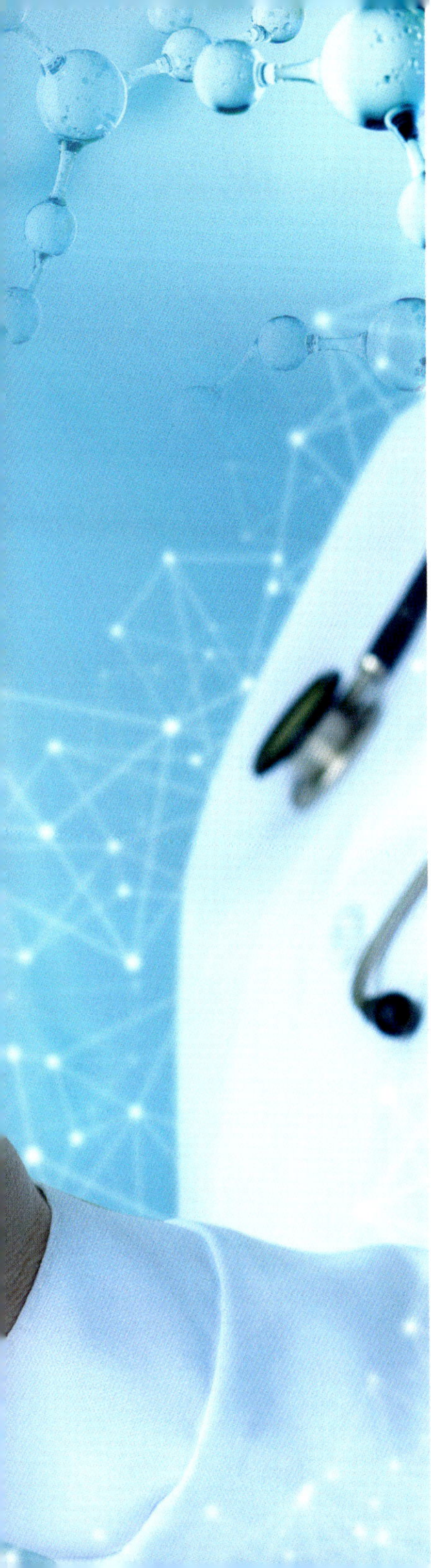

Der Quantensprung in der Eiweißernährung

MAP steht für *Master Amino Acid Pattern,* das menschliche »Meister-Aminosäurenmuster«. MAP ist aber auch ein Nahrungsergänzungsmittel, das auf einer revolutionären Entdeckung beruht: Jede Art, ob Mensch, Tier oder Pflanze, weist ihr eigenes, besonderes Aminosäurenmuster auf – eine nur für diese Art gültige Zusammensetzung. Aus diesem spezifischen Aminosäurenmuster werden die Proteine aufgebaut, welche die körperliche Substanz und das Leben dieser Art ermöglichen. Für den Menschen besteht dieses Muster aus den acht essenziellen Aminosäuren, die in einer ganz bestimmten Menge vorhanden sind und in einem genau definierten Verhältnis zueinander stehen. Unser Meister-Aminosäurenmuster weist eine eigene Harmonie auf, die unseren Körper in einem harmonischen Gleichgewicht von Auf- und Abbau, Funktion und Schwingung hält. Hund, Elefant, Reptil oder Pflanze – sie alle bestehen aus Aminosäuren, aber ihr Muster ist jeweils individuell und voneinander verschieden. Jede auch noch so minimale Veränderung des Musters verändert auch seine Eigenschaften. Was für den Menschen optimal ist, kann für jede andere Art, sei es Tier oder Pflanze, immer nur näherungsweise passen.

Wenn wir mit der Ernährung eine optimale Eiweißernährung erreichen wollen, ist eine sehr genaue, tägliche Planung nötig. Außerdem muss die Eiweißverwertung im Darm gut funktionieren, ganz abgesehen von anderen möglichen Verwertungsstörungen. Bestimmte Begleitfaktoren müssen in Kauf genommen werden, wie der Stickstoffabfall, von dem bereits die Rede war. Damit soll nicht gesagt sein, dass Sie nun Fleisch, Geflügel, Fisch, Eier oder eiweißhaltige Pflanzen nicht mehr essen sollen. Es geht um mehr Ausgewogenheit in Richtung aufbauender Körperprozesse, denn der Abbau nagt ohnehin tagaus tagein an uns. So ein konstruktives Gleichgewicht lässt sich einfach und unkompliziert mit einem nach den Kriterien von MAP hergestellten Produkt erreichen. Ein solches Produkt bietet den unschlagbaren Vorteil einer optimalen Verwertung: Wenn Ihr Magen noch leer ist, wird es schnell und beinahe verlust- und abfallfrei verarbeitet – und das in nur etwa 23 Minuten. Der Körper wird nur zu einem Prozent mit Stickstoffabfall belastet, also zu 99 Prozent entlastet. Der Stickstoffabfall von Lebensmitteln belastet Leber und Nieren dagegen mit 52 bis mehr als 80 Prozent. Die Aminosäuren in Nahrungsmitteln, die den abbauenden, katabolen Stoffwechselweg gehen, und die diesen Abfall produzieren, haben durchaus ihren biologischen Wert, aber wir essen zu viel davon und bekommen häufig zu wenig von den aufbauenden Aminosäuren. Das fördert die ohnehin permanent stattfindenden Abbauprozesse über das Maß hinaus, welches notwendig ist, um das natürliche Wechselspiel von Aufbau und Abbau im Gleichgewicht zu halten. Einfach ausgedrückt lässt uns diese Verschiebung in Richtung katabol schneller altern. Ein optimal abgestimmtes Aminosäurenprodukt bietet die Chance auf eine optimale Eiweißversorgung und damit für Gesundheit, Kraft und Jugendlichkeit bis ins hohe Alter. Ein nach MAP-Kriterien hergestelltes Produkt ist daher mehr als ein Nahrungsergänzungsmittel. Es ist ein Lebensmittel – also im wahrsten Sinne des Wortes ein Mittel zum Leben.

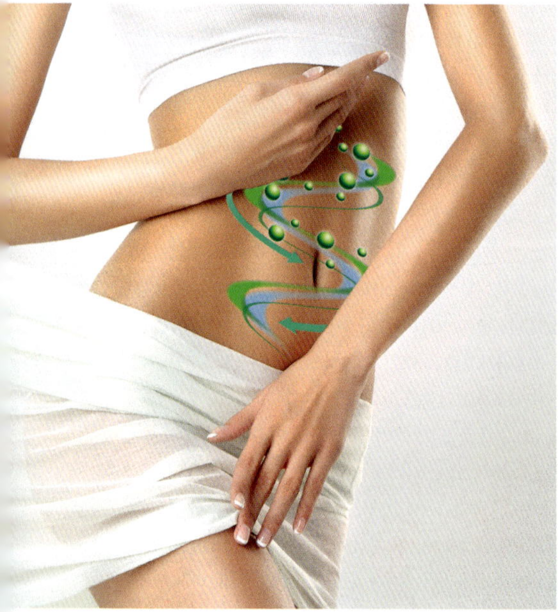

Die Geschichte einer revolutionären Entdeckung

Sehen, was jeder sieht, und denken, was noch niemand gedacht hat.

Albert Szent-Györgyi (1893–1986, ungarisch-US-amerikanischer Biochemiker, Mediziner und Nobelpreisträger)

Am 21. April 1998 hielt Prof. Lucà-Moretti eine Vorlesung in der Real Academia Nacional de Medicina in Spanien. Bei diesem denkwürdigen Anlass stellte er die Ergebnisse seiner bahnbrechenden Doppelblindstudie zur Eiweißernährung vor. Hinter diesem Ereignis standen 23 Jahre Forschungsarbeit des International Nutrition Research Center (INRC).

Studienaufbau

66 gesunde Personen hatten an der doppelblinden, Dreifach-Crossover-Studie teilgenommen, 33 Männer und 33 Frauen im Alter von 22 bis 34 Jahren, mit normalem Gewicht, 114 Tage lang. Bei dieser Studie wurde nicht nur das Doppelblindverfahren angewandt, bei dem weder Studienleiter noch Teilnehmer wissen, wer zur Testgruppe gehört und wer zur Kontrollgruppe, in der nur Placebos verabreicht werden. Zur weiteren Absicherung der Ergebnisse wurde eine dreifache Crossover-Technik eingesetzt, bei der die Teilnehmer zu unterschiedlichen Zeiten drei unterschiedliche Ernährungsformen erhielten. Die Testpersonen bekamen abwechselnd die MAP-Formel (Diät A), die spezielle Eiweißformel des Hühnervolleis (Diät B) und Hühnervollei selbst (Diät C). Das Ergebnis bestätigte zweifelsfrei die Entdeckung des Meister-Aminosäurenmusters MAP, also die optimale Zusammensetzung an Aminosäuren für den Menschen: Bei Diät A, also der Diät mit der MAP-Formel, wurde eine 99-prozentige Stickstoffverwertung erreicht. Das bedeutet, dass 99 Prozent dieser Aminosäuren dem Körper

als Bausteine für die Proteinherstellung zur Verfügung standen, und damit nur 1 Prozent Abfall entstand. Bei den Diäten B und C betrug die Rate des Stickstoffabfalls dagegen 28 Prozent (Diät B) und 32 Prozent (Diät C).[4]

Doppelblinde, Dreifach- und Fünffach-Cross-over-Vergleichsstudien zur Netto-Stickstoffverwertung

Dieser Studie waren weitere doppelblinde, klinische Dreifach- und Fünffach-Cross-over-Vergleichsstudien zur Netto-Stickstoffverwertung (NNU, *Net Nitrogen Utilization*) vorangegangen.[5] In allen Fällen erreichten die Studienteilnehmer während der Einnahme von MAP als Ersatz für Eiweiß aus der Nahrung einen NNU-Wert von 99 Prozent. Dieser Wert sagt aus, dass 99 Prozent der Aminosäuren dem anabolen Wirkprinzip folgen und daher vom Körper für die Proteinsynthese genutzt werden können. Nur 1 Prozent folgt dem katabolen Weg, über den Stickstoffabfall und Energie entstehen. Welchem Stoffwechselweg die Aminosäuren folgen, ist von grundlegender Bedeutung und ausgesprochen spannend, wenn Sie sich für die Vorgänge in Ihrem Körper interessieren. Lesen Sie weiter und erfahren Sie mehr darüber, mit welcher Intelligenz Ihr Körper vorgeht.

Ein wissenschaftlicher Durchbruch im Ernährungsbereich

Die Entdeckung des Meister-Aminosäurenmusters MAP stellt damit eine der wichtigsten wissenschaftlichen Errungenschaften des 20. Jahrhunderts in Sachen Ernährung dar. Mehr als 20 Jahre hatten Professor Moretti und sein Team geforscht. Interesse an Aminosäuren und Proteinsynthese gab es schon lange, und die Wichtigkeit der essenziellen Aminosäuren war bekannt. Aber erst MAP macht es möglich, ein wirklich umfassendes Verständnis für die Vorgänge bei der Proteinsynthese im Körper zu entwickeln und eine Form zu wählen, die den Körper minimal belastet bei maximalem Ergebnis.

Was macht ein nach MAP-Kriterien hergestelltes Produkt einzigartig und wie muss es aufgebaut sein?

Ein nach den Kriterien von MAP hergestelltes Produkt muss bestimmte Voraussetzungen erfüllen:

- Es muss zu 100 Prozent aus natürlichen Quellen stammen und eine hohe Reinheit aufweisen.
- Die acht essenziellen Aminosäuren müssen exakt nach dem menschlichen Meister-Aminosäurenmuster zusammengestellt sein.

Das für den Menschen optimale Verhältnis der acht essenziellen Aminosäuren sieht folgendermaßen aus:

L-Leucin: 19,6 %
L-Valin: 16,6 %
L-Isoleucin: 14,8 %
L-Lysin: 14,3 %
L-Phenylalanin: 12,9 %
L-Threonin: 11,1 %
L-Methionin: 7,0 %
L-Tryptophan: 3,7 %

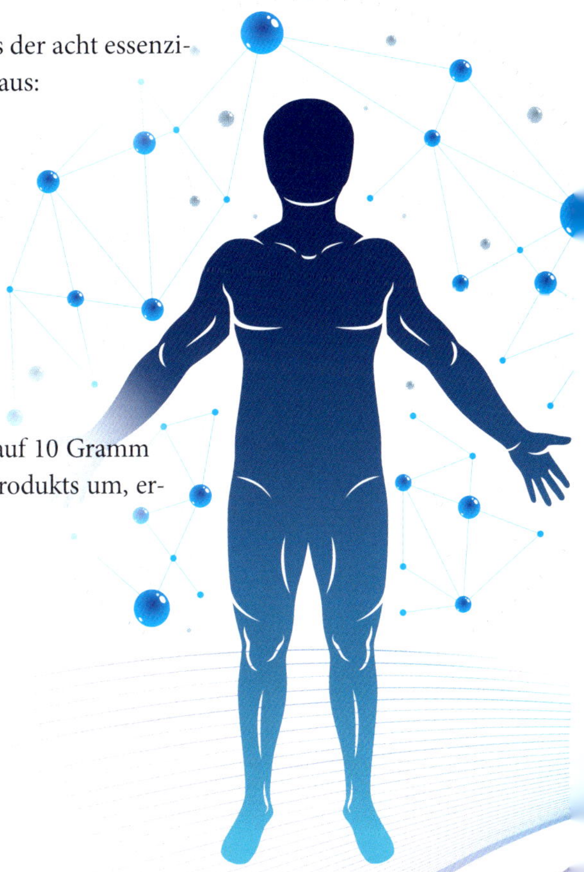

Rechnet man diese prozentuale Verteilung auf 10 Gramm (10 000 Mikrogramm) eines Aminosäurenprodukts um, ergeben sich folgende Anteile:

L-Leucin: 1964 mg
L-Valin: 1657 mg
L-Isoleucin: 1483 mg
L-Lysin: 1429 mg
L-Phenylalanin: 1289 mg
L-Threonin: 1111 mg
L-Methionin: 699 mg
L-Tryptophan: 368 mg

Die Vorzüge eines nach MAP-Kriterien hergestellten Produkts

- Der Körper wird optimal mit den acht essenziellen Aminosäuren versorgt.
- Klinische Studien ergaben: Die für den Proteinaufbau ausschlaggebende Netto-Stickstoffverwertung (NNU) beträgt 99 Prozent.
- Damit stehen 99 Prozent der Aminosäuren als Bausteine für den Proteinaufbau zur Verfügung.
- Im Durchschnitt liefern Proteine aus der Nahrung nur 32 Prozent NNU, also im Schnitt nur 32 Prozent für den Proteinaufbau beziehungsweise 32 Prozent Nährwert. Bei Proteinshakes und anderen Proteinergänzungsmitteln sind es durchschnittlich sogar nur 16 Prozent Nährwert.
- Selbst das Hühnerei, das bisher als der wertvollste Eiweißlieferant betrachtet wurde, hat nur eine Netto-Stickstoffverwertung von 48 Prozent. Damit stehen 51 Prozent weniger für den Proteinaufbau zur Verfügung als bei einem nach MAP-Kriterien hergestellten Produkt.
- Bei der Verstoffwechslung eines nach MAP-Kriterien hergestellten Produkts entsteht nur 1 Prozent Stickstoffabfall, da 99 Prozent verwertet werden. Nahrungsproteine erzeugen dagegen im Durchschnitt 68 Prozent. Bei handelsüblichen Proteinnahrungsergänzungen liegt der Durchschnitt sogar bei 84 Prozent.

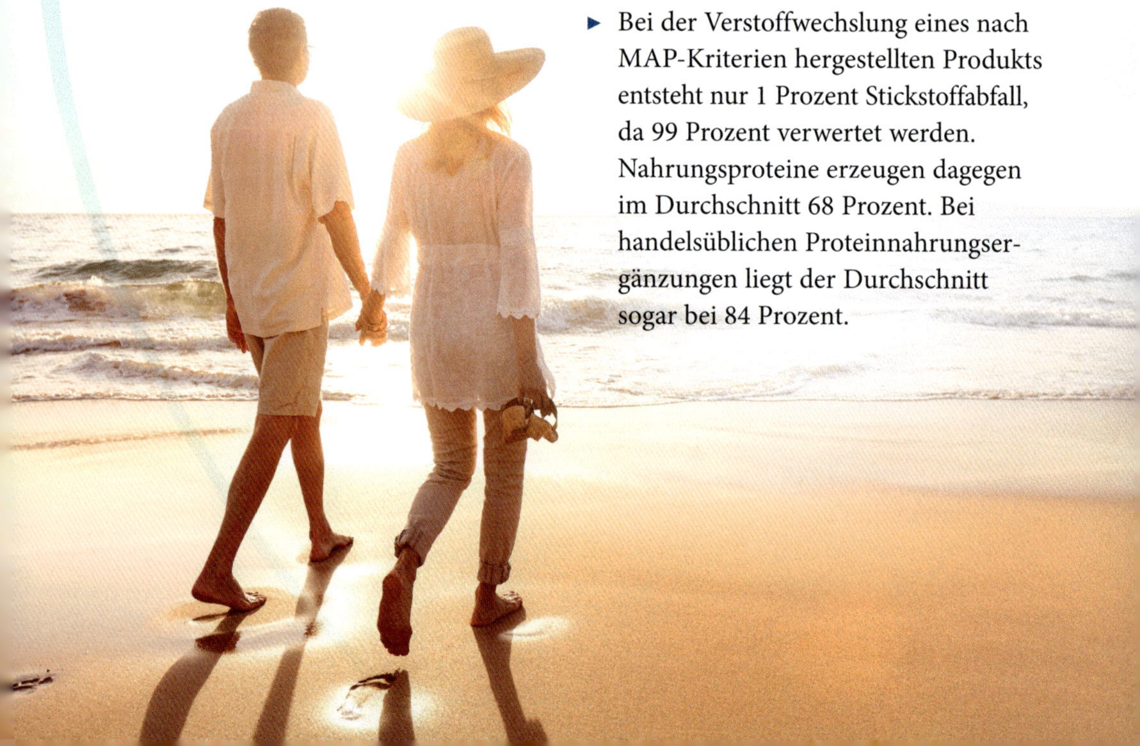

- Aus dem vorher Gesagten ergibt sich: Ein nach MAP-Kriterien hergestelltes Produkt erzeugt praktisch keine Verdauungsendprodukte (nur 1 Prozent), Nahrungseiweiß und Eiweiß-Ergänzungsmittel jedoch schon. Diese Verdauungsendprodukte müssen über die Leber, die Nieren und den Darm entsorgt werden.
- Es handelt sich um freie, kristalline und hypoallergene Aminosäuren, die bereits aufgeschlossen und völlig allergenfrei sind. Verdauungsenzyme werden nicht gebraucht und die Verdauungssäfte brauchen nur eine minimale Anregung. Magen und Darm werden nicht belastet.
- Da die Aminosäuren nicht mehr im Dünndarm aufgeschlossen werden müssen, dauert es nur 23 Minuten bis zur vollständigen Aufnahme. Die Verdauungszeit für Nahrungseiweiß, das erst in Aminosäuren aufgespalten werden muss, beträgt dagegen 3–6 Stunden, das ist sechs- bis zwölfmal länger.

- Voraussetzung für die schnelle Aufnahme ist, dass dieses Produkt in Form von Presslingen vorliegt, nicht als Kapseln.
- Ein nach MAP-Kriterien hergestelltes Produkt passt sich dem umgebenden Milieu an. Je nach Umgebung kann ein solches Produkt als Säure oder als Base wirken, entsprechend dem pH-Wert des umgebenden Milieus. Damit wirkt es ausgleichend in beide Richtungen.
- 10 Gramm eines nach MAP-Kriterien hergestellten Produkts liefern nur 0,4 Kilokalorien (kcal). Das sind 10 Presslinge. Diese 10 Gramm stellen aber genauso viel Baumaterial für den Proteinaufbau zur Verfügung wie 350 Gramm Fleisch, Geflügel oder Fisch. Mit weniger als einer Kalorie kann also der Eiweißbedarf eines Tages gedeckt werden. Das ist nicht nur bei Übergewicht wichtig, sondern auch bei Erkrankungen des Verdauungstraktes, Verwertungsstörungen im Dünndarm oder wenn der Magen entfernt wurde.

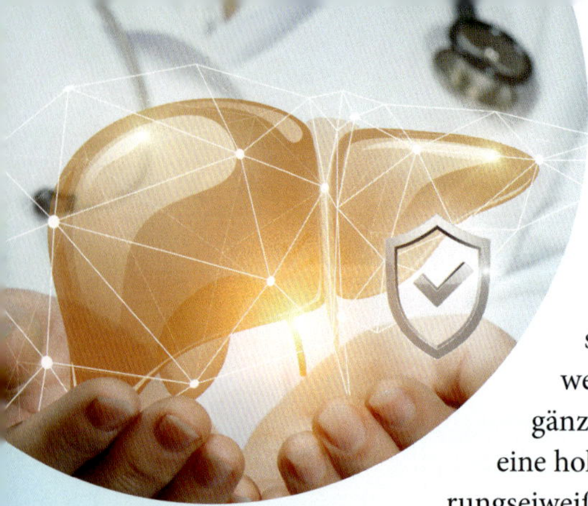

- Aufgrund des niedrigen Stickstoffabfalls von 1 Prozent eignet sich ein nach MAP-Kriterien hergestelltes Produkt auch bei einer Nieren- oder Leberfunktionsstörung, bei der Stickstoffabfall vermieden werden soll. Handelsübliche Eiweißnahrungsergänzungen sind in diesem Fall ungeeignet, weil eine hohe Menge an Stickstoffabfall entsteht. Mit Nahrungseiweiß muss bei solchen Störungen aus dem gleichen Grund zurückhaltend umgegangen werden.
- Ein nach MAP-Kriterien hergestelltes Produkt ist frei von Fett, Natrium und Zucker und kann auch bei erhöhten Cholesterinwerten, hohem Blutdruck und Diabetes eingenommen werden. Bei Nahrungsproteinen und anderen Protein-Nahrungsergänzungsmitteln ist das nicht der Fall.
- Ein nach MAP-Kriterien hergestelltes Produkt enthält keinerlei Zusatz- oder Dopingstoffe und ist frei von Gentechnik.[6]
- Die Aminosäuren in einem solchen Produkt sind rein pflanzlichen Ursprungs.
- Kontraindikationen oder unerwünschte Nebenwirkungen sind nicht bekannt.

Wichtig für die optimale Wirkung von Aminosäuren: Ausgewogenheit

Ein nach MAP-Kriterien hergestelltes Produkt enthält alle acht essenziellen Aminosäuren in der für den Menschen perfekt ausgewogenen Form. Wie wichtig es ist, nicht einfach kunterbunt Aminosäuren zu sich zu nehmen, zeigt ein Beispiel aus der Ernährung von Ausdauersportlern. Bei sehr großen Ausdauerleistungen wie im Marathon kann *Central Fatigue* (Erschöpfungszustand des Zentralnervensystems) auftreten, das zu einem *Chronic Fatigue Syndrom* (chronisches Erschöpfungssyndrom) führen kann. *Central Fatigue* wird durch eine Störung im Nervensystem ausgelöst und bringt starke Abgeschlagenheit, Schlafbedürfnis und geistige Erschöpfung mit sich. Nach Untersuchungen steht *Central Fatigue* mit einer zu hohen Aufnahme von Tryptophan in Verbindung, was durch BCAA-Aminosäuren normalisiert werden kann.[7]

Verdaulichkeit von Proteinen

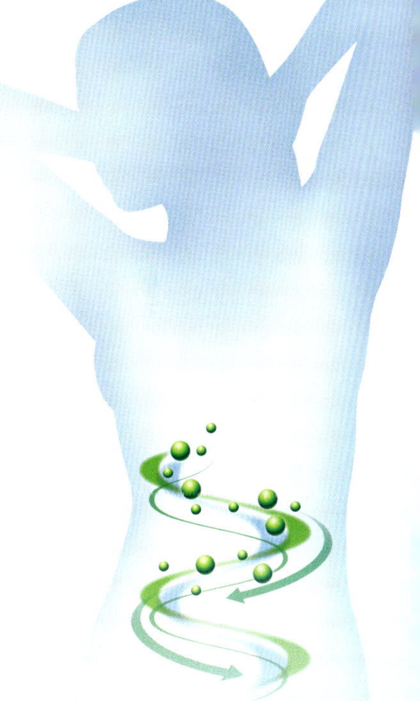

Das Prinzip der Ausgewogenheit zeigt sich auch in der unterschiedlichen Geschwindigkeit, mit der Aminosäuren verdaut werden. Die Natur gibt den essenziellen Aminosäuren Vorrang: Leucin, Isoleucin, Valin, Lysin, Phenylalanin, Threonin, Methionin und Tryptophan werden im Gegensatz zu den nicht-essenziellen Aminosäuren wesentlich schneller aufgenommen. Auf diese Weise soll die Grundversorgung mit allen acht lebenswichtigen Aminosäuren sichergestellt werden. Freie, kristalline Aminosäuren, das sind Aminosäuren, die nicht in einem Lebensmittel gebunden sind, werden vom Körper besonders schnell aufgenommen.

Die limitierende Aminosäure – was passiert, wenn nur eine essenzielle Aminosäure fehlt

Stellen Sie sich einen Legobaukasten vor, aus dem ein Haus gebaut werden soll. Solange Bausteine vorhanden sind, die so zusammenpassen, dass sie eine Hauswand ergeben, kann man bauen. Sind zu viele Legosteine vorhanden, bleiben sie übrig, wenn die Wand fertig ist. Sind es aber zu wenige, muss man irgendwann aufhören zu bauen – noch bevor die Wand fertig ist.

Ähnlich ist es mit den essenziellen Aminosäuren. In unserem Körper werden aus den Bausteinen keine Häuser, sondern Eiweiße hergestellt. Sind genügend essenzielle Aminosäuren im richtigen Verhältnis vorhanden, kann der Körper sie zu einem Protein zusammenbauen. Ist zu viel von einer essenziellen Aminosäure vorhanden, kann sie nicht genutzt werden. Ist von einer essenziellen Aminosäure zu wenig oder nichts vorhanden, stoppt der Bau. Eine Aminosäure, welche den Eiweißaufbau stoppt, nennt man die limitierende Aminosäure. Dass sie fehlt oder nicht genügend vorhanden ist, spielt eine große Rolle, weil sie darüber entscheidet, ob und wie viel von dem Eiweiß, das gegessen wurde, überhaupt verwertet werden kann. Die limitierende Aminosäure setzt also die Grenze für die Menge an essenziellen Aminosäuren, die für die Proteinsynthese genutzt werden können. Sind von einer Aminosäure im Verhältnis zu den anderen nur 60 Prozent vorhanden, wird die Verwertung aller auf 60 Prozent limitiert.

Was geschieht mit dem nicht verwerteten Eiweiß?

Seit einer Reihe von Jahren werden Aminosäuren in wissenschaftlichen Untersuchungen auch nach ihrer Oxidation beurteilt. Der *Amino Acid Oxidation Indicator* sagt aus: Wenn von einer essenziellen Aminosäure zu wenig oder nichts für die Proteinsynthese vorhanden ist, werden alle anderen essenziellen Aminosäuren einschließlich der limitierenden Aminosäuren oxidiert. Das klingt kompliziert, ist aber einfach: Bei der Oxidation wird die Struktur der Aminosäuren so verändert, dass sie schaden statt nutzen. Oxidierte, also defekte Aminosäuren und Proteine können sich in den Zellen ansammeln, wo sie den Alterungsprozess vorantreiben und am Entstehen von Diabetes, Arteriosklerose, neurodegenerativen Erkrankungen und mehr beteiligt sind. Füllt man die fehlende essenzielle Aminosäure auf, geht die Oxidation zurück.[8]

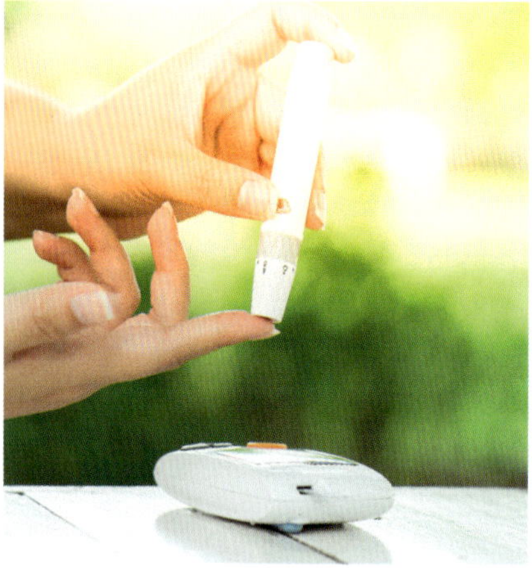

Die Oxidationsmethode für die Bewertung des Bedarfs an Aminosäuren wurde nicht nur beim Menschen, sondern bei verschiedenen Arten erfolgreich getestet. Sie zeigt eindeutig, dass wir das volle Spektrum an essenziellen Aminosäuren brauchen, und je mehr das Verhältnis der Aminosäuren untereinander an das Meister-Aminosäurenmuster des Menschen angepasst ist, desto effektiver ist die Wirkung.

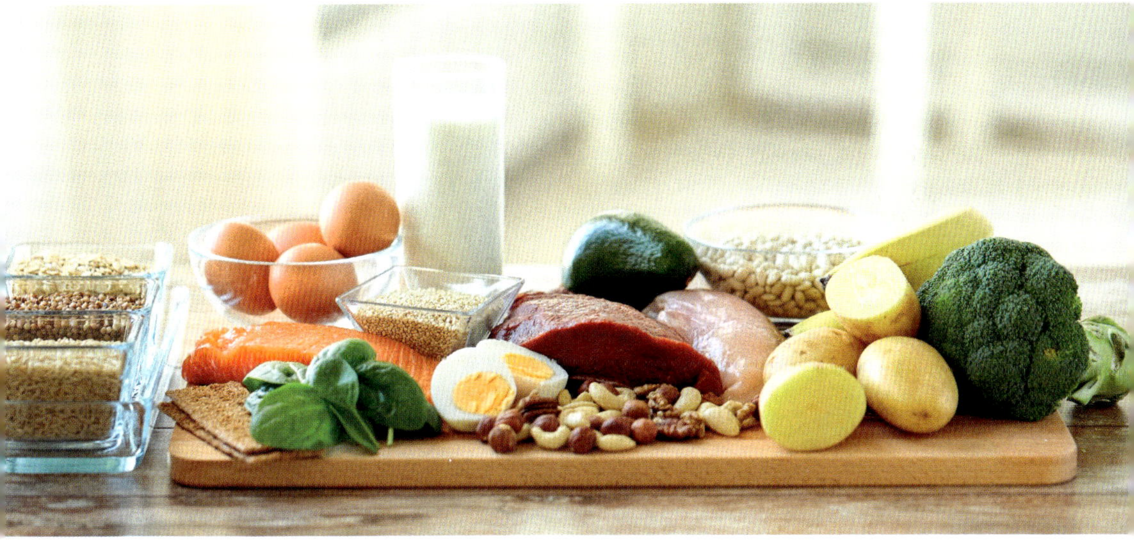

Die limitierende Aminosäure in der Praxis

Wenn ein Nahrungsmittel alle acht essenziellen Aminosäuren aufweist, enthält es ein vollständiges Aminosäurenprofil. Tierische Nahrungsmittel sind vollständig, das heißt sie weisen keine limitierende Aminosäure auf. Zahlreiche pflanzliche Nahrungsmittel sind unvollständig. Ihnen fehlt die eine oder andere essenzielle Aminosäure – und das bedeutet, dass aus diesen Lebensmitteln keine vollständigen Proteine aufgebaut werden können. Vollständige pflanzliche Proteine sind beispielsweise die Pseudogetreide Quinoa, Amaranth und Buchweizen. Die essenzielle Aminosäure Lysin kommt in Nüssen nur in sehr geringen Mengen vor, deshalb ist sie hier die limitierende Aminosäure. Getreidesorten enthalten eine geringe Menge Lysin, die als nicht ausreichend für die Proteinsynthese gilt. Daher ist Lysin auch in Getreiden die limitierende Aminosäure. Getreide sollten deshalb mit lysinreichen Nahrungsmitteln kombiniert werden. Im Mais fehlt Tryptophan, hier ist Tryptophan die limitierende Aminosäure. Vegetarier und Veganer sollten daher verschiedene Proteinquellen kombinieren. Durch die Kombination von zwei oder mehr Nahrungsmitteln mit unvollständigen Proteinen kann der Bedarf so abgedeckt werden, dass die Menge an allen essenziellen Aminosäuren für die Proteinherstellung genügt.

Nahrungsmittel	Lysin	Methionin	Tryptophan
Gemüse		fehlt	
Nüsse und Samen	fehlt		
Getreide	fehlt		
Mais	fehlt		fehlt
Haselnüsse	fehlt	fehlt	
Walnüsse	fehlt	fehlt	
Getreide und Nüsse	fehlt		
Gemüse und Getreide (z. B. Linsen mit Reis; Humus mit Vollkornbrot)		vollständig enthalten	
Gemüse und Samen (z. B. Humus mit Sesam)		vollständig enthalten	
Kartoffeln mit Vollei		vollständig enthalten	
Milch und Getreide		vollständig enthalten	
Bohnen und Mais		vollständig enthalten	

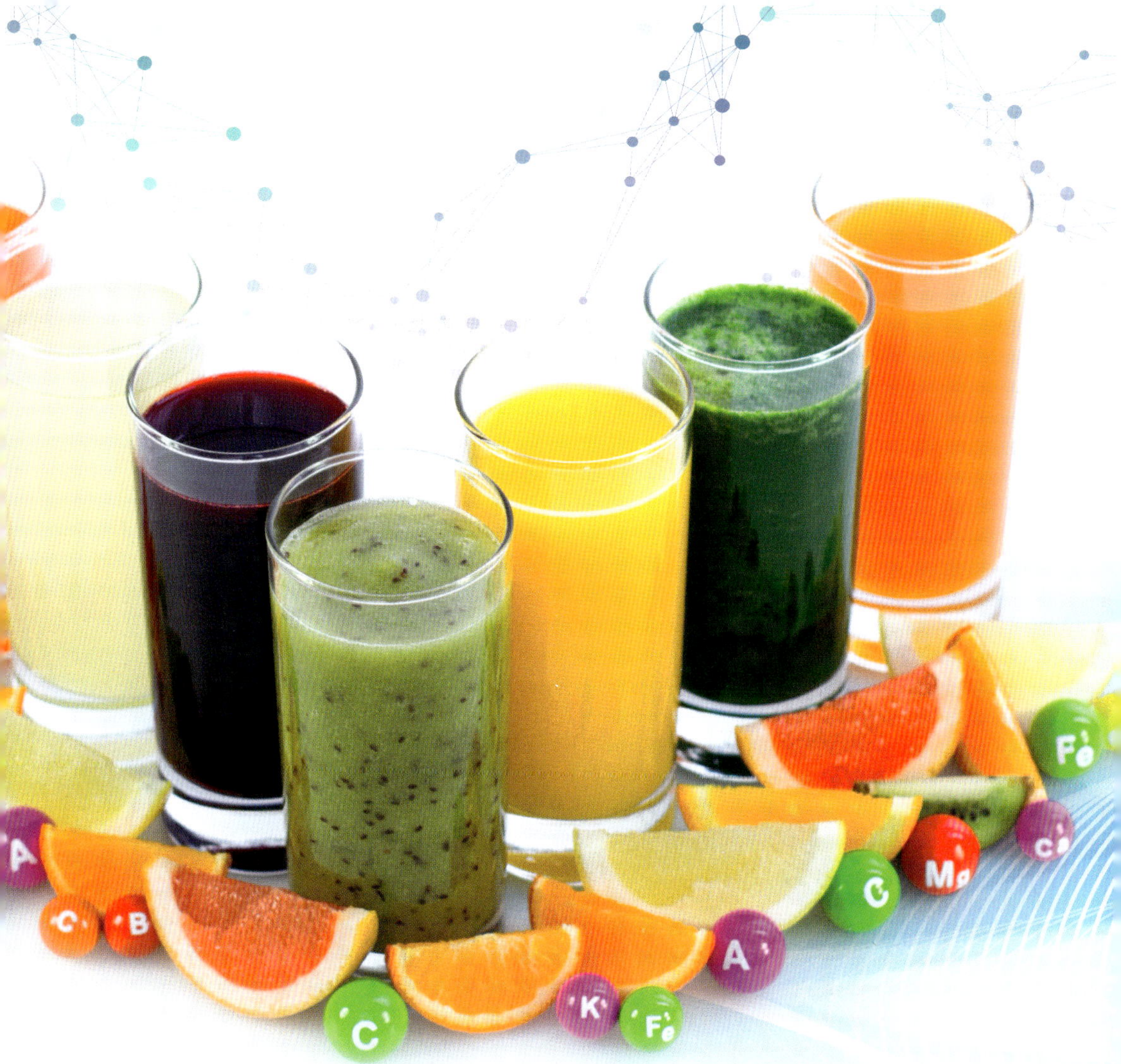

Cofaktoren für die Funktion von Aminosäuren

In ausreichender Menge sollten vorhanden sein beziehungsweise zusätzlich eingenommen werden:

B-Vitamine, vor allem Niacin (Vitamin B_3), Pantothensäure (Vitamin B_5), Pyridoxin (Vitamin B_6) und Biotin (Vitamin B_7); Vitamin C, Magnesium, Calcium, Eisen und Kupfer.

Die acht essenziellen Aminosäuren im Profil

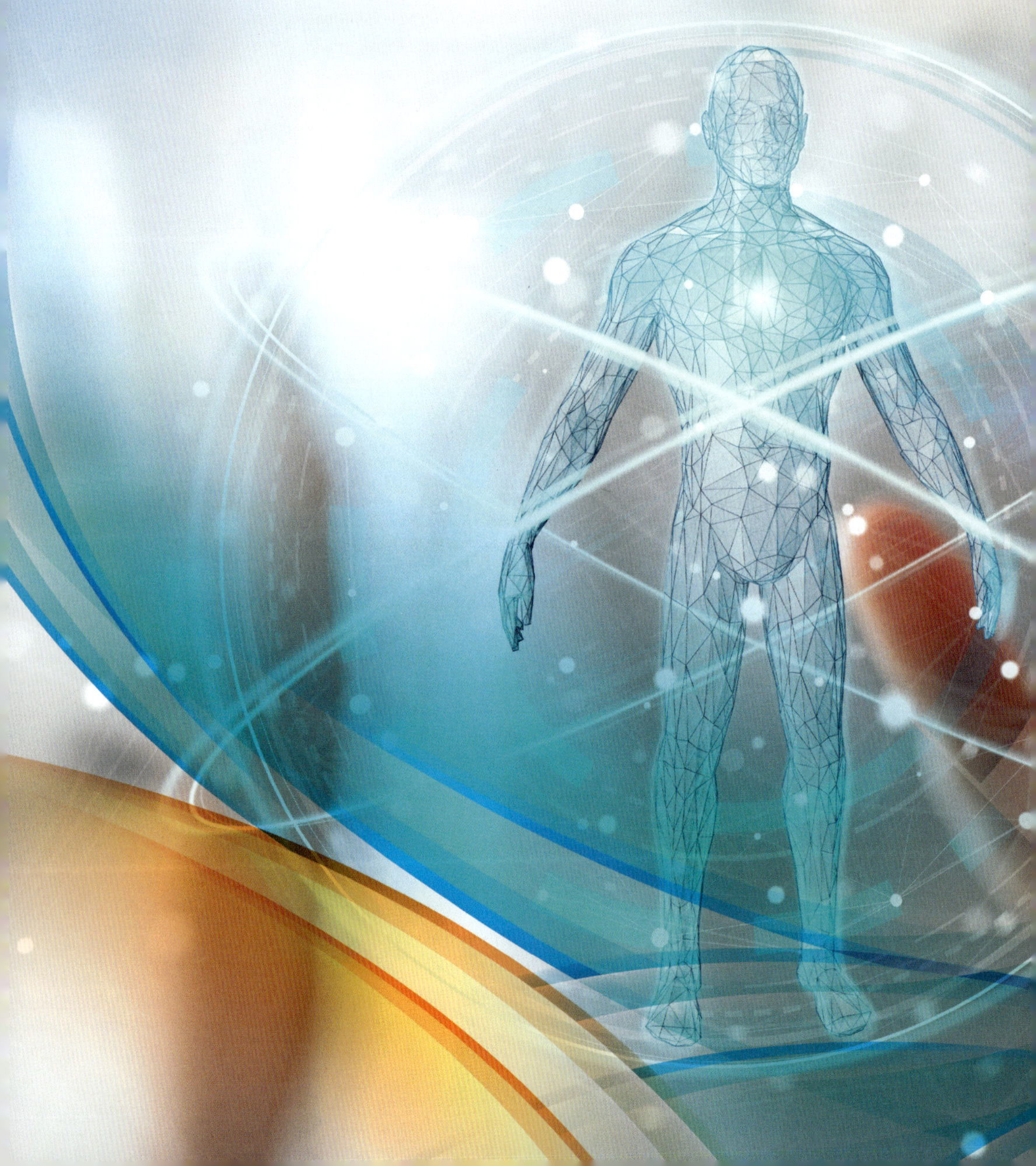

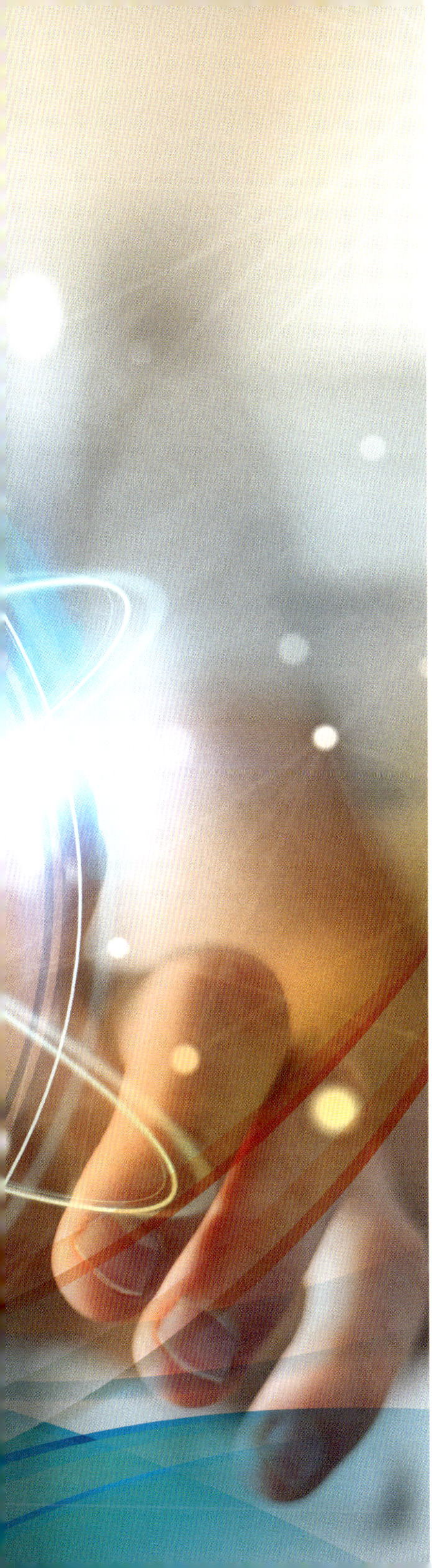

Kurzportraits: Die Aminosäurenhauptakteure stellen sich vor

In den folgenden Kapiteln können Sie sich einen Einblick in die komplexe Aufgabenwelt der Aminosäuren im menschlichen Körper verschaffen. Jede Aminosäure hätte ein eigenes Buch verdient. Am Ende jedes Kapitels finden Sie die aktuelle Einnahmeempfehlung laut Weltgesundheitsorganisation (WHO). Bitte beachten Sie dazu, dass dies nur ein Standard ist. Es gibt unterschiedliche Empfehlungen, die zum Teil stark voneinander abweichen. Der Bedarf muss letztlich individuell ermittelt werden, am besten anhand eines Aminosäurentests.

Essenzielle Aminosäuren (Proteinaufbau)	Einige Aufgaben
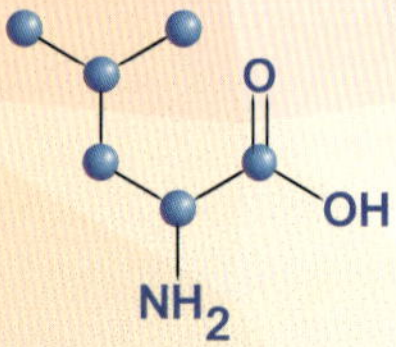 BCAA: Leucin, Isoleucin, Valin	Muskelaufbau und Reparatur von Muskelgewebe, Insulinausschüttung (Blutzucker), Immunsystem, Wundheilung nach Operationen, Leberschutz, Ammoniakentgiftung, Leistungsfähigkeit
Lysin 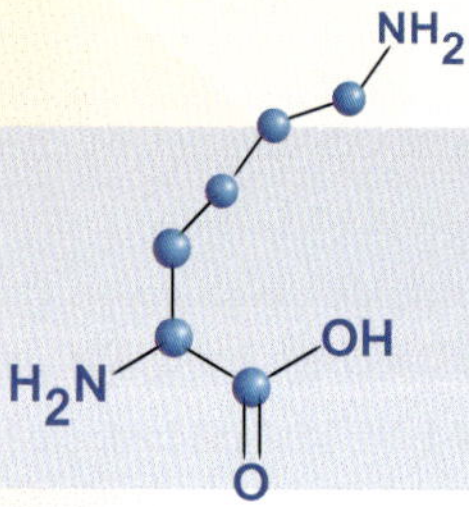	Immunsystem, Abwehr von Virusinfekten (Herpes), Bindegewebe (Kollagenbildung), Knochen, Arterien, Stress, Leistungsfähigkeit
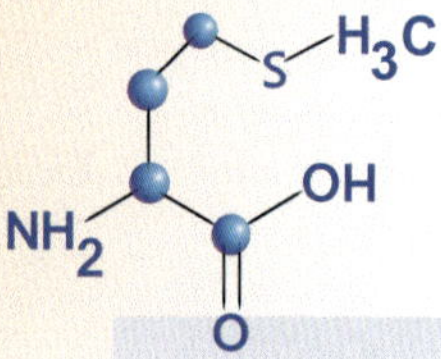 Methionin	Schwefelhaltig: Entgiftung, Haut, Haare und Nägel, Gehirnleistung, Stimmung, Antioxidans, Stress, Leberschutz, Harnwegsinfektionen, Leistungsfähigkeit
Phenylalanin 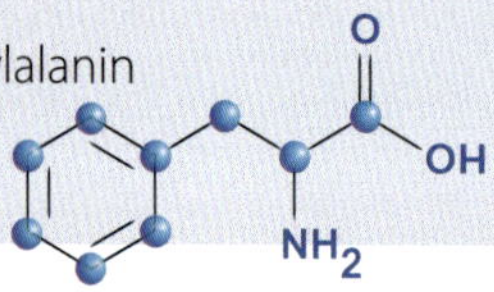	Gehirnleistung, Stimmung, Wachheit, Leistungsfähigkeit, Appetit, Gewichtsreduktion
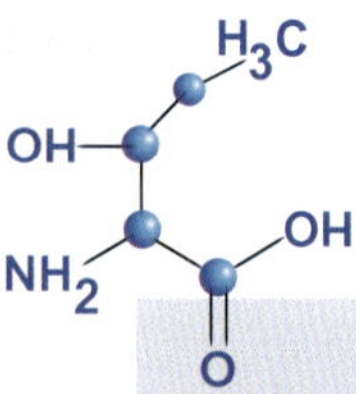 Threonin	Bindegewebe (Kollagenbildung), Knochen, Zähne, Schleimhäute, Immunsystem, Wundheilung, Leberschutz (Fettleber), Blutzucker, Entgiftung, Harnsäure
Tryptophan 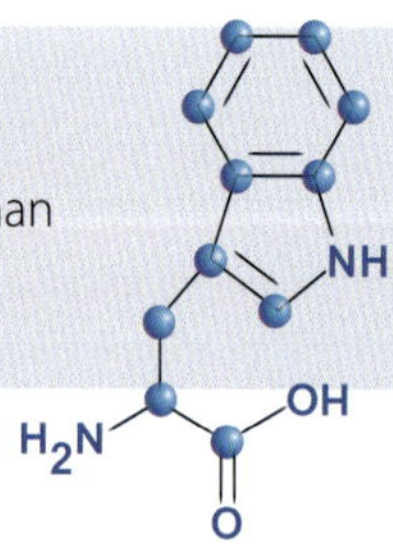	Schlaf und Stimmung (bildet Melatonin und Serotonin), Angstzustände, Depressionen

BCAA: Leucin, Isoleucin, Valin – die Teamarbeiter für kraftvolle Muskeln

Von den acht essenziellen Aminosäuren arbeiten drei meist im Team: Leucin, Isoleucin und Valin. Bekannt sind sie als BCAA, das ist die Abkürzung für *Branched-Chain Amino Acids* (verzweigtkettige Aminosäuren). Den Namen bekamen sie aufgrund ihres chemischen Aufbaus: BCAA bilden Ketten von Kohlenstoffatomen mit Verzweigungen an den Enden.

BCAA füllen heute die Seiten von Gesundheits-, Fitness- und Bodybuilding-Magazinen, weil sie Muskelmasse aufbauen. Sie sorgen jedoch nicht nur für ein Sixpack an Armen und Beinen, sondern kümmern sich auch um die Skelettmuskulatur, also um die am Skelett befestigten Muskeln, die für die Bewegung des Körpers sorgen. Das ist wichtig für Jung und Alt. Vor allem ältere Menschen erleben mit nachlassendem Muskelaufbau Bewegungseinschränkungen. Leucin ist der Star unter den BCAA, denn es hat die stärksten Wirkungen und übernimmt die Triggerfunktion für Isoleucin und Valin. Die Vorteile liegen auf der Hand: BCAA lassen die Muskeln wachsen, erhöhen die Fähigkeit der Zellen, Protein zu bilden, und leisten noch vieles mehr. Die positive Studienlage, was den Muskelaufbau angeht, hat jedoch zu einem Hype geführt, bei dem viele Menschen viel zu große Mengen an isolierten BCAA oder isoliertem Leucin zuführen.

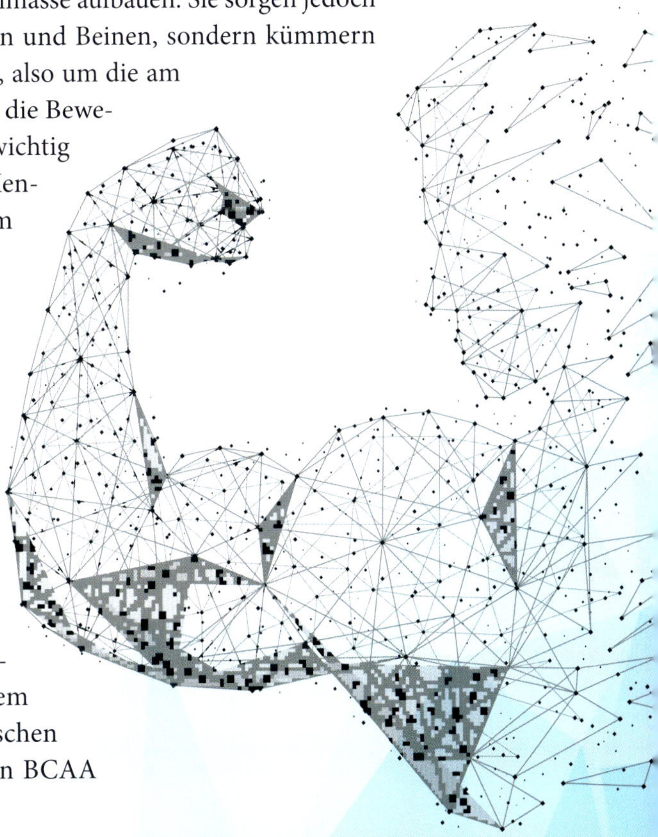

Leucin, Isoleucin und Valin sind essenzielle Aminosäuren, das heißt, wir brauchen sie täglich und zwar jeder von uns, ob Profisportler oder nicht. Über die Nahrung sind sie einfach zu bekommen. In allen Nahrungsmitteln, die sämtliche essenzielle Aminosäuren enthalten, sind ohnehin alle BCAA vorhanden. Besonders viel findet sich in Fleisch, Hühnerbrust, Putenbrust, Fisch (vor allem Thunfisch und Wildlachs), Molke (engl. *whey*) und etwas weniger in Eiern, Erdnüssen, Bohnen, Sojabohnen und mehr.

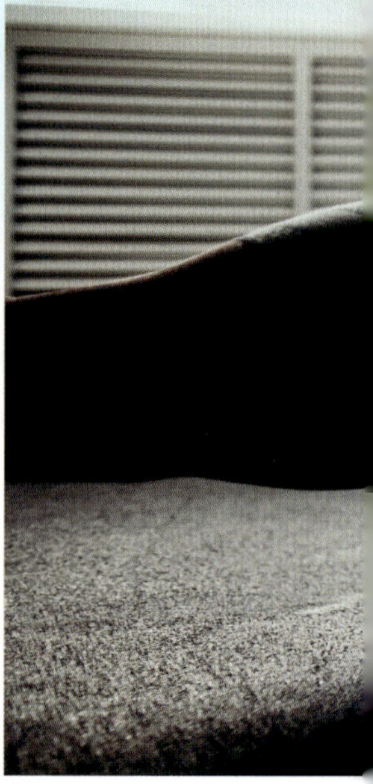

BCAA im Überblick

Muskelaufbau in jedem Alter: Die drei Aminosäuren wirken zusammen und ihre Verwandtschaft ist so groß, dass sie den gleichen Transportweg durch die Zellen nutzen. Für die Gesundheit von Muskeln und Skelett stehen sie an erster Stelle, denn bis zu 35 Prozent des Muskelgewebes bestehen aus BCAA. Gemeinsam schützen sie vor Muskelschäden durch Belastungen wie harte körperliche Arbeit und intensives Training, bauen Muskeln auf und können einen Muskelabbau während Fastenperioden verhindern. Bei älteren Menschen ist Muskelschwund ein ernstzunehmendes Problem. Oft lässt der Appetit nach und die Ernährung wird in einer Lebensphase, in der es besonders wichtig wäre, weniger sorgfältig ausgewählt. Die schwindende Muskulatur zieht Unsicherheit beim Gehen, erhöhte Unfallgefahr und sinkende Vitalität nach sich. Wie Studien zeigen, muss das nicht sein. Eine vitalstoffreiche Ernährung, die genügend BCAA enthält, wirkt diesem Prozess entgegen. Darüber hinaus besteht heute die Möglichkeit, sich in optimaler Form mit Aminosäuren zu versorgen. Lesen Sie dazu das Kapitel »Aminosäuren im Alter«, Seite 169.

BCAA im Ausdauersport und Kraftsport: Mit BCAA kann die Ausdauer erhöht und die Leistungsfähigkeit gesteigert werden. Die Ami-

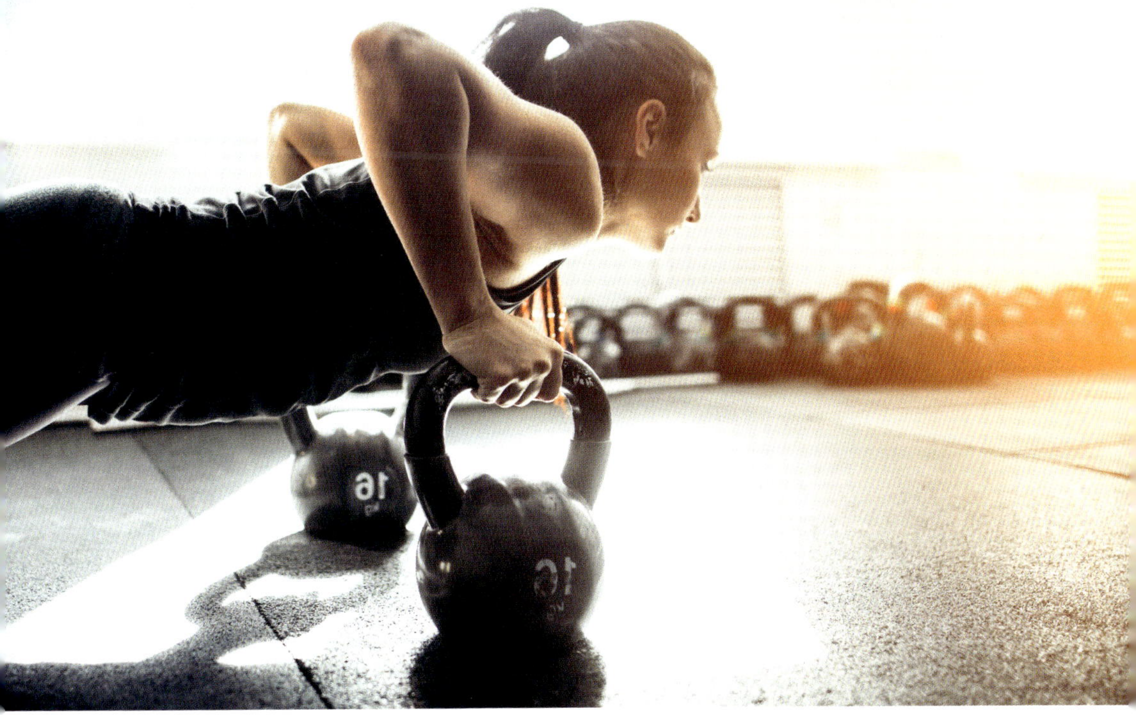

nosäuren wirken direkt in der Muskulatur und bauen Muskeln auf. Vor dem Training wirken sie kräftigend und danach eingenommen sorgen sie dafür, dass die Muskeln sich schneller erholen. Ernste körperliche und psychische Erschöpfungszustände durch intensives Training und Wettkampf kommen deutlich seltener vor (siehe *Central Fatigue,* Seite 71 unter »Gehirn und Neurotransmitter«). Außerdem bauen BCAA nicht nur Muskeln direkt auf, sondern erhöhen auch die Fähigkeit der Zellen, Protein herzustellen.

Körperliche Belastung und Regeneration: Sport und intensive körperliche Betätigung verbrauchen nachweisbar hohe Mengen der in der Muskulatur eingelagerten BCAA. Durch den Abbau wird die Leistungsfähigkeit der Muskeln so lange wie möglich stabil gehalten. Die sinkende Konzentration in der Muskulatur und im Blutplasma kann jedoch zu Muskelschäden führen. Viele Sportler nehmen daher BCAA, um den Muskelabbau zu vermeiden und die Eiweißproduktion in den Muskelzellen anzuregen. Sind Muskelschäden entstanden, fördern BCAA den Heilungsprozess.

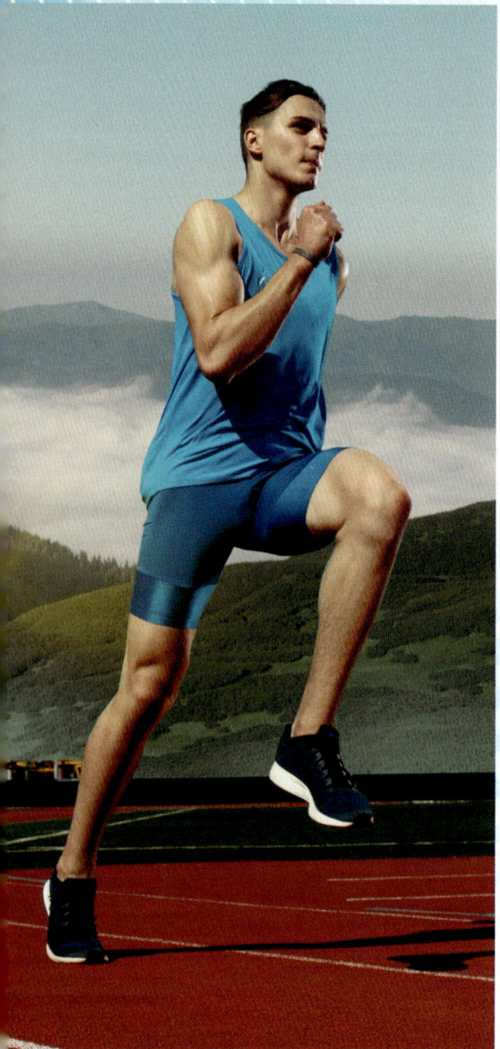

Energiegewinnung: In jeder Sekunde brauchen unsere Zellen Energie, um die Lebensprozesse in unserem Körper aufrechterhalten zu können. Kohlenhydrate, vor allem Glukose (Traubenzucker) und Fette sind die Hauptlieferanten. Was aber, wenn diese Energiezufuhr nicht ausreichend zur Verfügung steht? Das ausgeklügelte System unseres Körpers hat auch dafür eine Lösung, und BCAA spielen eine wichtige Rolle dabei. Normalerweise wird für die unmittelbare Energiegewinnung der Einfachzucker Glukose aus der Nahrung in der Leber in Glykogen, einen Vielfachzucker, umgewandelt. Glykogen wird in der Leber oder in den Muskeln gespeichert und wieder in Glukose umgebaut, wenn der Körper Energie braucht.

In Hunger- und Fastenzeiten und bei großen Belastungen, wenn die Speicher aufgebraucht sind und nicht genügend Kohlenhydrate mit der Ernährung nachrücken, kommen die BCAA zum Zug. Dann stellt unser Körper Glukose aus anderen Baustoffen als Kohlenhydraten her, und dazu braucht er BCAA. Diesen Vorgang nennt man Glukoneogenese, das ist die Glukoseneubildung in Muskulatur und Leber. Auf diese Weise wird der Blutzuckerspiegel aufrechterhalten. Das ist besonders wichtig für den hohen Energieverbrauch des Gehirns.

Entgiftung: Neben dem Aufbau von Körpereiweißen, der alle proteinogenen Aminosäuren kennzeichnet, werden BCAA für die Entgiftung von Ammoniak gebraucht. Sie spielen eine wichtige Rolle bei der Entsorgung des Stickstoffabfalls, der bei der Verstoffwechslung katabol wirkender Aminosäuren entsteht.

Insulin und Wachstumshormon: BCAA stimulieren die Ausschüttung von Insulin, wodurch der Blutzuckerspiegel reguliert wird. Gleichzeitig erhöht dieser Effekt die Aufnahme von Aminosäuren in den Muskeln, was dem Muskelaufbau zugutekommt.[9] Leucin, Isoleucin und Valin regen die Ausschüttung des Wachstumshormons Somatropin an. Dieses Wachstumshormon (Human Growth Hormone, HGH) fördert bei Kindern und Jugendlichen das Längenwachstum und stimuliert Organe, Muskeln und Knochen. HGH ist hilfreich bei Stress, nach Verletzungen und in Phasen stärkerer körperlicher Aktivität.

Lebererkrankungen: BCAA werden nicht über die Leber verstoffwechselt, wodurch die Leber entlastet wird. Klinische Studien zeigten, dass chronische Lebererkrankungen wie Fettleber und Leberzirrhose, Hepatitis und hepatische Enzephalopathie durch BCAA positiv beeinflusst wurden.[10]

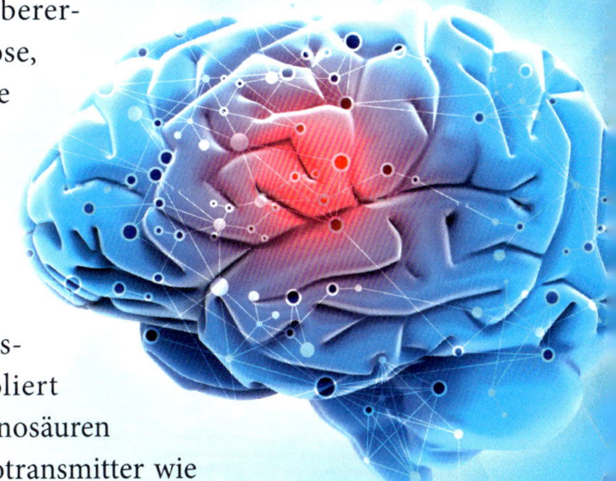

Gehirn und Neurotransmitter: BCAA konkurrieren mit den Aminosäuren Tryptophan, Tyrosin und Phenylalanin um die Aufnahme im Gehirn, da sie die gleichen Transportwege verwenden. Werden BCAA isoliert eingenommen, sinkt der Spiegel dieser Aminosäuren im Gehirn. Als Folge werden weniger Neurotransmitter wie Serotonin, Dopamin und Katecholamine gebildet. Die bereits erwähnte *Central Fatigue* ist eine mögliche Folge dieses Ungleichgewichts. Umgekehrt zieht eine zu geringere Aufnahme von BCAA Gedächtnisstörungen und ebenfalls starke Müdigkeit nach sich. Man kann sich schlechter konzentrieren, reagiert langsamer und kann die Dinge des Alltags weniger gut bewältigen.

Schlafstörungen, Stimmungsschwankungen: BCAA konkurrieren mit Phenylalanin, Tryptophan und Tyrosin um die Aufnahme im Gehirn. Diese drei Aminosäuren werden für die Bildung von Botenstoffen wie Dopamin gebraucht. Größere Mengen an BCAA können deshalb Dopamin, Serotonin & Co. senken. Wer an Schlafstörungen, Stimmungsschwankungen, Kopfschmerzen oder Migräne leidet, sollte daher vorsichtig mit der zusätzlichen Einnahme einer oder aller BCAA sein.

Kardiometabolisches Risiko und Krebs: Neuere Studien haben ergeben, dass ein Zusammenhang zwischen der im Blut zirkulierenden Menge an BCAA und Insulinresistenz, Diabetes Typ 2, chronischen Nierenerkrankungen, Herz-Kreislauf-Erkrankungen und ischämischem Schlaganfall besteht.[11] Zu diesen Ergebnissen kam man bei normalgewichtigen, übergewichtigen und adipösen Personen.[12] In einer 2018 veröffentlichten japanischen Studie mit rund 30 000 Teilnehmern fanden die Wissenschaftler einen Zusammenhang zwischen der im Blut zirkulierenden Menge an BCAA und dem Risiko, an Pankreaskrebs zu erkranken.[13] Worin dieser Zusammenhang genau besteht, ist nicht abschließend geklärt. Ein Grund könnte sein, dass zu viel BCAA den mTOR-Pfad zu stark aktivieren.[14] Große Mengen an BCAA lösten oxidativen Stress und Entzündungen aus und ließen bei einer bestehenden Krebserkrankung die Tumorzellen wachsen.[15] Vor der Einnahme größerer bis großer Mengen an BCAA, vor allem wenn sie regelmäßig und längerfristig stattfindet, muss gewarnt werden – egal was die Medien berichten.

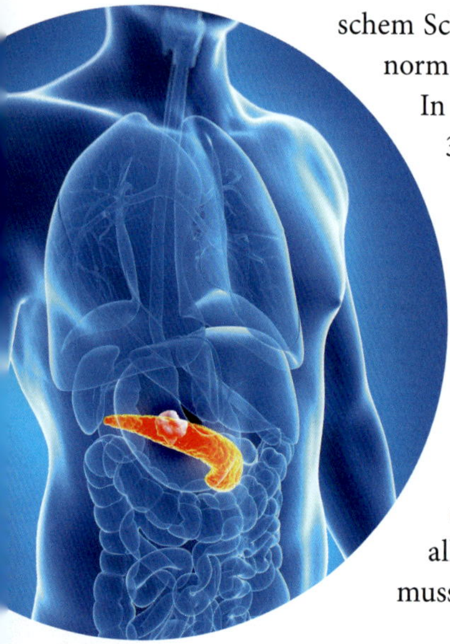

Symptome bei einem Mangel an BCAA

- Müdigkeit, Abgeschlagenheit
- schnellere körperliche Erschöpfung
- mangelnder Antrieb, Leistungsschwäche
- Gedächtnis- und Konzentrationsstörungen
- schnellere Ermüdung der Muskulatur
- Muskelschwäche, Muskelabbau
- Muskelkrämpfe, Steifheit
- verlangsamte Wundheilung

- langsame und/oder ungenügende Regeneration nach Belastungen
- Wachstums- und Entwicklungsstörungen
- zu geringe Insulinausschüttung
- Blutzuckerschwankungen
- Insulinresistenz
- erhöhte Anfälligkeit für Lebererkrankungen
- gestörte Ammoniakentgiftung
- zu geringes Längenwachstum in der Pubertät

Anwendungsgebiete der BCAA

- Muskelaufbau, Steigerung des Muskelwachstums
- Steigerung der sportlichen Leistung in Kraft- und Ausdauersport
- Steigerung der Ausdauer und Verringerung der Müdigkeit
- Erhöhung des allgemeinen Energieniveaus
- Schutz vor Muskelverletzungen beim Sport
- schnellere Regeneration der Gewebe nach Belastung
- Verringerung des Muskelabbaus bei körperlichen Belastungen und Krankheiten
- schnellere Wundheilung
- Verkürzung der Erholungsphasen nach körperlicher Anstrengung
- Verkürzung der Reaktionszeit
- Verbesserung des Kurzzeitgedächtnisses

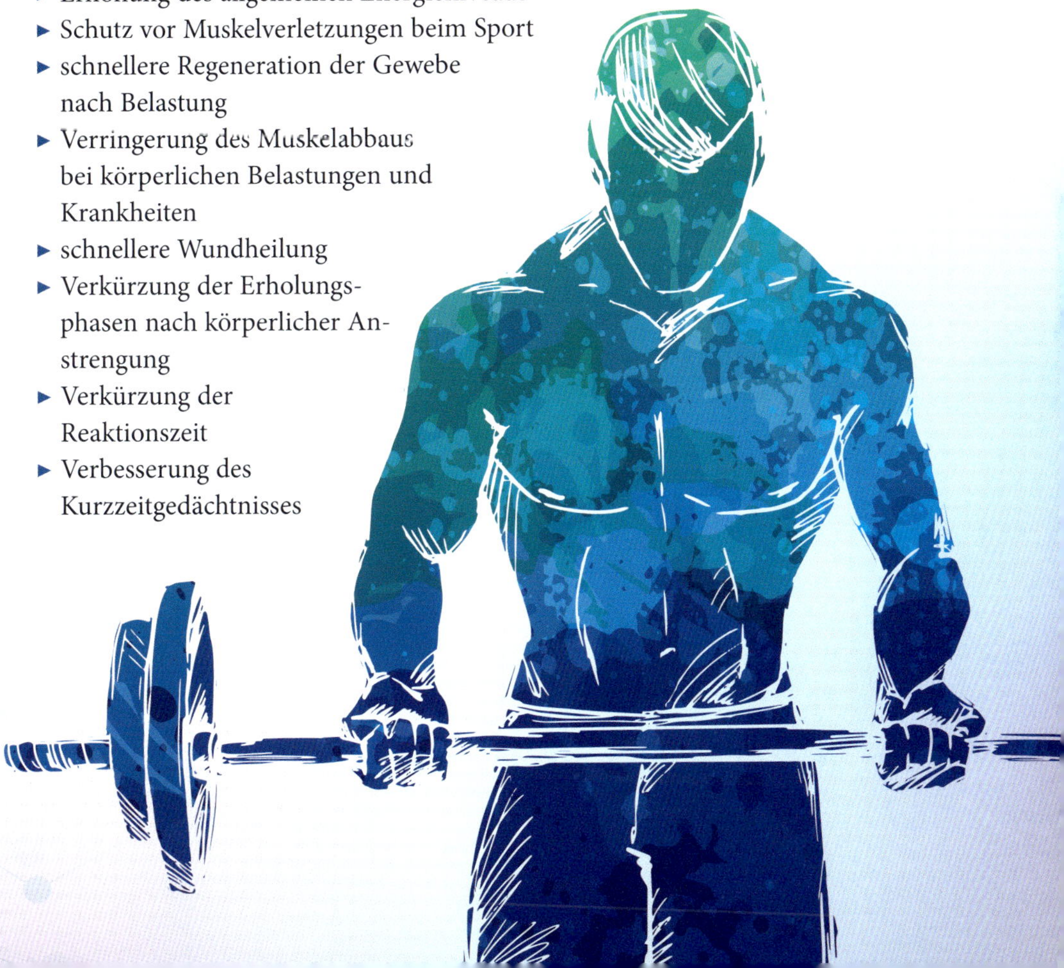

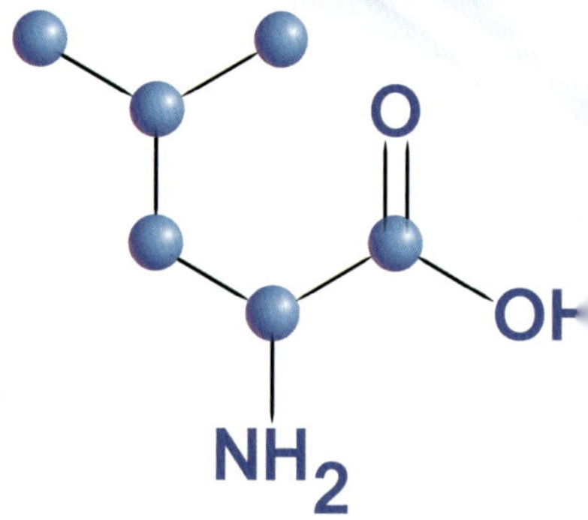

- Verbesserung der Atmung
- Stärkung von Leber und Nieren
- Anregung der Insulinausschüttung
- Senkung der Insulinresistenz und Unterstützung bei Diabetes
- Verbesserung der Ammoniakentgiftung
- Anregung der Ausschüttung von HGH (Wachstumshormon)
- Lebererkrankungen
- Stärkung des Immunsystems
- Gelenkbeschwerden
- Stress
- Fibromyalgie
- Stärkung des Längenwachstums in der Pubertät

Einige Lebensmittel mit einem hohen Gehalt an BCAA

Fleisch (besonders Rind und Kalb), Geflügel, Fisch (besonders Thunfisch, Wildlachs und Buntbarsch), Meeresfrüchte (wie Hummer und Garnelen), Eier, Milch, Käse, Sojabohnen, Sojamilch, Reismilch, Hafermilch, Weizenkeime, Mais, Gerste, Hafer, Roggen, Hirse, Reis, Hülsenfrüchte, Nüsse (besonders Haselnüsse, Cashewkerne, Erdnüsse und Mandeln), Mohn, Bierhefe, Molke.

Leucin: baut Muskeln auf, wichtig für Insulinausschüttung und Immunsystem

Signalfunktion für Muskelaufbau: Ebenso wie die beiden anderen BCAA ist Leucin ein wichtiger Baustein für den Aufbau und Erhalt der Muskulatur. Innerhalb der Dreiergruppe nimmt diese Aminosäure eine Sonderposition ein: Sie gibt das Signal, wenn die Eiweißbildung in den Muskeln gesteigert und der Eiweißabbau verringert werden soll. Diese Signalfunktion hat Leucin auch dann, wenn es darum geht, Energie zu mobilisieren und den Blutzuckerspiegel in Hunger-, Fasten- oder Belastungszeiten aufrechtzuerhalten. Im Körpergewebe finden sich stattliche 8 Prozent Leucin. Bei der Aminosäurenkonzentration in den Muskeln steht Leucin an vierter Stelle nach Glutamin, Asparaginsäure und Lysin. Muskeln werden nicht nur von Sportlern benötigt – unser körperliches Wohlbefinden ist eng mit einer gesunden und kräftigen Muskulatur verbunden. Nur so erhält unser Körper Kraft, Stütze und Beweglichkeit.

Energie, Immunsystem, Heilung: Leucin wird für die Energieproduktion und das Immunsystem gebraucht. Es unterstützt die Heilung, schützt und entlastet die Leber. Wie immer, wenn essenzielle Aminosäuren fehlen, ist man schneller erschöpft, die Muskeln wachsen trotz Training nicht, Wunden heilen schlechter und häufig nimmt der Fettanteil des Körpers zu.

Insulin: Leucin stimuliert die Ausschüttung von Insulin aus der Bauchspeicheldrüse und erhöht die Insulinsensitivität. Damit ist die Aminosäure an der Regulierung des Blutzuckerspiegels beteiligt. Wenn der Insulin-

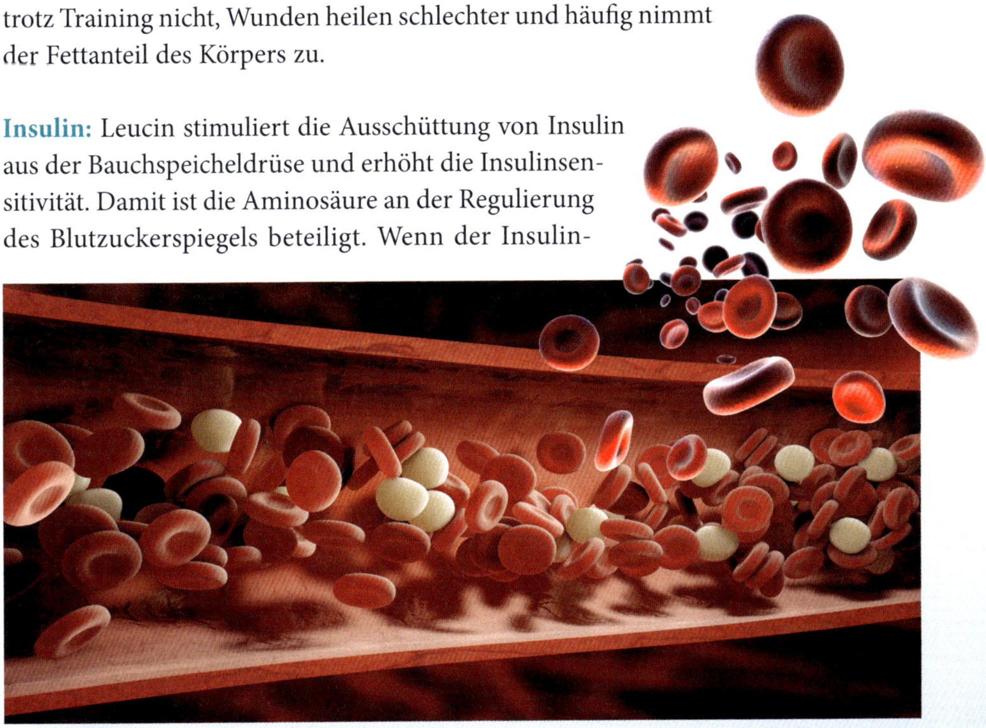

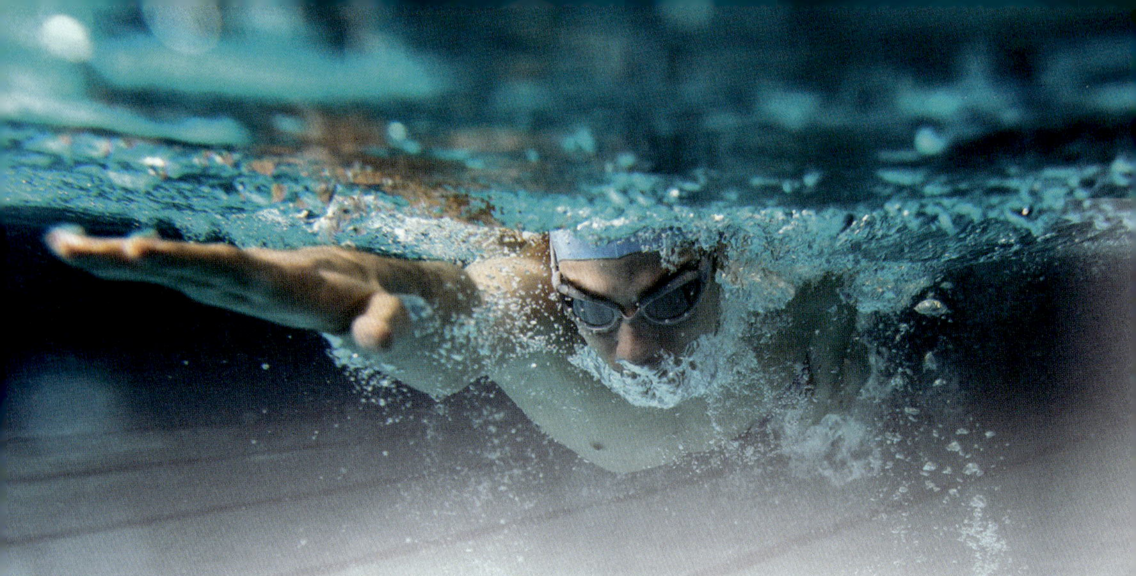

spiegel im Blut steigt, werden Aminosäuren schneller in die Muskelzellen aufgenommen. Das verstärkt den Muskelaufbau und senkt die Freisetzung des Stresshormons Cortisol. Alle BCAA erhöhen die Insulinproduktion, wobei Leucin die stärkste insulinstimulierende Wirkung hat.[16] Die Aminosäuren Arginin und Phenylalanin steigern die Insulinfreisetzung ebenfalls.

Dosierung: Laut WHO liegt der tägliche Bedarf an Leucin bei 39 Milligramm pro Kilogramm Körpergewicht für einen gesunden Menschen ohne besondere Belastungen.

Symptome bei einem Mangel an Leucin

- Müdigkeit, Abgeschlagenheit
- schnellere körperliche Erschöpfung
- Mangelnder Antrieb, Leistungsschwäche
- Gedächtnis- und Konzentrationsstörungen
- schnellere Ermüdung der Muskulatur
- Muskelschwäche, Muskelabbau
- Muskelkrämpfe, Steifheit
- verlangsamte Wundheilung
- langsame und/oder ungenügende Regeneration nach Belastungen
- Wachstums- und Entwicklungsstörungen
- mangelnde Insulinausschüttung

- Insulinresistenz
- Blutzuckerschwankungen
- erhöhte Anfälligkeit für Lebererkrankungen
- gestörte Ammoniakentgiftung
- zu geringes Längenwachstum in der Pubertät

Anwendungsgebiete von Leucin

- Muskelaufbau, Steigerung des Muskelwachstums
- Steigerung der sportlichen Leistung in Kraft- und Ausdauersport
- Steigerung der Ausdauer und Verringerung der Müdigkeit
- Erhöhung des allgemeinen Energieniveaus
- Schutz vor Muskelverletzungen beim Sport
- schnellere Wundheilung
- schnellere Regeneration der Gewebe nach Belastung
- Verkürzung der Erholungsphasen nach körperlicher Anstrengung
- Verringerung des Muskelabbaus bei körperlichen Belastungen und Krankheiten
- Verkürzung der Reaktionszeit
- Verbesserung des Kurzzeitgedächtnisses
- Verbesserung der Atmung
- Stärkung von Leber und Nieren
- Anregung der Insulinausschüttung
- Senkung der Insulinresistenz
- Verbesserung der Ammoniakentgiftung
- Anregung der Ausschüttung von HGH (Wachstumshormon)
- Lebererkrankungen
- Stärkung des Immunsystems
- Gelenkbeschwerden
- Stress
- Fibromyalgie
- Stärkung des Längenwachstums in der Pubertät

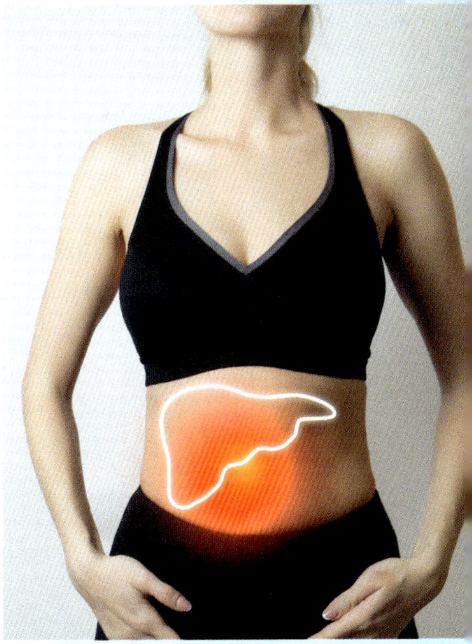

Einige Lebensmittel mit einem hohen Gehalt an Leucin
Fleisch (besonders Rind und Kalb), Geflügel, Fisch (besonders Lachs, Thunfisch und Forelle), Meeresfrüchte (wie Hummer und Garnelen), Eier, Milch, Käse, Hüttenkäse, Nüsse (besonders Haselnüsse, Cashewkerne, Erdnüsse und Mandeln), Weizenkeime, Getreide, Hülsenfrüchte, Sojabohnen, Mohn, Bierhefe, unpolierter Reis, Molke.

Isoleucin: baut Muskeln auf, mildert Stresssymptome, wichtig für das Immunsystem

Muskelaufbau, Energiegewinnung: Unter Sportlern ist Isoleucin bestens bekannt. Diese Aminosäure baut die Muskeln auf, schützt und kräftigt sie. Gleichzeitig unterstützt Isoleucin die Energiegewinnung bei starker körperlicher Anstrengung, wenn die Glukosereserven aufgebraucht sind. Beides – Muskelaufbau und Energie – braucht jeder Mensch, nicht nur für Trainingserfolge, sondern um sich körperlich und seelisch wohlzufühlen.

Insulin: Fehlt Isoleucin, sinkt die Leistungsfähigkeit und es können Hormonstörungen auftreten. Die Aminosäure aktiviert die Ausschüttung von Insulin, das die Aufnahme von Glukose und Aminosäuren in die Muskelzellen anregt.

Immunsystem, Heilung: Isoleucin stärkt das Immunsystem und unterstützt die Bildung von neuem Gewebe. Wunden heilen schneller ab. Untersuchungen zeigen, dass sich Erkrankungen wie Leberzirrhose (Umwandlung von Lebergewebe in Bindegewebe), Phenylketonurie (Stoffwechselstörung) und Schizophrenie (psychische Erkrankung) unter ausreichender Versorgung mit Isoleucin bessern.

Wird Isoleucin isoliert aufgenommen, können Störungen bei der Verdauung und im Stoffwechsel auftreten.

Dosierung: Laut WHO liegt der tägliche Bedarf an Isoleucin bei 20 Milligramm pro Kilogramm Körpergewicht für einen gesunden Menschen ohne besondere Belastungen.

Symptome bei einem Mangel an Isoleucin

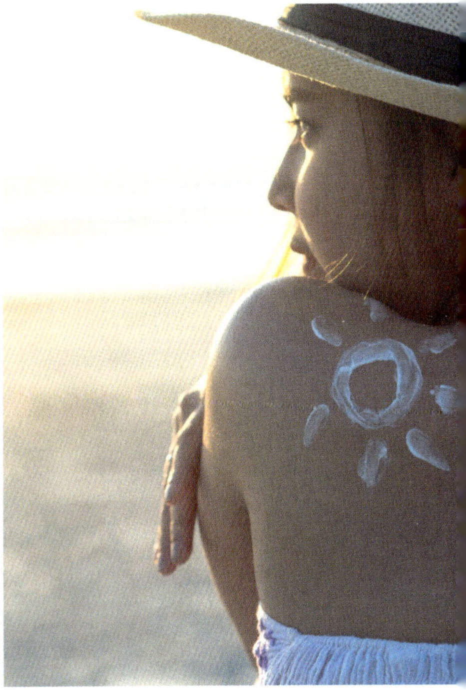

- Müdigkeit, Abgeschlagenheit
- schnellere körperliche Erschöpfung
- mangelnder Antrieb, Leistungsschwäche
- Gedächtnis- und Konzentrationsstörungen
- schnellere Ermüdung der Muskulatur
- Muskelschwäche, Muskelabbau
- Störungen im zentralen Nervensystem (Koordinations- und Bewegungsstörungen)
- Wachstums- und Entwicklungsstörungen
- Lebererkrankungen
- Blutzuckerschwankungen
- mangelnde Insulinausschüttung
- Insulinresistenz
- Lupusähnliche Ekzeme (Pellagra)
- erhöhte Lichtempfindlichkeit der Haut
- zu starke oder zu schwache Hautpigmentierung
- zu geringes Längenwachstum in der Pubertät

Anwendungsgebiete von Isoleucin

- Muskelaufbau, Steigerung des Muskelwachstums
- Steigerung der sportlichen Leistung in Kraft- und Ausdauersport
- Steigerung der Ausdauer und Verringerung der Müdigkeit
- Erhöhung des allgemeinen Energieniveaus
- Schutz vor Muskelverletzungen beim Sport
- schnellere Regeneration der Gewebe nach Belastung
- Verkürzung der Erholungsphasen nach körperlicher Anstrengung

- Verringerung des Muskelabbaus bei körperlichen Belastungen und Krankheiten
- Stress
- Anregung der Insulinausschüttung
- Senkung der Insulinresistenz
- Anregung der Ausschüttung von HGH (Wachstumshormon)
- Stärkung des Immunsystems
- Gelenkbeschwerden
- Fibromyalgie
- Unterstützung des Längenwachstums in der Pubertät

Einige Lebensmittel mit einem hohen Gehalt an Isoleucin

Fleisch (besonders Rind und Kalb), Geflügel, Fisch (besonders Lachs, Thunfisch und Forelle), Meeresfrüchte (wie Hummer und Garnelen), Eier, Milch, Käse, Hüttenkäse, Nüsse (besonders Haselnüsse, Cashewkerne, Erdnüsse und Mandeln), Weizenkeime, Getreide, Hülsenfrüchte, Sojabohnen, Mohn, Bierhefe, unpolierter Reis, Molke.

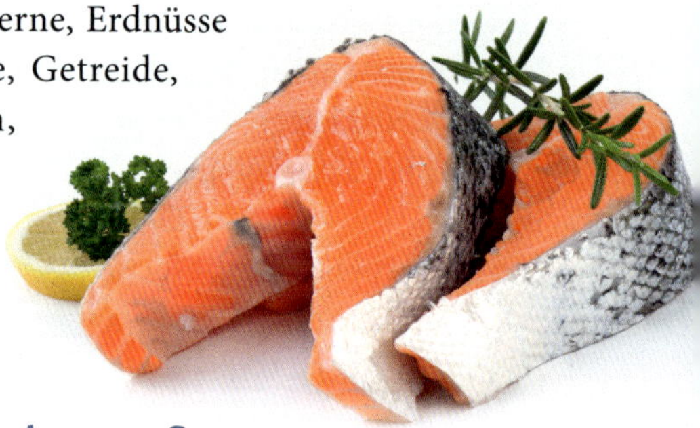

Valin: baut Muskeln auf, mildert Stresssymptome, wichtig für das Immunsystem

Muskulatur und Wachstum: Für das Wachstum, die körperliche Entwicklung und die Muskulatur braucht der Körper die essenzielle Aminosäure Valin. Das gilt besonders für die Entwicklung der Brustdrüsen und Eierstöcke bei Mädchen. Ebenso wie Leucin und Isoleucin steigert Valin die Proteinsynthese in den Muskeln und sorgt für Regeneration und schnellere Erholung nach Belastung.

Energie, Immunsystem, Hormone: Valin ist an vielen Vorgängen im Körper beteiligt, unter anderem an der Energiegewinnung, im Immunsystem, bei der Regulierung des Hormonhaushalts und der Bildung bestimmter Enzyme. Wie die beiden anderen BCAA regt Valin die Insulinausschüttung an und wirkt bei der Regulierung des Blutzuckers mit. Außerdem beschleunigt es die Aufnahme von Aminosäuren in die Muskulatur und in die Leber.

Im Zentralnervensystem bildet Valin eine wichtige Vorstufe von Botenstoffen, die Informationen zwischen den Nervenzellen übertragen. Besonders viel Valin ist in den Muskeln enthalten. Fehlt Valin, können Wachstumsstörungen, Muskelabbau oder eine Überempfindlichkeit auf Berührungsreize und schmerzhafte Krämpfe auftreten.

In Hunger- und Fastenphasen und bei lang anhaltender körperlicher Anstrengung dient Valin wie die beiden anderen BCAA als Energiequelle, indem es für die Neubildung des Energieträgers Glukose sorgt. Das ist lebenswichtig, wenn sowohl die Kohlenhydratreserven als auch die Fettspeicher aufgebraucht sind.

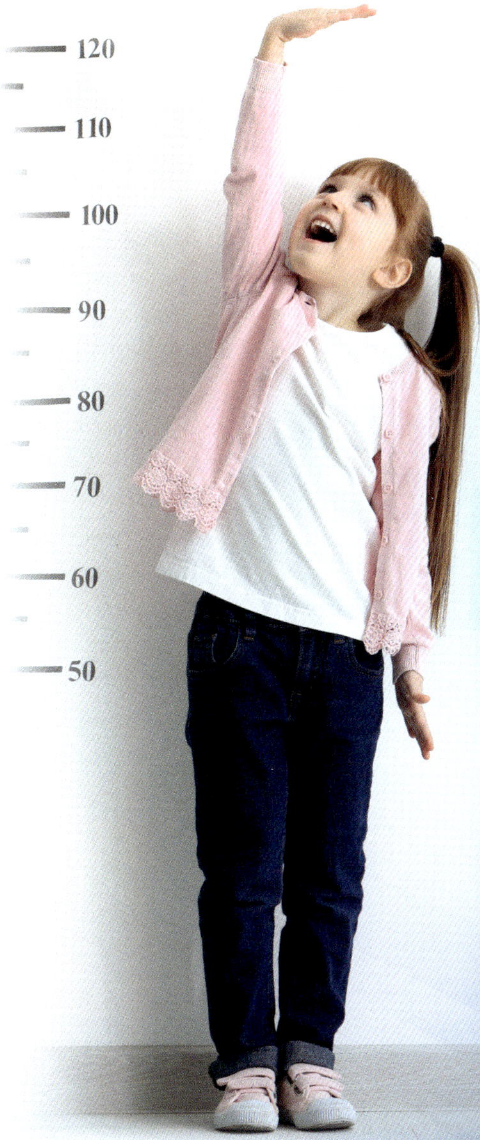

Wachstumshormon: Eine Besonderheit von Valin ist, dass es die Ausschüttung des Wachstumshormons Somatropin (*Human Growth Hormone,* HGH) anregt. HGH fördert das Wachstum bei Kindern und Jugendlichen und hat viele, grundlegende Wirkungen, auch bei Erwachsenen. Mehr über HGH finden Sie im Kapitel zu Arginin (Seite 102).

Aminosäurenverwertung in den Muskeln, Fettabbau: Das Hormon unterstützt die Verwertung von Aminosäuren in Muskeln, Leber und Knochen, und regt den Fettabbau an. Das ist in jedem Alter wichtig! Einzelgaben sind beliebt bei Bodybuildern, können jedoch unerwünschte Nebenwirkungen haben. Mit Valin bleibt die Synthese dem Körper überlassen und kann so auf natürliche Weise geregelt werden. Valin ist an der Bildung von Glutaminsäure beteiligt, einem wichtigen, erregenden Neurotransmitter, der Informationen im zentralen Nervensystem weiterleitet.

Dosierung: Laut WHO liegt der tägliche Bedarf an Valin bei 26 Milligramm pro Kilogramm Körpergewicht für einen gesunden Menschen ohne besondere Belastungen.

Symptome bei einem Mangel an Valin

- Müdigkeit, Abgeschlagenheit
- schnellere körperliche Erschöpfung
- mangelnder Antrieb, Leistungsschwäche
- Gedächtnis- und Konzentrationsstörungen
- schnellere Ermüdung der Muskulatur
- Muskelschwäche, Muskelabbau
- Störungen im zentralen Nervensystem (Koordinations- und Bewegungsstörungen)
- Wachstums- und Entwicklungsstörungen
- zu geringes Längenwachstum in der Pubertät
- Lebererkrankungen
- Blutzuckerschwankungen
- mangelnde Insulinausschüttung
- Insulinresistenz

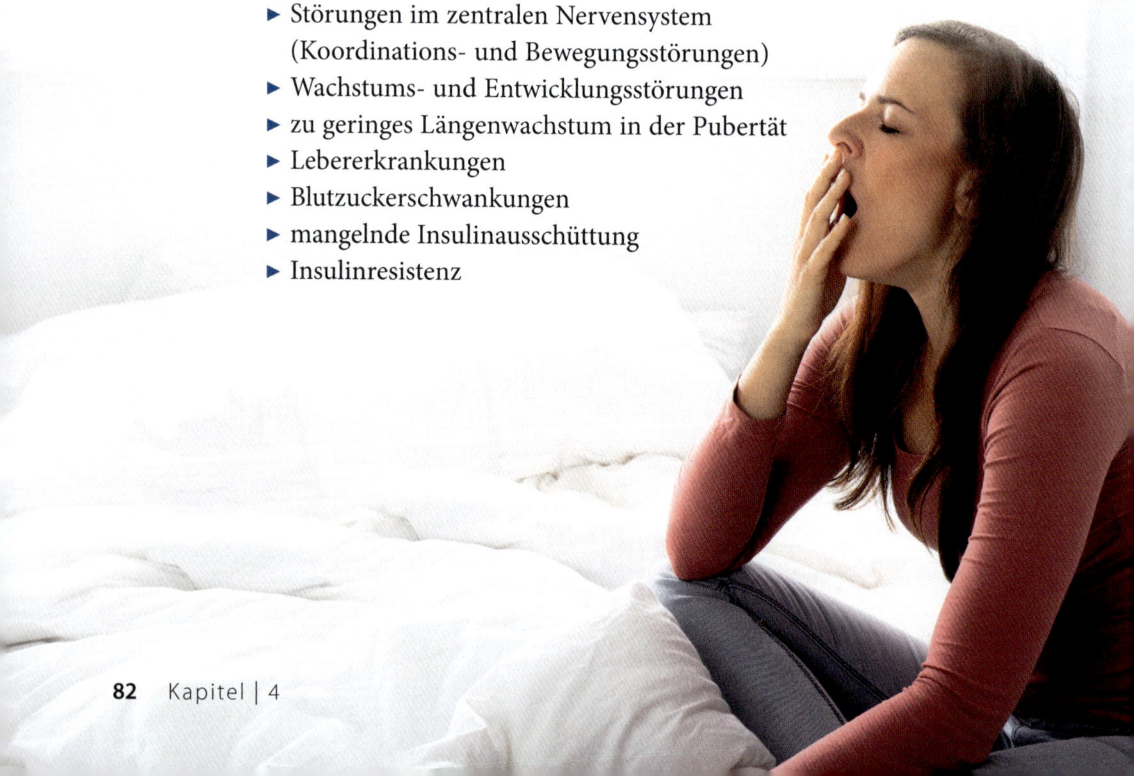

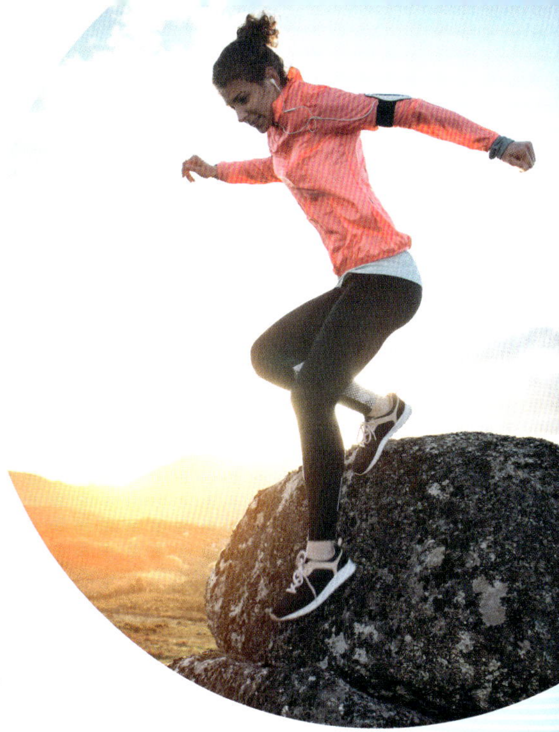

Anwendungsgebiete von Valin

- Muskelaufbau, Steigerung des Muskelwachstums
- Steigerung der sportlichen Leistung in Kraft- und Ausdauersport
- Steigerung der Ausdauer und Verringerung der Müdigkeit
- Erhöhung des allgemeinen Energieniveaus
- Schutz vor Muskelverletzungen beim Sport
- schnellere Regeneration der Gewebe nach Belastung
- Verkürzung der Erholungsphasen nach körperlicher Anstrengung
- Verringerung des Muskelabbaus bei korperlichen Belastungen und Krankheiten
- Stress
- Anregung der Insulinausschüttung
- Senkung der Insulinresistenz
- Anregung der Ausschüttung von HGH (Wachstumshormon)
- Stärkung des Immunsystems
- Gelenkbeschwerden
- Fibromyalgie
- Unterstützung des Längenwachstums in der Pubertät

Einige Lebensmittel mit einem hohen Gehalt an Valin

Fleisch (besonders Rind und Kalb), Geflügel, Fisch (besonders Lachs, Thunfisch und Forelle), Meeresfrüchte (wie Hummer und Garnelen), Eier, Milch, Käse, Hüttenkäse, Nüsse (besonders Haselnüsse, Cashewkerne, Erdnüsse und Mandeln), Weizenkeime, Getreide, Hülsenfrüchte, Sojabohnen, Mohn, Bierhefe, unpolierter Reis, Molke.

Lysin: aktiv gegen Viren, kraftvoll gegen Herpes, wichtig bei Stress

Immunsystem: Lysin stärkt die Abwehrkraft. Im Immunsystem nimmt die essenzielle Aminosäure einen wichtigen Platz ein. Sie baut Antikörper auf und hemmt das Wachstum und die Vermehrung von Viren. Das ist unter anderem ihrer Beteiligung am Wachstum der Thymusdrüse und von Thymusfaktoren zu verdanken. In der Thymusdrüse erhalten die Lymphozyten – das sind weiße Blutkörperchen – ihre Prägung, wodurch sie erst abwehrfähig werden. Außerdem stimulieren Thymushormone die Reifung weiterer Immunzellen wie die T-Zellen und B-Zellen, die ebenfalls zur Gruppe der Lymphozyten gehören.

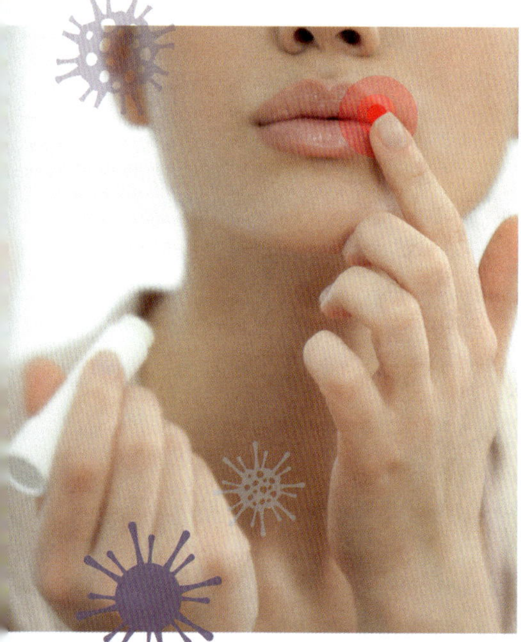

Herpes-Viren: Neben der generellen Abwehr von Infektionen wirkt Lysin effektiv bei Ausbrüchen des Herpes-Virus und beugt bei ausreichender Aufnahme vor. Studien belegen die Wirksamkeit bei Herpes-simplex-Infektionen wie Lippenherpes (Fieberbläschen), Infektionen der Netzhaut, Genitalherpes und bei Befall des Zentralnervensystems.[17] Aber auch weitere Typen von Herpes-Viren wie *Herpes zoster* (Gürtelrose) können durch Lysin gehemmt werden. Lysin ist der Gegenspieler der semi-essenziellen Aminosäure Arginin, die das Wachstum und die Vermehrung von Herpes-Viren fördert. Lysin konkurriert mit Arginin um die Aufnahme im Darm und in die Zellen.

Stoffwechsel, Bindegewebe: Im Stoffwechsel ist Lysin herausragend wichtig. Hormone, Enzyme und Muskeln enthalten besonders viel. Auch im Bindegewebe ist Lysin in hoher Konzentration enthalten. Für ein fittes und stabiles Bindegewebe ist diese Aminosäure daher ein absolutes Muss, nicht zuletzt, weil die Aminosäure eine wichtige Rolle beim Aufbau von Kollagen und Elastin spielt. Beide Stoffe sorgen für gesunde Knorpel, Sehnen, Bänder, Haare, Haut und Nägel. Haarausfall, der mit Eisenmangel verbunden ist, geht bei gleichzeitiger Einnahme von Lysin stärker zurück.

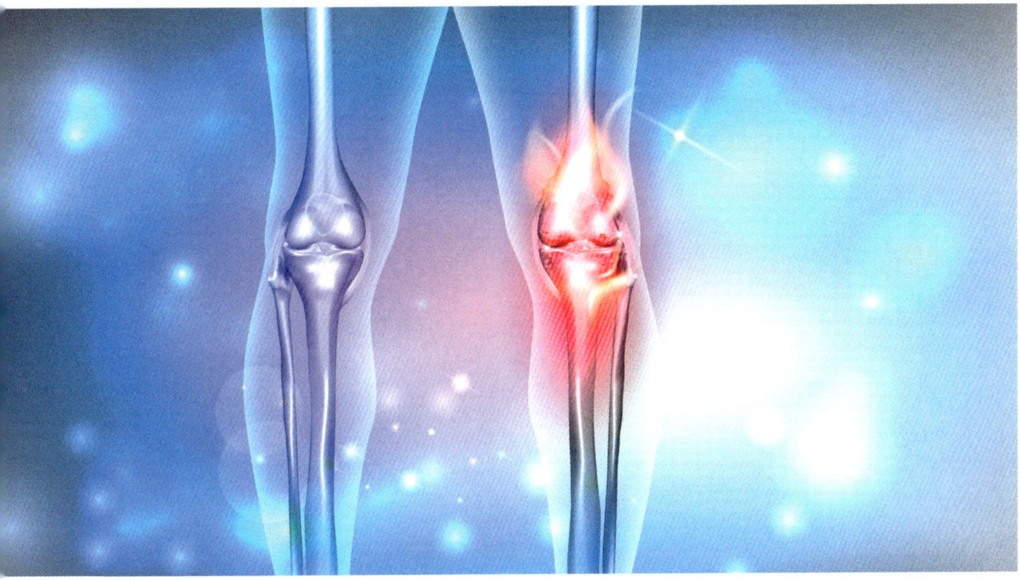

Osteoporose, Arteriosklerose: Einen wichtigen Beitrag leistet Lysin für die Prophylaxe und Behandlung von Osteoporose. Diese Aminosäure fördert die Aufnahme von Calcium und stärkt den Aufbau von Knochenzellen. Eine gute Versorgung mit Lysin ist daher gerade für ältere Menschen wichtig. Neuere Untersuchungen zeigen, dass Lysin zur Vorbeugung gegen Arteriosklerose beiträgt, indem es die Ablagerung von Lipoproteinen an den Arterienwänden verhindert. Lipoproteine sorgen für den Transport von Fetten im Blut. Sind die Werte erhöht, kann es zu einer Arterienverkalkung kommen.

Energiegewinnung, Entgiftung, Fettstoffwechsel: Lysin ist der Ausgangsstoff für mehrere wichtige Aminosäuren. Dazu zählen Carnitin und Citrullin. Carnitin spielt eine wichtige Rolle bei der Produktion der Lebensenergie ATP in den Mitochondrien und beugt Herz-Kreislauf-Erkrankungen vor. Citrullin trägt dazu bei, dass die giftigen Endprodukte aus dem Proteinstoffwechsel (Stickstoffabfall) entsorgt werden. Carnitin regt den Fettstoffwechsel an und kann beim Abnehmen unterstützen oder helfen, das Gewicht zu halten. Zudem werden die Muskeln durch Carnitin besser mit Sauerstoff versorgt.

Fettstoffwechsel: Zusammen mit Methionin trägt Lysin zum Fettstoffwechsel bei. Das geschieht unter anderem, indem beide Carnitin bilden, das Fettsäuren in die Mitochondrien transportiert, wo sie für die Produktion der Lebensenergie ATP genutzt werden.

Stress, Serotonin, Insulinspiegel: Bei Stress wird besonders viel Lysin verbraucht. Studien weisen darauf hin, dass Lysin die Stresstoleranz verbessert und Ängste mindern kann. Ein Grund dafür ist, dass Lysin den Serotoninspiegel erhöht. Der Botenstoff Serotonin hat unter anderem einen positiven Einfluss auf unsere Emotionen, was ihm den Namen Glückshormon eingebracht hat. Studien ergaben außerdem, dass die Kombination aus Lysin und Arginin den Cortisolspiegel senkt und damit das Stressniveau. Es gibt auch Hinweise darauf, dass Lysin den Blutzucker senken und bei täglicher Einnahme den Insulinspiegel regulieren kann. Kinder und Säuglinge haben einen erhöhten Lysinbedarf, da die Aminosäure am Wachstum beteiligt ist.

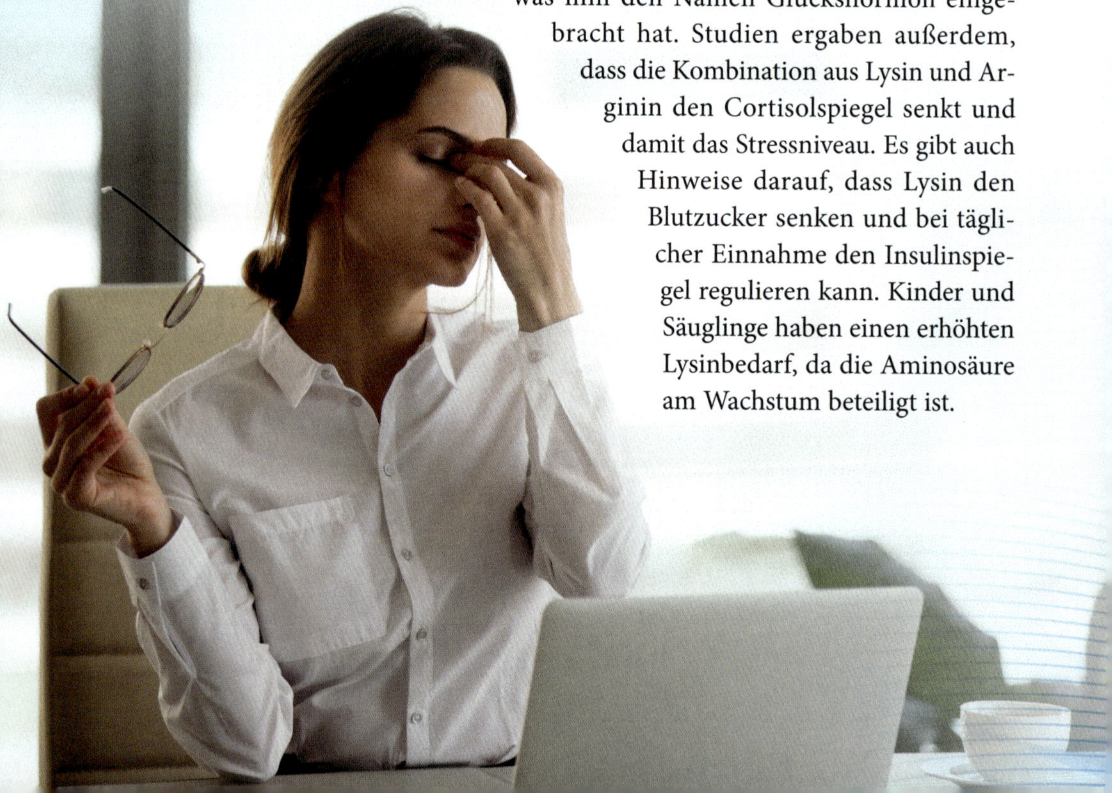

Lysin und Vitamin C: Optimal ist die gleichzeitige Einnahme von Vitamin C.

Dosierung: Laut WHO liegt der tägliche Bedarf an Lysin bei 30 Milligramm pro Kilogramm Körpergewicht für einen gesunden Menschen ohne besondere Belastungen. Um Herpes vorzubeugen wird eine Tagesmenge von 500 Milligramm bis 1500 Milligramm Lysin empfohlen, am besten in Verbindung mit Zink und Vitamin C. Im Akutfall sollte die Dosis 3000 Milligramm am Tag betragen. Etwa 1000 Milligramm Lysin täglich verbessern die Insulinresistenz.

Symptome bei einem Mangel an Lysin

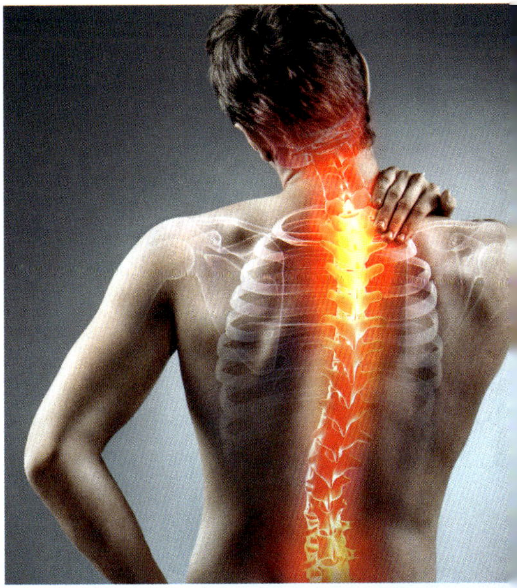

- Infektanfälligkeit
- Müdigkeit, Leistungsabfall
- chronische Erschöpfung
- Konzentrationsschwäche
- Übelkeit
- Haarausfall
- Kollagenmangel
- Bindegewebsschwäche
- spröde Haut, brüchige Nägel, gerötete Augen
- verminderte Calciumaufnahme in die Zellen, Calciummangel
- Osteoporose
- Depressionen, Ängste
- Wachstumsstörungen

Anwendungsgebiete von Lysin

- Stärkung des Immunsystems (Antikörperbildung)
- Herpes simplex
- Herpes zoster (Gürtelrose)
- Kollagenbildung: straffe Haut und Bindegewebe
- Stärkung der Leistungsfähigkeit (Aufbau von Carnitin)

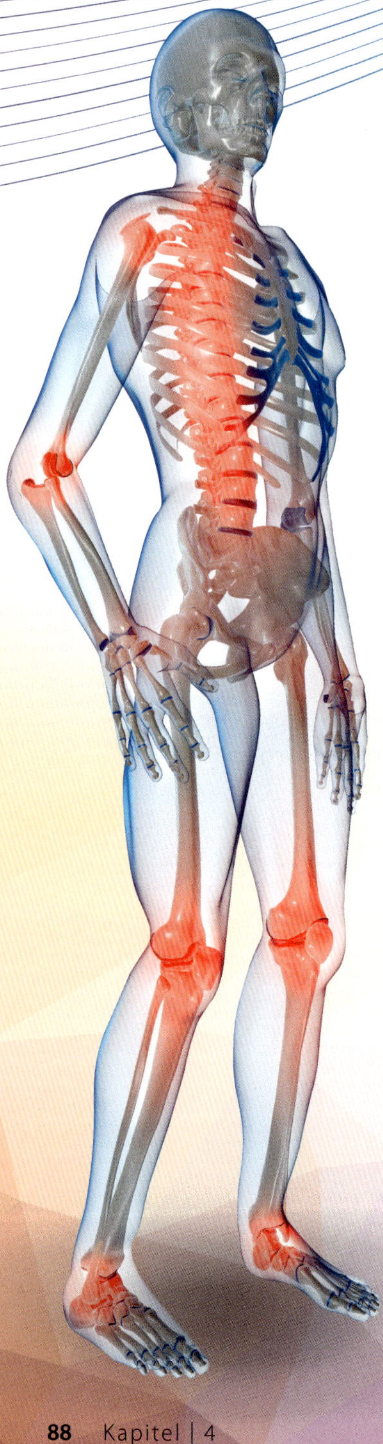

- Anregung des Fettstoffwechsels (Aufbau von Carnitin)
- Calciummangel: Förderung der Calciumaufnahme in die Knochen
- Aufbau von Knochen, Zähnen, Nägeln
- Knochenstoffwechsel: Osteoplastentätigkeit
- Osteoporose
- Stress
- Unruhe und Ängste, Panik
- Posttraumatische Belastungsstörungen
- Haarausfall
- Anregung der Magensaftproduktion
- Diabetes mellitus
- Herz-Kreislauf-System
- Regulierung des Blutdrucks
- Schutz vor Kalkeinlagerungen in den Blutgefäßen (Arteriosklerose)
- Schlaganfall
- Schmerztherapie
- rheumatoide Arthritis
- verlangsamter Alterungsprozess
- Wachstum und Gewichtszunahme bei Säuglingen und Kindern

Einige Lebensmittel mit einem hohen Gehalt an Lysin

Fleisch, Fisch, Geflügel, Meeresfrüchte, Ei, Milchprodukte, Käse, besonders Parmesan und Cheddarkäse, Amaranth, Avocado, Ananas, Äpfel, Azukibohnen, Banane, Bierhefe, Nüsse, Hülsenfrüchte, Getreide (besonders Haferflocken und Roggen), Seitan, Quinoa, Buchweizen, Molke.

Methionin: entgiftet, erhöht die Stressresistenz, hellt die Stimmung auf

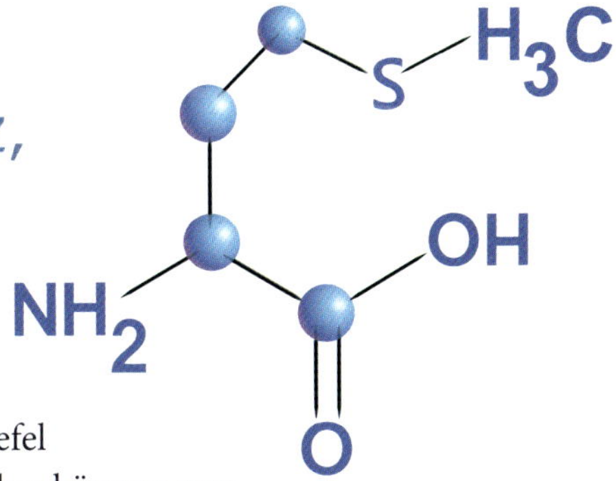

Enthält Schwefel: Methionin ist die einzige essenzielle Aminosäure, die Schwefel enthält. Das verleiht ihr eine Sonderposition, denn Schwefel hat viele wichtige Aufgaben im Körper. Die Zellen können nur mithilfe von Schwefel entgiften, er ist am Aufbau von Zellen, Geweben, Hormonen und Enzymen beteiligt, und ist im Immunsystem aktiv. Methionin ist Ausgangsstoff für die schwefelhaltige, nicht-essenzielle Aminosäure Cystein, die stabilisierende Strukturproteine in Haar, Haut, Nägeln und Bindegewebe herstellt. Untersuchungen haben gezeigt, dass in den Knorpeln gesunder Personen etwa dreimal so viel Schwefel enthalten ist als bei Arthritis-Patienten.[18]

Stoffwechsel: Viele Stoffwechselvorgänge laufen unter Mitwirkung von Methionin ab. Selen und Zink werden mithilfe von Methionin verstoffwechselt. Belegt sind auch entzündungshemmende und schmerzlindernde Eigenschaften, wodurch sich Methionin als hilfreich bei chronisch-degenerativen Gelenkveränderungen mit Knorpelabbau wie Arthrose (Gelenkverschleiß) erweist, und bei entzündlichen Gelenkerkrankungen wie Arthritis.[19] Empfohlen wird hier die zusätzliche Einnahme von B-Vitaminen. Die Aminosäure reinigt die Zellen von Chemikalien und Schadstoffen wie Blei und Quecksilber und verlangsamt so die Zellalterung.

Fettstoffwechsel, Leber, Antioxidans: Methionin und Cystein sind am Fettstoffwechsel beteiligt und senken das Risiko einer Leberverfettung und von Leberstörungen.[20] Methionin wirkt antioxidativ und schützt die Zellen vor freien Radikalen.

Stress, Schlaf: Zahlreiche Stoffe werden unter Mitwirkung von Methionin gebildet, unter anderem L-Carnitin für die Energiegewinnung und Stressresistenz, das Stresshormon Adrenalin, das Schlafhormon Melatonin und der essenzielle Nährstoff Cholin.

Entgiftung, Schutz vor freien Radikalen: Neben der Bildung von Cystein wird Methionin auch für die Herstellung von Glutathion und Taurin gebraucht, die beide Schwefel enthalten. Glutathion ist einer der mächtigsten Stoffe für die Zellentgiftung und den Schutz vor freien Radikalen.

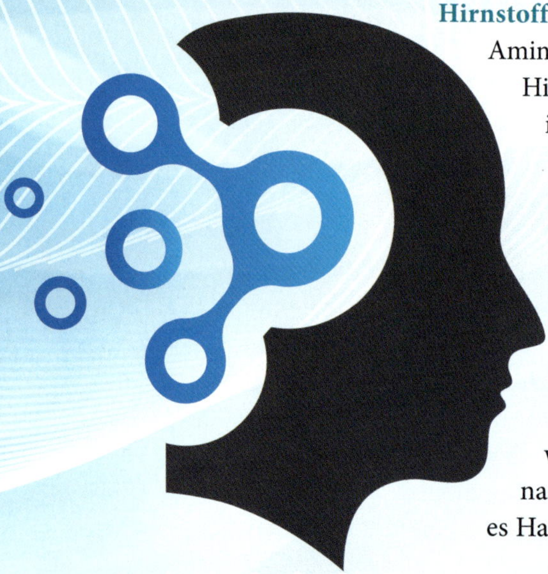

Hirnstoffwechsel, Nervensystem, Serotonin: Die Aminosäure Taurin spielt eine wichtige Rolle im Hirnstoffwechsel und Nervensystem und ist in hoher Konzentration im Herzmuskel zu finden. Methionin unterstützt die Bildung des Botenstoffs Serotonin im Gehirn. Das Glückshormon hellt die Stimmung auf und wirkt gegen Depressionen und Schlafstörungen.

Haarausfall: Zusammen mit B-Vitaminen stärkt Methionin den Haarwuchs. Studien haben ergeben, dass sich nach einer mehrmonatigen Einnahme neues Haar bildet.

Ödeme, Harnwegsinfektionen: Ein Mangel an Methionin kann die Ausscheidung von Urin stören, wodurch sich Wasser einlagern und Ödeme bilden können. Harnwegsinfekte und Ausleitungsmaßnahmen steigern den Verbrauch und damit den Bedarf an Methionin, und oft wird zusätzlich MSM gebraucht (organischer Schwefel). Methionin verschiebt den pH-Wert des Urins in den sauren Bereich. Das hemmt das Bakterienwachstum und kann vor wiederkehrenden Blasenentzündungen schützen. Bei chronischen Blasenentzündungen und Harnwegsinfektionen verhindert Methionin schmerzhafte Phosphatablagerungen in den Harnwegen. Harnwegsinfektionen verschieben den pH-Wert des Urins oft in den alkalischen Bereich, was die Wirksamkeit von Antibiotika verringert, während der saure Harn ihre Wirkung steigert.

Startet die Proteinsynthese: Die Proteinsynthese wird immer durch Methionin gestartet. Dabei wird der Bauplan eines Proteins in einem Gen abgelesen und eine Aminosäurensequenz (ein Protein) umgesetzt. Trotz seiner wichtigen Rolle ist Methionin nur in relativ kleinen Mengen im Körper vorhanden. Mit einer isolierten Einnahme ist vorsichtig umzugehen, da es schnell zu einer Überdosierung kommen kann.

Dosierung: Laut WHO liegt der tägliche Bedarf an Methionin bei 10,4 Milligramm pro Kilogramm für einen gesunden Menschen ohne besondere Belastungen (plus 4,1 Milligramm pro Kilogramm Cystein).

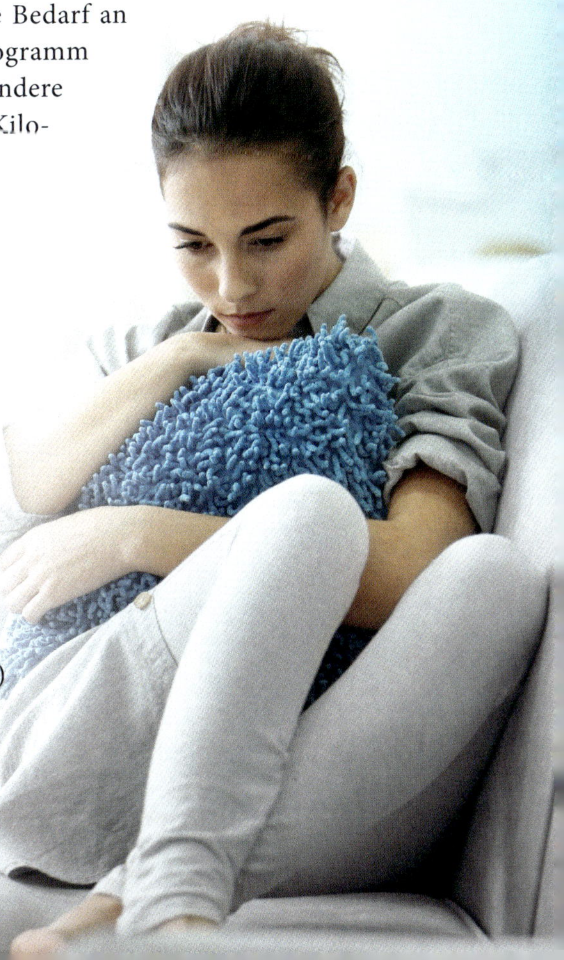

Symptome für einen Mangel an Methionin

- Infektanfälligkeit
- Stimmungsschwankungen, Ängste, Depressionen
- Schlafstörungen
- Haarausfall
- Wassereinlagerungen (Ödeme)
- Probleme beim Wasserlassen
- Blasenentzündungen, Harnwegsinfekte
- mangelnde Entgiftung
- Störungen der Leberfunktion
- Fetteinlagerungen in der Leber (Fettleber)
- Arthrose, Knorpelabbau
- Arthritis (Gelenkentzündung)

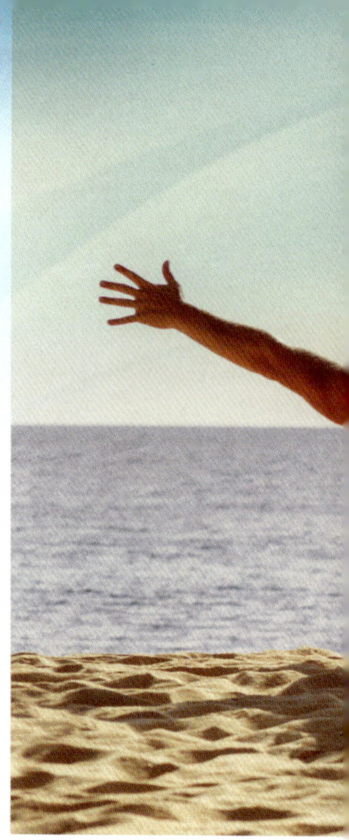

Anwendungsgebiete von Methionin

- Arthrose, Knorpelaufbau
- Knochenaufbau
- Arthritis
- Unterstützung der Fettverbrennung
- Leberleiden wie Hepatitis, Fettleber
- Regeneration von Leber und Nieren
- Harnwegsinfektionen, Harnansäuerung
- Hirnstoffwechsel (Serotoninbildung)
- Allergien (Senkung des Histaminspiegels)
- Antioxidans
- Immunsystem
- Wundheilung
- Entgiftung
- Förderung der Östrogenproduktion
- Alkoholismus und Drogenentzug
- Depressionen, Ängste, Lethargie
- Asthma

Einige Lebensmittel mit einem hohen Gehalt an Methionin

Fleisch, Geflügel, Fisch, Garnelen, Ei, grünes Gemüse (wie Brokkoli, Rosenkohl, Spinat und Erbsen), Knoblauch, Meerrettich, Sojabohnen, Äpfel, Haselnüsse, Paranüsse, Reis, Mais, Haferflocken, Molke.

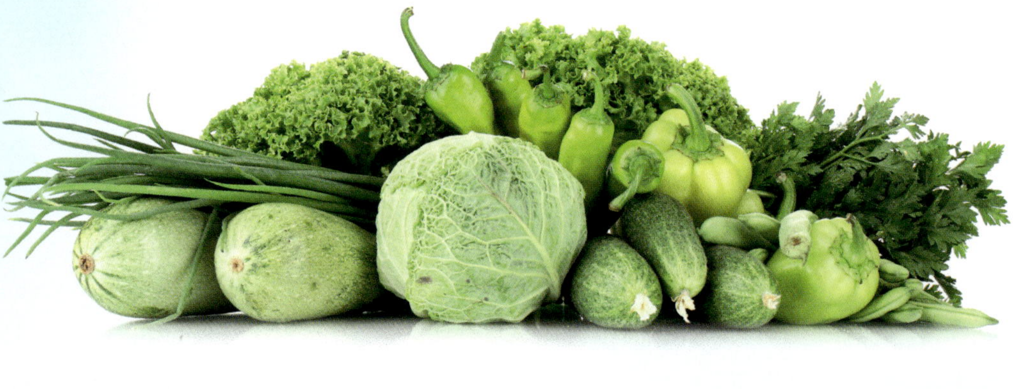

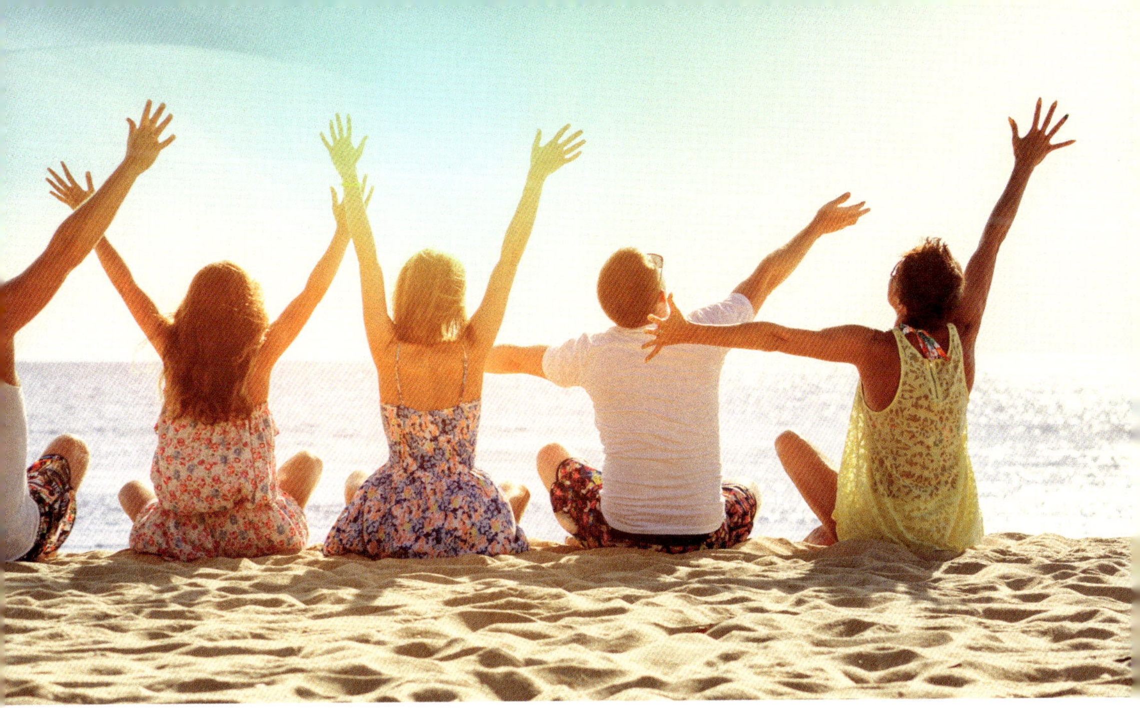

Phenylalanin: lindert Schmerzen, verbessert die Stimmung

Gedächtnis, Lernen, Stimmung: Phenylalanin ist ein wichtiger Baustein für die Bildung von Substanzen, die das Gedächtnis, die Stimmung, die Lernfähigkeit, das Schmerzempfinden und den Appetit beeinflussen. Dazu zählen Hormone und Botenstoffe wie das Bauchspeicheldrüsenhormon Insulin und das Schilddrüsenhormon Thyroxin, die Botenstoffe Adrenalin und Noradrenalin, die Glückshormone Dopamin und Serotonin sowie das Verdauungsenzym Papain und das wichtigste Pigment Melanin. Die Konzentration an Phenylalanin im Gehirn ist dementsprechend hoch. Untersuchungen zeigen, dass Phenylalanin Schmerzen lindern, die Stimmung aufhellen und Depressionen verringern kann. Die nicht-essenzielle Aminosäure Tyrosin wird mithilfe von Phenylalanin gebildet. In jüngerer Zeit rückte Tyrosin in den Fokus, weil es den Hirnstoffwechsel stark beeinflussen kann, wodurch es beispielsweise die Symptome von Alkohol- und Drogenabhängigen mildert.

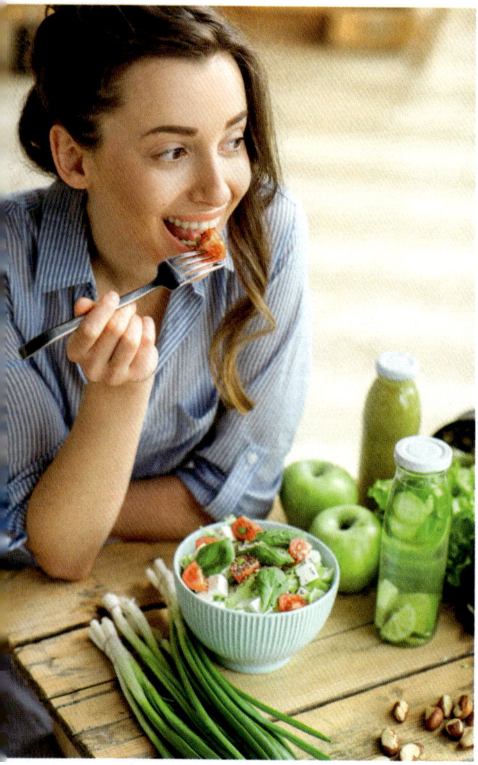

Energie, Anregung, Appetit: Tyrosin ist an der Herstellung von Stoffen beteiligt, welche unter anderem die Energieproduktion, die Leistungsfähigkeit, viele Stoffwechselvorgänge und den Blutdruck regulieren. Die Tyrosin-Konzentration im Gehirn ist nicht sehr hoch und wird durch den künstlichen Süßstoff Aspartam, der Phenylalanin enthält, stark erhöht. Phenylalanin kann anregend wirken. Durch die Bildung von Tyrosin wirkt es auf das sympathische Nervensystem, das für Aktivität, Wachheit, gehobene Stimmung und ein gutes Gedächtnis sorgt. Phenylalanin wirkt als Appetitzügler, indem es die Bildung von Cholecystokinin im Magen-Darm-Trakt anregt. Das Hormon meldet dem Gehirn, dass man satt ist. Eine Studie ergab, dass die Teilnehmer nach einer Gabe von 10 Gramm Phenylalanin 20 Minuten vor der Mahlzeit 30 Prozent weniger Kalorien aufnahmen als die Kontrollgruppe.[21] Bei körperlichem und seelischem Stress erhöht sich der Bedarf.

Phenylketonurie: Die häufigste angeborene Störung des Aminosäurenstoffwechsels ist die Phenylketonurie (PKU). Durch einen Defekt des Enzyms Phenylalanin-Hydroxylase kann die Umwandlung von Phenylalanin zu Tyrosin nicht stattfinden. Phenylalanin reichert sich in Blut und Geweben an und schädigt insbesondere das Gehirn. Wird die PKU nicht behandelt, verlangsamen sich die körperliche Entwicklung und das Wachstum. Es treten Krampfanfälle auf und im schlimmsten Fall kann es zu Schädigungen des Gehirns und zu einer geistigen Behinderung kommen.

Dosierung: Laut WHO liegt der tägliche Bedarf an Phenylalanin bei 25 Milligramm pro Kilogramm für einen gesunden Menschen ohne besondere Belastungen (einschließlich Tyrosin).

Symptome für einen Mangel an Phenylalanin

- Infektanfälligkeit
- Antriebslosigkeit, Müdigkeit
- sinkende Leistungsfähigkeit und Stressresistenz
- Gedächtnisstörungen, Verwirrtheit
- Mangel an Serotonin, Dopamin, Beta-Endorphin
- Depression, Ängste
- Appetitlosigkeit
- Pigmentstörungen der Haut
- Empfindlichkeit gegen Sonnenlicht
- Hormonschwankungen (Schilddrüse, Adrenalin)
- chronische Schmerzen (Arthritis, Menstruation, Migräne usw.)

Anwendungsgebiete von Phenylalanin

- Infektanfälligkeit
- Antriebslosigkeit, Müdigkeit
- sinkende Leistungsfähigkeit und Stressresistenz
- Gedächtnisstörungen, Verwirrtheit
- Bildung von Serotonin, Dopamin, Beta-Endorphin
- Stimmungsaufhellung: Depression, Ängste
- Appetitlosigkeit
- Pigmentstörungen der Haut
- Empfindlichkeit gegen Sonnenlicht
- Hormonschwankungen (Schilddrüse, Adrenalin)
- chronische Schmerzen (Arthritis, Menstruation, Migräne usw.)
- Stress
- Morbus Parkinson (Dopaminerhöhung)
- Autismus
- Vitiligo (Weißfleckenkrankheit)
- Appetitzügler
- erhöht die Stressresistenz
- Unterstützung beim Drogenentzug

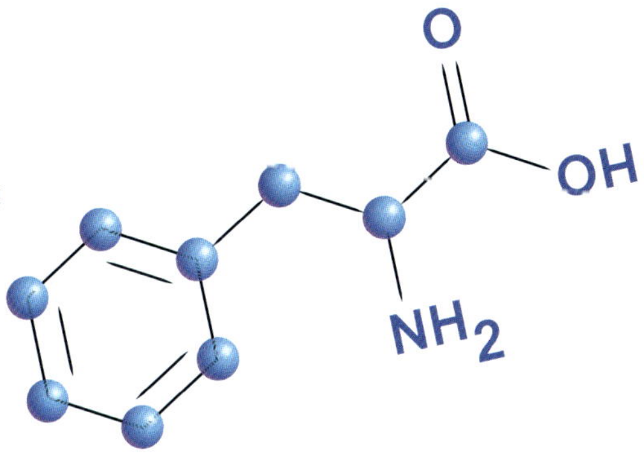

Einige Lebensmittel mit einem hohen Gehalt an Phenylalanin

Fleisch, Geflügel, Fisch, Eier, Milchprodukte, Tomaten, Karotten, Sojabohnen, Erbsen, Nüsse, Erdnüsse, Mandeln, Mohn, Weizenkeime, Bierhefe, Sonnenblumenkerne, Molke.

Threonin: wichtig für das Immunsystem

Bindegewebe, Knochen, Zähne: Threonin ist ein Baustein vieler Proteine. Dazu zählen die Strukturproteine Kollagen und Elastin, die Bindegewebe und Faszien stark und elastisch halten. Auch in Knochen und Zähnen, Sehnen und Bändern sowie in den Muskeln sind beide wichtige Substanzen. Dabei werden zunächst die nicht-essenziellen Aminosäuren Glycin und Serin aus Threonin gebildet, die dann Kollagen und Elastin aufbauen.

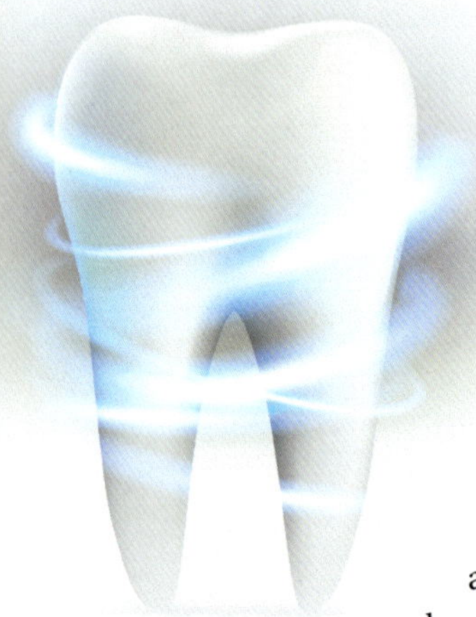

Schleimhäute: Für die Schleimstoffe des Speichels (Muzine) und generell die Schleimhäute ist Threonin Grundlage. Durch die Schleimbildung schützen Muzine die empfindlichen Schleimhäute in Magen und Darm vor chemischen Substanzen, Säuren und mechanischen Belastungen. Muzine machen den Speichel zähflüssig, sodass der Speisebrei gleitfähig wird. Die Darmschleimhaut erfüllt komplexe Aufgaben und ist ein wichtiger Bestandteil des Immunsystems. Von ihrer Gesundheit hängt unsere eigene Gesundheit in hohem Maß ab. Das Leaky-Gut-Syndrom ist die Folge einer nicht intakten oder erkrankten Schleimhaut. Sie lässt Stoffe in die Blutbahn eindringen, die Allergien, Nahrungsmittelunverträglichkeiten und ungewollte Immunreaktionen auslösen.

Nahrungsverwertung, Harnsäure, Entgiftung: Threonin kann die Nahrungsverwertung im Darm verbessern, unter anderem indem es die Umwandlungsfunktion von Enzymen aktiviert beziehungsweise deaktiviert. Die Eiweißverwertung kann nicht ohne Threonin auskommen, das auch gebraucht wird, um Harnsäure auszuscheiden und den Harnsäurespiegel im Blut zu senken. Threonin ist am Porphyrinstoffwechsel beteiligt, der für den Transport des Blutsauerstoffs, die Wasserstoffperoxidentgiftung (Katalase) und in der Atmungskette in den Mitochondrien wichtig ist. Für die Biosynthese von Vitamin B_{12} wird es ebenfalls gebraucht.

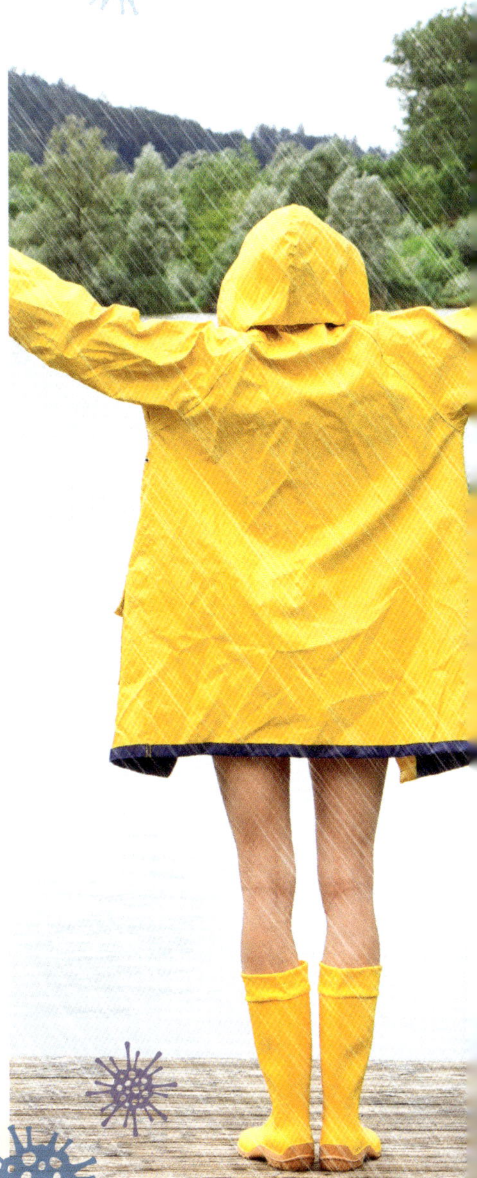

Immunsystem, Wundheilung: Eine weitere zentrale Aufgabe von Threonin ist seine Beteiligung an der Bildung der Antikörper des Immunsystems. Studien weisen darauf hin, dass Threonin Wunden schneller heilen lässt.

Leber, Blutzucker: In der Leber ist Threonin einer der Faktoren, die einer Leberverfettung entgegenwirken. Zusammen mit Methionin und Asparaginsäure unterstützt Threonin die Leber dabei, Fette zu verstoffwechseln. Positive Auswirkungen auf erhöhten Blutzucker wurden ebenfalls festgestellt. Neuere Untersuchungen fanden einen Zusammenhang zwischen dem Spiegel von Threonin-Serin in der Zellmembran und der Langlebigkeit, der noch weiter erforscht werden muss. Besonders viel Threonin befindet sich im Zentralnervensystem sowie in Herz und Muskeln.

Dosierung: Laut WHO liegt der tägliche Bedarf an Threonin bei 15 Milligramm pro Kilogramm für einen gesunden Menschen ohne besondere Belastungen.

Symptome für einen Mangel an Threonin

- Müdigkeit, Erschöpfung
- Appetitlosigkeit, Gewichtsverlust
- Infektanfälligkeit
- schlechte Zähne und Knochen
- brüchige Knochen
- verlangsamtes Knochenwachstum
- verzögerte Entwicklung bei Kindern
- gestörte Bildung und Erkrankungen von Schleimhäuten
- Gelenkprobleme
- Fettleber
- gestörter Harnsäurestoffwechsel
- Gicht
- Durchblutungsstörungen (auch im Gehirn)
- Bindegewebsschwäche (Kollagenmangel)

Anwendungsgebiete von Threonin

- Stärkung und Heilung der Schleimhäute
- gestörte Antikörperbildung im Immunsystem
- Stärkung der Thymusdrüse (Immunsystem)
- Senkung des Harnsäurespiegels im Blut
- Fettstoffwechselstörungen
- Lebererkrankungen, Fettleber
- verbesserte Durchblutung durch Weitstellung der Blutgefäße
- Konzentrationsstärkung (verbesserte Hirndurchblutung)
- Krampfleiden
- Wachstumsstörungen bei Kindern
- Anregung der Vitamin B_{12}-Synthese

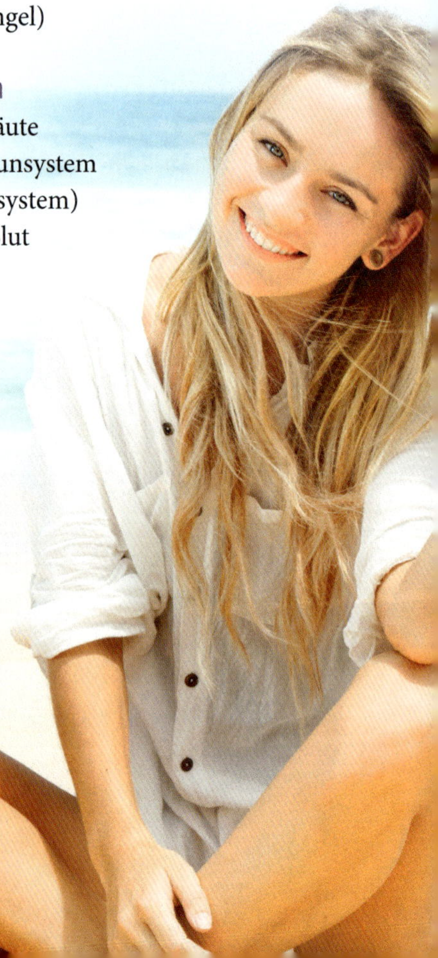

- Zahn- und Knochengesundheit
- Bindegewebsschwäche
- neurologische Beschwerden wie Multiple Sklerose

Einige Lebensmittel mit einem hohen Gehalt an Threonin

Ei, Fleisch, Geflügel, Fisch (besonders Lachs und Thunfisch), Meeresfrüchte, Milchprodukte (besonders in Hartkäse), Sojabohnen, Bohnen, Mungbohnen, Erbsensamen, Linsen, Mohn, Weizenkeime, Bierhefe, Nüsse, Erdnüsse, Sesam, Molke.

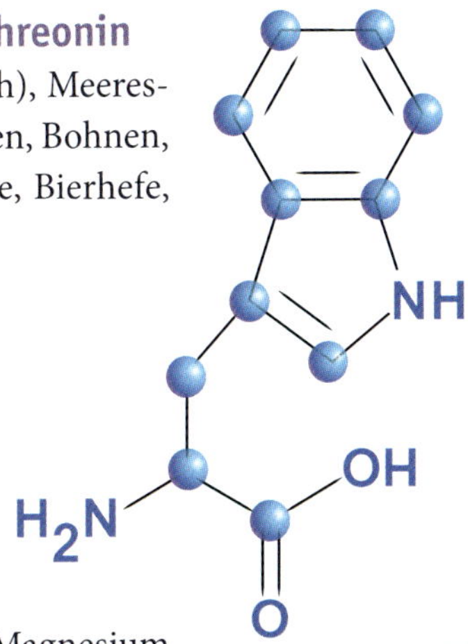

Tryptophan: fördert Ruhe, Gelassenheit und den Schlaf

Schlaf: Gut schlafen dank Tryptophan – zusammen mit Magnesium und den Vitaminen B_3 und B_6 wird aus Tryptophan zunächst 5-HTP gebildet und daraus das Glückshormon Serotonin. Dann wirken Serotonin, Alpha-Liponsäure, Folsäure, Pantothensäure (B_5) und die Vitamine B_6 und B_{12} zusammen, um das Schlafhormon Melatonin zu bilden. Allein wegen seinem Einfluss auf die Serotoninbildung ist Tryptophan eine sehr wichtige Aminosäure.

Gute Stimmung: Obwohl der Botenstoff Serotonin viele Aufgaben hat, wie beispielsweise bei der Blutgerinnung, dem Blutdruck und bei Verdauungsvorgängen, ist er den meisten Menschen vor allem deswegen bekannt, weil er gute Stimmung, Gelassenheit, Ruhe und Zufriedenheit mit sich bringt. Ein Mangel macht sich dagegen in depressiven Verstimmungen, Reizbarkeit und Nervosität bemerkbar. Untersuchungen haben gezeigt, dass bei chronischem Stress ein Tryptophanmangel besteht. Tryptophan gilt als natürliches Antidepressivum. Falls Sie chemische Antidepressiva einnehmen, sollten Sie mit einem Arzt oder Heilpraktiker sprechen, bevor Sie isoliertes Tryptophan zu sich nehmen, weil es zu Wechselwirkungen kommen kann.

Mehr Serotonin im Gehirn reduziert den Appetit, vor allem auf Kohlenhydrate und Süßes.

Wechselwirkungen mit anderen Aminosäuren: Obwohl Tryptophan wie andere Aminosäuren die Blut-Hirn-Schranke überschreiten und Einfluss auf den Hirnstoffwechsel nehmen kann, gibt es Bedingungen, unter denen es nicht oder nur in geringen Mengen aufgenommen wird. Das liegt daran, dass Tryptophan sowohl mit den BCAA (*Branched-Chain Amino Acids,* verzweigtkettigen Aminosäuren) Leucin, Isoleucin und Valin um die Aufnahme konkurrieren muss, als auch mit Phenylalanin und Tyrosin. Bei einer Aminosäurenkombination in der Verteilung nach dem Meister-Aminosäurenmuster stellt sich dieses Problem nicht. Ansonsten empfiehlt es sich, Tryptophan einige Zeit nach der letzten Mahlzeit einzunehmen.

Tryptophan, Milch & Honig: Das alte Hausmittel »Heiße Milch mit Honig« für eine gute Nachtruhe beruht auf diesem Prinzip. Honig enthält viele Kohlenhydrate, die den Insulinspiegel ansteigen lassen. Dadurch werden die Aminosäuren, mit denen Tryptophan um die Aufnahme ins Gehirn konkurrieren muss, in den Muskelzellen verwendet, und der Weg für Tryptophan ins Gehirn ist frei. Dort kann es dann Serotonin und schließlich Melatonin bilden, ein Prozess, der durch eine zusätzliche Gabe an B-Vitaminen verstärkt wird.

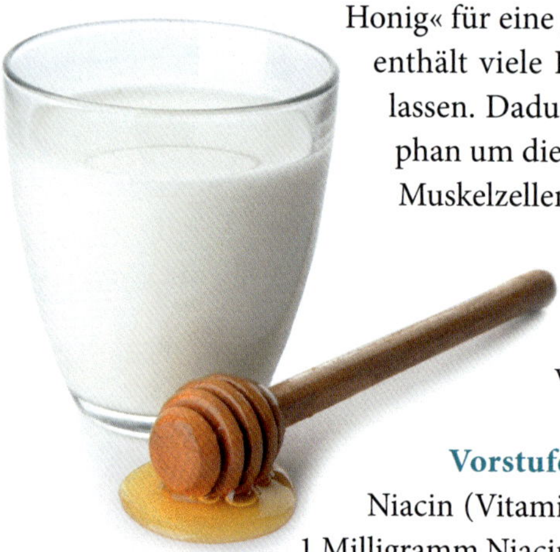

Vorstufe von Niacin: Tryptophan ist die Vorstufe von Niacin (Vitamin B_3). Aus etwa 60 Milligramm Tryptophan kann 1 Milligramm Niacin hergestellt werden. Niacin fördert ebenfalls innere Ruhe und Schlaf und wirkt sich außerdem positiv auf den Blutdruck aus. Wie die anderen proteinogenen Aminosäuren baut Tryptophan den Körper auf, vor allem die Muskeln.

Dosierung: Laut WHO liegt der tägliche Bedarf an Tryptophan bei 4 Milligramm pro Kilogramm für einen gesunden Menschen ohne besondere Belastungen.

Symptome für einen Mangel an Tryptophan

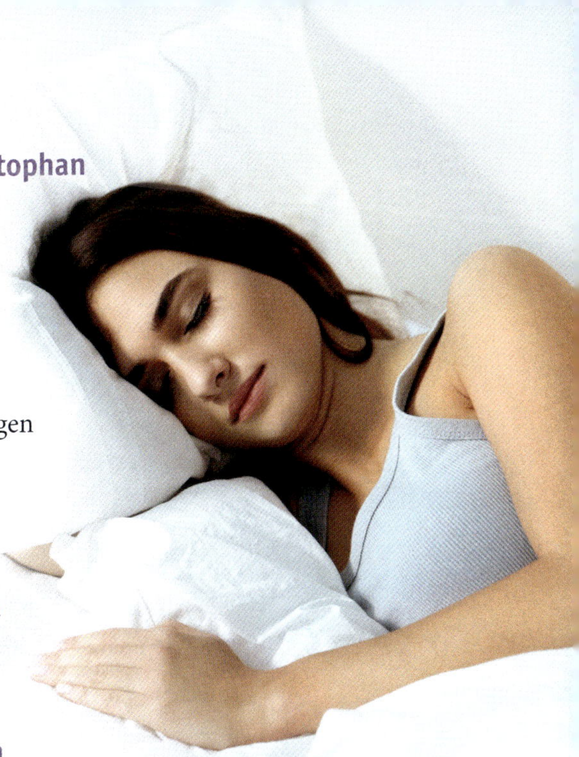

- Ein- und Durchschlafstörungen
- Stimmungsschwankungen
- Unruhe, Angstzustände, Panik
- Depressionen
- gesteigerte Aggression
- sinkende Stressresistenz
- Gedächtnis- und Konzentrationsstörungen
- entzündliche Hauterkrankungen: Akne, Dermatitis, Rosacea
- ADHS
- Histaminintoleranz
- starkes Verlangen nach Kohlenhydraten
- Wundheilungsstörungen
- trockene, schuppige Haut

Anwendungsgebiete von Tryptophan

- Verbesserung der Schlafqualität durch Melatoninbildung
- Stimmungsaufhellung: Steigerung der Serotoninbildung
- Verbesserung der Konzentrations- und Gedächtnisleistung
- Verstärkung der Muskeldurchblutung
- erhöhte Leistungsfähigkeit und Ausdauer
- Beschleunigung der Wundheilung
- Verbesserung der Blutgerinnung
- Anregung der Darmbewegungen
- Anregung der Sexualfunktion
- Bildung von Vitamin B_3 (Niacin)
- Anregung der Fettverbrennung
- Lebererkrankungen, Fettleber
- Fibromyalgie
- prämenstruelles Syndrom (PMS)
- entzündliche Hauterkrankungen: Akne, Dermatitis, Rosacea
- Histaminintoleranz
- Kopfschmerzen und Migräne
- Raucherentwöhnung
- Reizdarm

Einige Lebensmittel mit einem hohen Gehalt an Tryptophan

Fleisch, Geflügel, Fisch (besonders Lachs und Thunfisch), Eier, Nüsse (besonders Walnüsse und Cashewkerne), Kürbiskerne, Kakao, Hülsenfrüchte, Getreide, Haferflocken, Buchweizen, Amaranth, Reis, Maismehl, Kuhmilch, Molke.

Arginin und Histidin: semi-essenziell, aber manchmal auch essenziell

Arginin – verbessert die Durchblutung, senkt den Blutdruck, bekämpft hohes Cholesterin

Essenziell bei Kindern: Unser Körper kann Arginin aus den essenziellen Aminosäuren herstellen, wenn er genügend davon angeboten bekommt. Unter bestimmten Umständen kann Arginin essenziell werden, weil mehr gebraucht wird, als der Körper bilden kann. Es muss dann mit der Nahrung zusätzlich zugeführt werden. Das ist bei Kleinkindern, in der Wachstumsphase und in der Schwangerschaft der Fall. Arginin wird daher als semi-essenziell eingestuft. Bei chronischem Stress, Infektionen, traumatischen Erlebnissen oder während großer körperlicher Belastungen kann es sein, dass die Fähigkeit des Körpers, Arginin zu bilden, nicht ausreicht. Da Arginin in vielen Lebensmitteln enthalten ist, ist nicht automatisch von einem Mangel auszugehen, wenn man zu einer der erwähnten Gruppen gehört. Sich argininreich zu ernähren ist einfach. Darüber hinaus gibt es die Möglichkeit, sich mit der bereits erwähnten Aminosäurenanalyse (Seite 46) einen genauen Überblick zu verschaffen.

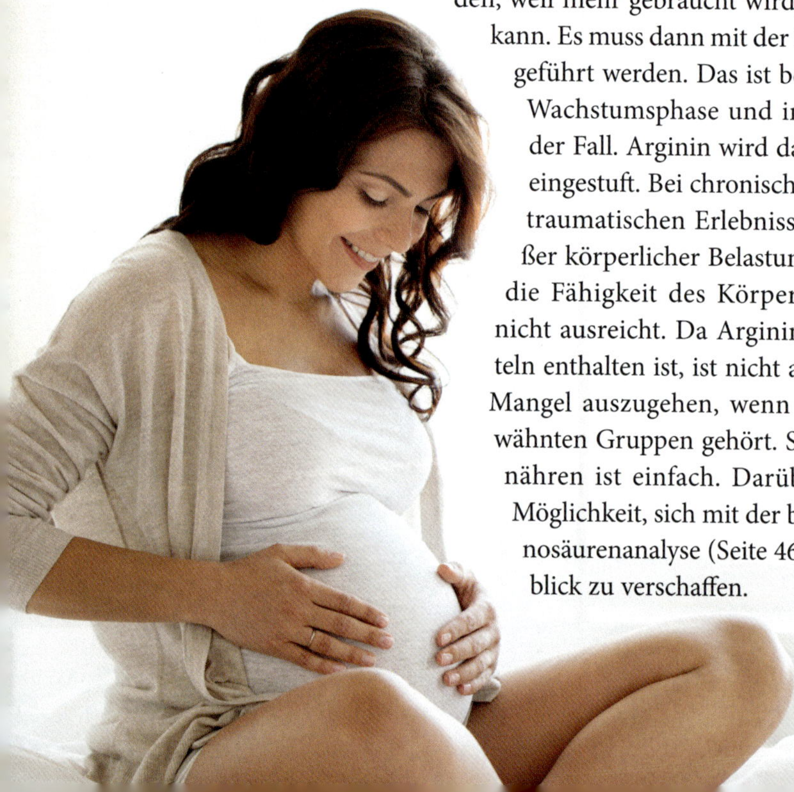

Stickstoffmonoxid (NO) – das erstaunliche Gas: Mit vier Stickstoffatomen verfügt Arginin über den höchsten Stickstoffanteil von allen Aminosäuren. Arginin ist die einzige Substanz im Körper, aus der Stickstoffmonoxid (NO) gebildet werden kann, der Neurotransmitter, den viele Wissenschaftler als den Urbotenstoff ansehen.[22] In der Umwelt ist NO ein Giftgas, das Smog und sauren Regen erzeugt und in hohen Konzentrationen die Atemwege verätzt. Im menschlichen Körper hat NO dagegen vielseitige und lebenswichtige Aufgaben. Dazu zählen die Durchblutung der Gefäße, die Immunabwehr und viele Nervenfunktionen.

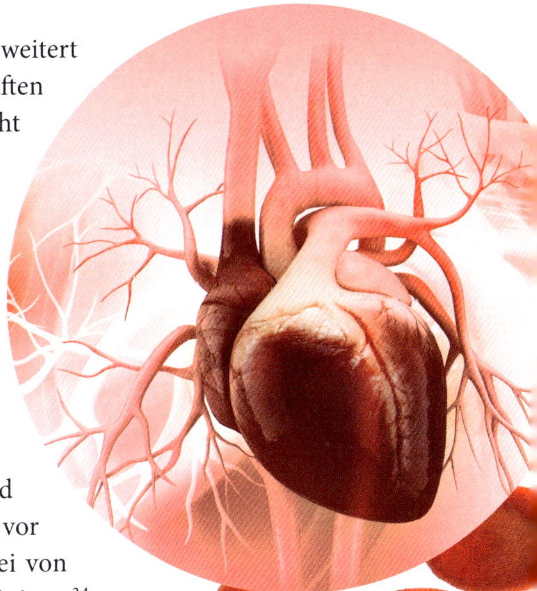

Herz-Kreislauf-System: Stickstoffmonoxid erweitert die Gefäße und verbessert die Fließeigenschaften des Blutes, wodurch der Blutdruck sinkt.[23] Nicht nur die Arterien, auch die kleinen Blutgefäße des Herzens werden weiter und das Herz kann mehr leisten. Das tut Gesunden gut und ist für Herz-Kreislauf-Patienten fundamental wichtig. Eine gestörte NO-Produktion durch Krankheit spielt eine Schlüsselrolle bei der koronaren (ischämischen) Herzkrankheit, Angina Pectoris, Bluthochdruck und Herzinsuffizienz. NO verringert die Zusammenballung von Blutblättchen und senkt die Thrombosegefahr. Das bietet Schutz vor Arteriosklerose. NO hält die Gefäßwände frei von Ablagerungen und kann »verkalkte« Adern reinigen.[24]

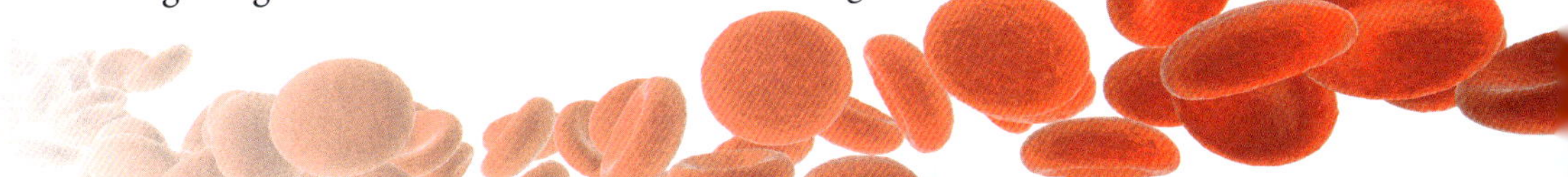

Cholesterinwerte: Noch eine weitere Eigenschaft wirkt sich positiv auf die Gesundheit der Gefäße aus: In Studien senkte Arginin einen hohen LDL-Spiegel und verbesserte die Cholesterinwerte.[25]

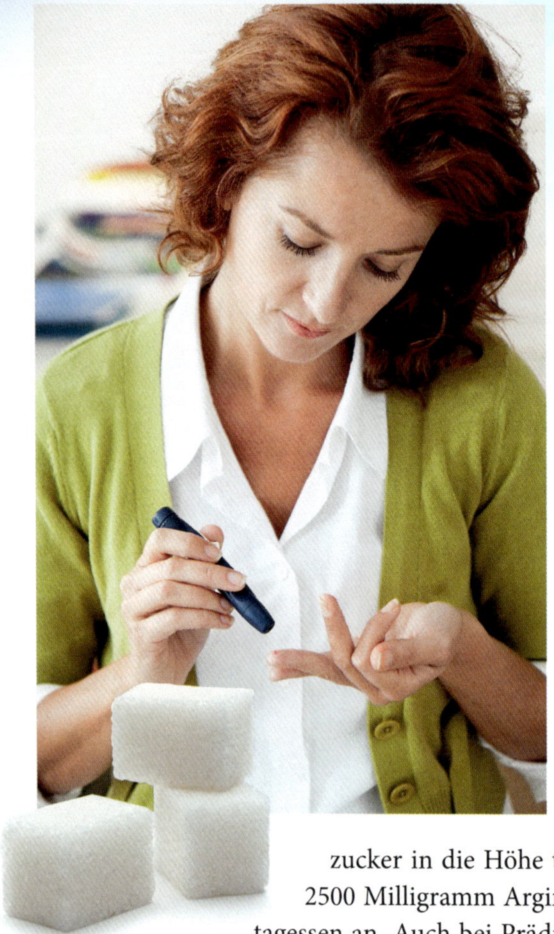

Diabetes Typ 2: Die Zuckerkrankheit tritt heute immer häufiger auf. Im Alter steigt die Wahrscheinlichkeit für Diabetes stark an. Aktuelle Studien zeigen, dass jede dritte Frau und jeder vierte Mann im Alter von 75 Jahren von Diabetes und anderen Stoffwechselstörungen betroffen ist.[26] Arginin regt die Insulinproduktion an, verbessert die Insulinsensitivität der Zellen[27] und senkt den Blutzuckerspiegel um rund 40 Prozent.[28] Die Studie wurde mit Mäusen durchgeführt, aber weitere Studien wie die an der US-amerikanischen Purdue University in West Lafayette, Indianapolis, bestätigen das Ergebnis am Menschen. Dort fand man heraus, dass Mandeln, zum Frühstück geknabbert, verhindern, dass Kohlenhydrate aus Weißmehl oder Zucker den Blutzucker in die Höhe treiben. 100 Gramm enthalten rund 2500 Milligramm Arginin. Die Wirkung hielt bis zum Mittagessen an. Auch bei Prädiabetes konnten positive Wirkungen von Mandeln auf die Insulinresistenz nachgewiesen werden.[29]

Potenz und Fruchtbarkeit: Stickstoffmonoxid verbessert die Durchblutung von Armen und Beinen, aber auch der Muskeln, des Gehirns und der Geschlechtsorgane. Arginin, vor allem in Kombination mit Pinienrindenextrakt (Pycnogenol®), hat sich in Studien als wirksames Mittel erwiesen, um die Potenz und Fruchtbarkeit beim Mann zu steigern.[30] Arginin erhöht die Spermienzahl und ist an der Östrogenproduktion beteiligt.

Knochengesundheit: Über die Bildung von Stickstoffmonoxid unterstützt Arginin die Aufnahme von Calcium im Dünndarm. Die Aminosäure regt die Bildung von Osteoblasten an, den Zellen, die die Knochen wachsen lassen.

Wachstumshormon: Arginin spielt eine wichtige Rolle für die Ausschüttung verschiedener Hormone und Enzyme wie das Wachstumshormon Somatropin, Insulin und Noradrenalin. Somatropin (*Human Growth Hormone*, HGH) wird bei Säuglingen, Kleinkindern und jungen Menschen reichlich gebildet, mit den Jahren sinkt die Produktion. Weniger HGH bedeutet auch weniger Regeneration und weiteres Fortschreiten der Alterungsprozesse.

Abnahme von HGH mit dem Alter

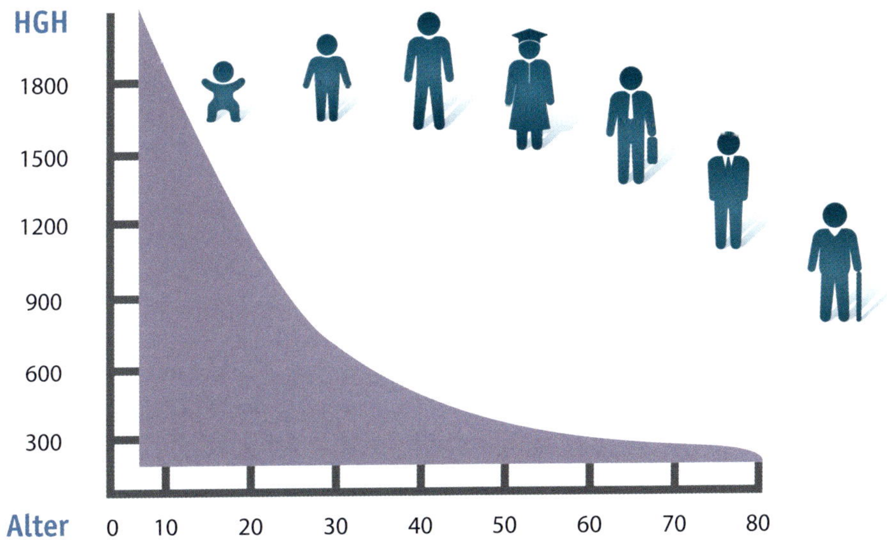

Ein wenig HGH produziert die Hirnanhangdrüse lebenslang während wir schlafen, was einer der Gründe ist, die Schlaf so fundamental wichtig für uns machen.[31] HGH beschleunigt die Heilung von Wunden und Knochenbrüchen, unterstützt die Knochenregeneration und hilft beim Abnehmen, indem es die Fettverbrennung anregt. Sportler und Athleten schätzen HGH, weil es für kraftvollere Muskeln sorgt, indem es die Kollagenbildung anregt. Eine Vielzahl verschiedener Stoffwechselvorgänge werden durch HGH beeinflusst, wie das Längenwachstum nach der Geburt und die Zelldifferenzierung, bei der die Zellen auf ihre Aufgaben festgelegt werden. Im Eiweißstoffwechsel wirkt HGH anabol, indem es die Aufnahme von Aminosäuren erhöht und die Proteinsynthese steigert.

Stickstoffabfall: Eine wichtige Aufgabe von Arginin ist die Ausscheidung des Stickstoffabfalls, der beim Abbau von Proteinen entsteht. Dieser Abfall besteht im Wesentlichen aus Ammoniak, das in der Leber über mehrere Zwischenstufen in Harnstoff umgewandelt und über die Nieren ausgeschieden wird. Diesen Prozess nennt man den Harnstoffzyklus. Ist der Zyklus gestört, sammelt sich immer mehr Ammoniak im Blut an und kann zu Nervenschädigungen führen. Arginin hat damit eine wesentliche Funktion für eine ausgeglichene Stickstoffbilanz.

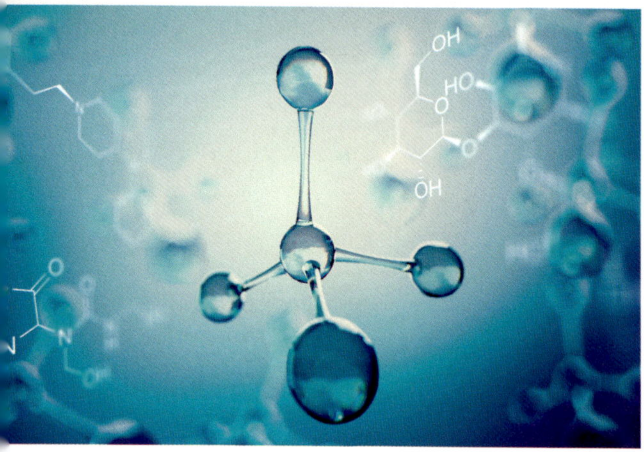

Immunsystem, Energie: Arginin ist an der Antikörperbildung des Immunsystems beteiligt.[32] Aus Arginin, Glycin und Methionin stellt der Körper Kreatin her, das zur Energieversorgung der Muskulatur beiträgt und die Sauerstoffaufnahme im Gehirn verbessert.

Arginin bei Herpes simplex: So wichtig Arginin für den Menschen ist, wer mit Herpes-Infektionen zu kämpfen hat, sollte vorsichtig damit umgehen und mehr Lysin zu sich nehmen. Die verschiedenen Formen des Herpes-Virus sind heute weit verbreitet. Die Neuinfektionen nehmen zu, da das Virus hochansteckend ist, vor allem dann, wenn es bei einem Ausbruch Bläschen bildet. Schätzungen zufolge sind weltweit etwa zwei Drittel aller Menschen mit Herpes Typ 1 (Lippenherpes) infiziert, 20–30 Prozent mit Herpes Typ 2 (Genitalherpes).[33] Europa liegt mit 65 bei 100 Betroffenen nahe am weltweiten Durchschnitt. Ein gesundes Immunsystem hält das Virus unter Kontrolle. Arginin ist jedoch nicht nur für den Menschen, sondern auch für das Herpes-Virus gut, denn Arginin fördert auch dessen Wachstum. Wird viel Arginin aufgenommen, können sogenannte schlafende Herpes-Viren aktiviert werden. Mehr darüber erfahren Sie im Kapitel »Aminosäure Lysin gegen Herpes«, Seite 131.

Dosierung: Für Arginin gibt es keine empfohlene Standarddosis. In Studien wurden unterschiedliche Dosen je nach Befindlichkeit verwendet. 2–3 Gramm dreimal am Tag ist eine häufig verwendete Dosis, aber auch niedrigere und höhere Dosen wurden untersucht.

Symptome für einen Mangel an Arginin

- Leistungsabfall
- Schlafstörungen
- Unruhezustände
- Infektanfälligkeit
- Durchblutungsstörungen
- Erektionsstörungen, Potenzstörungen
- Gefäßerkrankungen
- Arteriosklerose
- verminderte Durchblutung der Kapillargefäße
- Haarausfall
- Bluthochdruck
- Herz-Kreislauf-Erkrankungen
- schlechte Wundheilung
- Insulinresistenz
- erhöhter Ammoniakspiegel im Blut
- Nervenschäden
- Osteoporose

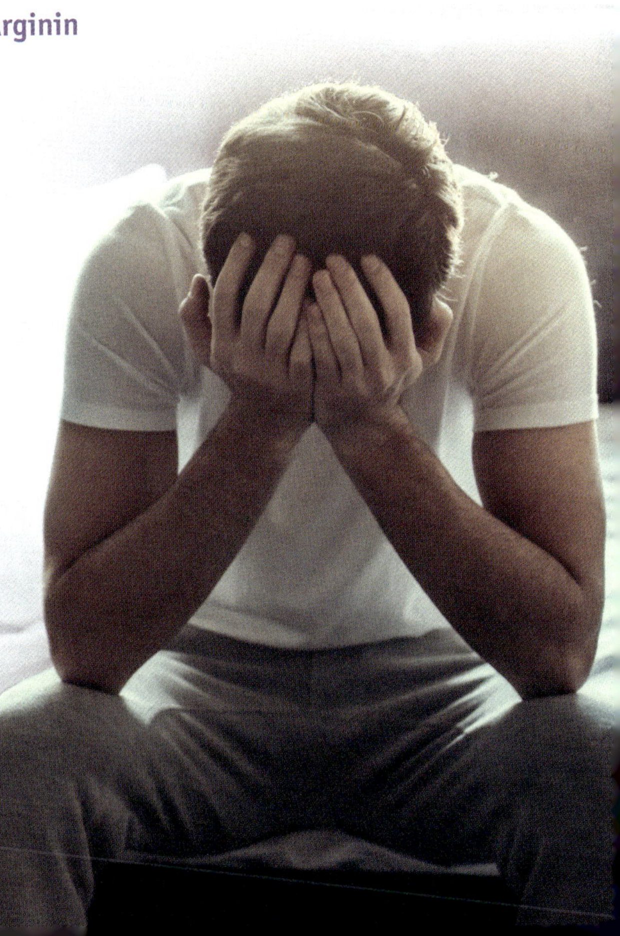

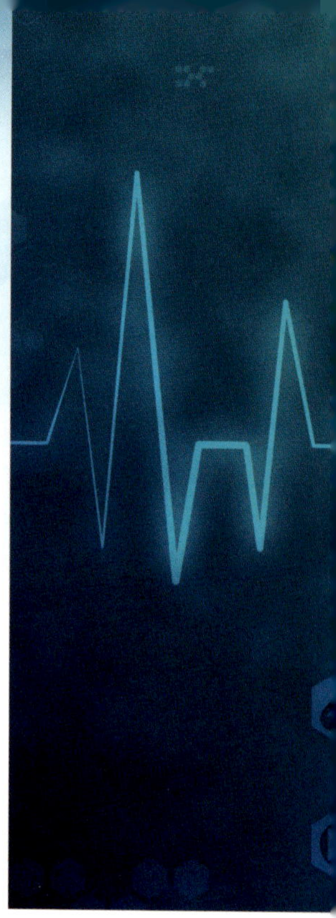

Anwendungsgebiete von Arginin

- Leistungssteigerung
- Stärkung des Immunsystems
- Durchblutungssteigerung
- Erektionsstörungen, Potenzstörungen
- Fruchtbarkeit: Verbesserung der Spermienqualität
- Durchblutung der Kopfhaut (Haarausfall)
- Verbesserung der Kapillardurchblutung (Tinnitus, Hörsturz)
- Gefäßerkrankungen
- Arteriosklerose
- Bluthochdruck
- Herz-Kreislauf-Erkrankungen
- Blutzuckerregulierung
- Insulinresistenz
- Senkung des Ammoniakspiegels im Blut
- Nervenschäden
- Osteoporose
- Anregung der Bildung des Wachstumshormons HGH
- Muskelaufbau
- Verkürzung der Regenerationszeit nach körperlicher Leistung
- Anregung der Fettverbrennung
- Ammoniakabbau
- Stress

Einige Lebensmittel mit einem hohen Gehalt an Arginin

Fleisch, Geflügel, Fisch (besonders Thunfisch und Lachs), Meeresfrüchte, Eier, Nüsse (wie Haselnüsse, Erdnüsse und Mandeln) Pinienkerne, Kürbiskerne, Kichererbsen, Erbsen, Sojabohnen, dicke Bohnen, Linsen, Haferflocken, Hanfprotein, Buchweizen, Kakao, Schokolade, Kokos.

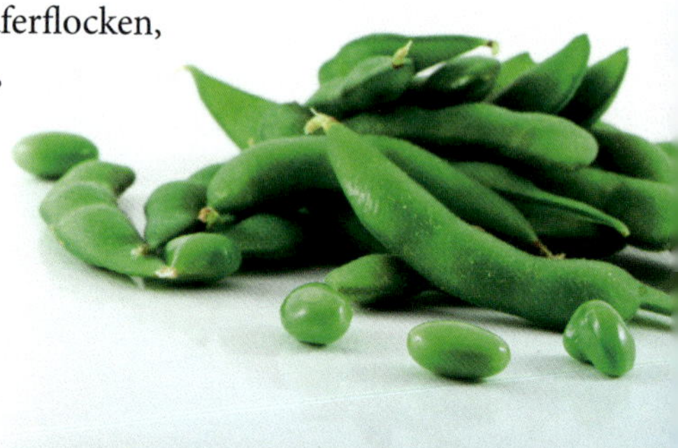

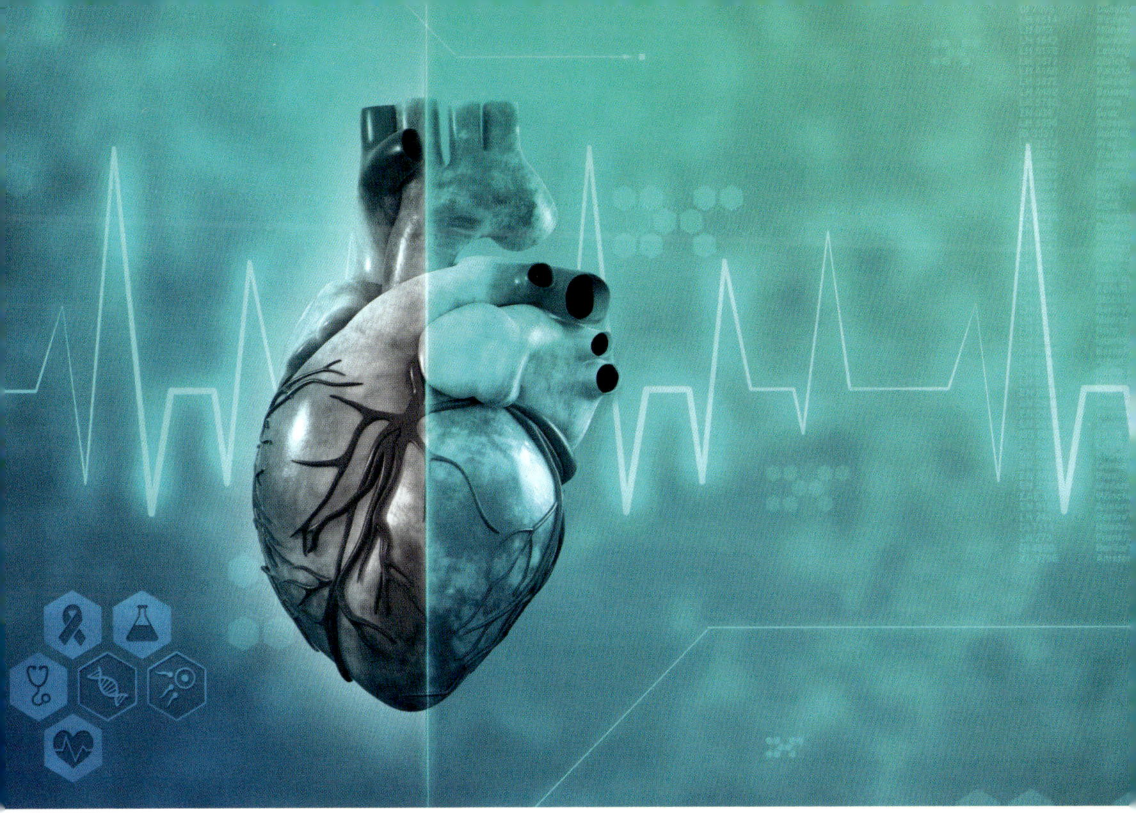

Histidin – wichtig für den Eisenhaushalt, Histaminbildung und Herz-Kreislauf-System

Ebenso wie Arginin kann unser Körper Histidin aus den essenziellen Aminosäuren herstellen, wenn er genügend davon angeboten bekommt. Unter bestimmten Umständen kann Histidin essenziell werden, weil mehr gebraucht wird als hergestellt werden kann. Dann muss es mit der Nahrung zugeführt werden. Das ist bei Kleinkindern, in der Wachstumsphase, in der Schwangerschaft und bei Erkrankungen der Fall. Histidin wird daher als semi-essenziell eingestuft.

Eisen und Blutbildung: Histidin spielt eine wichtige Rolle bei der Produktion des Eisen-Speicherproteins Ferritin. Bei einem Eisenmangel sollte deshalb auch an einen eventuellen Histidinmangel oder grundsätzlich an einen Mangel an Aminosäuren gedacht werden.

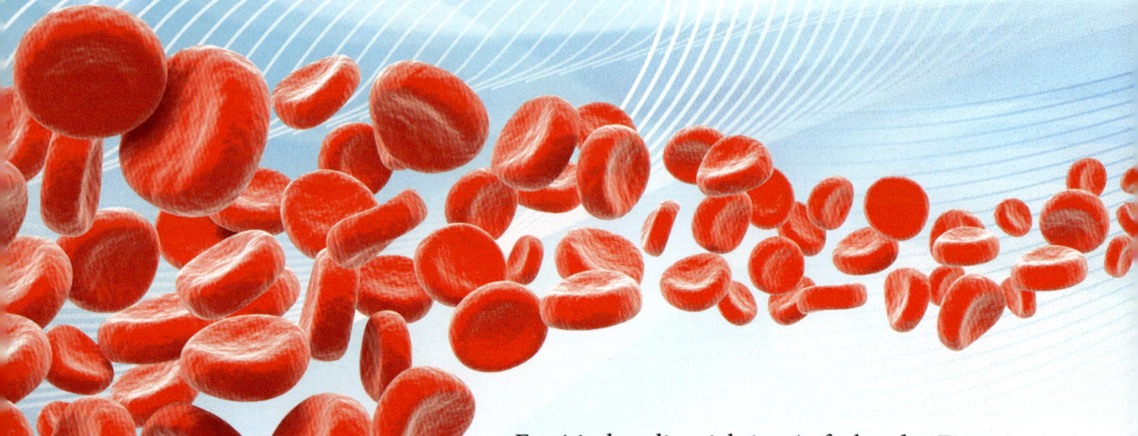

Ferritin hat die wichtige Aufgabe, das Eisen im Blut zu umhüllen, das ansonsten giftig wäre. Fehlt Ferritin, ist von einer Blutarmut (Anämie) auszugehen, die sich durch Müdigkeit, Abgeschlagenheit und Konzentrationsstörungen bemerkbar macht. 70 Prozent des gesamten Proteins im menschlichen Körper sind im roten Blutfarbstoff (Hämoglobin) gebunden. Hämoglobin bindet den lebenswichtigen Sauerstoff in der Lunge und transportiert ihn über das Blut zu den Zellen. Dann nimmt es das Kohlendioxid auf und bringt es zur Lunge, wo es ausgeatmet wird. Eisen – und damit Ferritin – hat eine zentrale Bedeutung für unsere Gesundheit, unsere Vitalität und unser Überleben. Histidin ist Baustein vieler weiterer eisenhaltiger Proteine wie das Myoglobin in den Muskeln und von Enzymen wie Katalase.

Histidin ist an einer Reihe von Stoffwechselvorgängen beteiligt, wie beispielsweise im Zellstoffwechsel. In den Mitochondrien bindet es Metallionen und ist Teil der Atmungskette, über die Energie gewonnen wird.

Histamin: Aus Histidin wird das Gewebshormon Histamin hergestellt. Das Immunsystem bekämpft Fremdstoffe und Erreger mithilfe von Entzündungsreaktionen, die durch Histamin ausgelöst werden. Außerdem setzt Histamin das Signal für mehr Leukozyten, welche die Abwehr verstärken. Bei Allergien wird ebenfalls Histamin ausgeschüt-

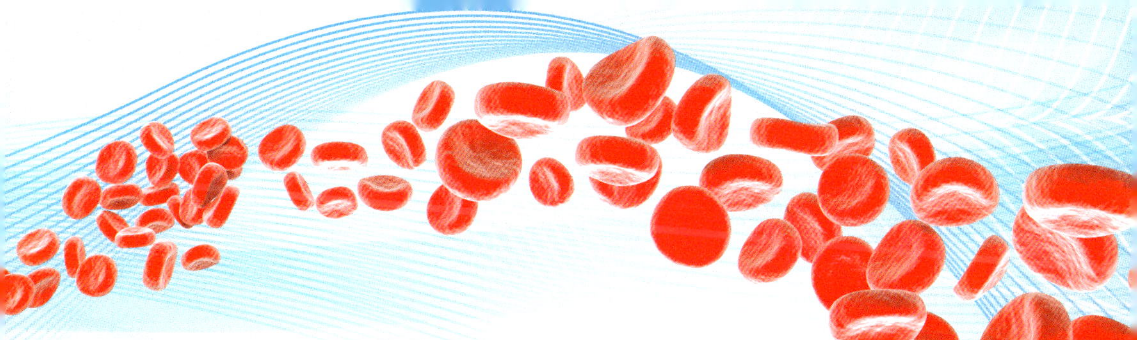

tet, was in diesem Fall unerwünschte Abwehrmechanismen in Gang setzt, die so weit gehen können, dass das Immunsystem körpereigenes Gewebe angreift und »verdaut«. Viele Menschen haben eine Histaminintoleranz ohne es zu wissen. Sie kann auf Ernährung, Ungleichgewichte im Körper oder Erkrankungen zurückzuführen sein. Die Liste an histaminbildenden Nahrungsmitteln ist lang. Dazu zählen Käse, Quark, Rohwurst wie Salami, Fisch (riecht er, sind bereits große Mengen von Histamin gebildet), Alkohol und Sauerkraut, um nur einige Beispiele zu nennen.

Histamin übersteht Hitze und Kälte und kann nicht durch Kochen, Einfrieren oder eine andere Methode zerstört werden. Im Körper wird Histamin durch das Enzym DAO (Diaminooxidase) abgebaut, das im Darm, in der Leber, in den Nieren und in den roten Blutkörperchen vorkommt. Für den Abbau werden außerdem Vitamin C, Kupfer und Mangan benötigt. Es gibt zahlreiche Möglichkeiten, die dazu führen, dass der Körper mit dem Histaminabbau überfordert ist. Allein aus diesem Grund ist es nicht angeraten, Histidin als festen Bestandteil eines Aminosäurenpräparates aufzunehmen. Wer Histidin zusätzlich über Nahrungsmittel oder ein Produkt aufnehmen möchte, ist gut beraten, zuvor den Histaminspiegel prüfen zu lassen.

Dosierung: Laut WHO liegt der tägliche Bedarf an Histidin bei 10 Milligramm pro Kilogramm für einen gesunden Menschen ohne besondere Belastungen.

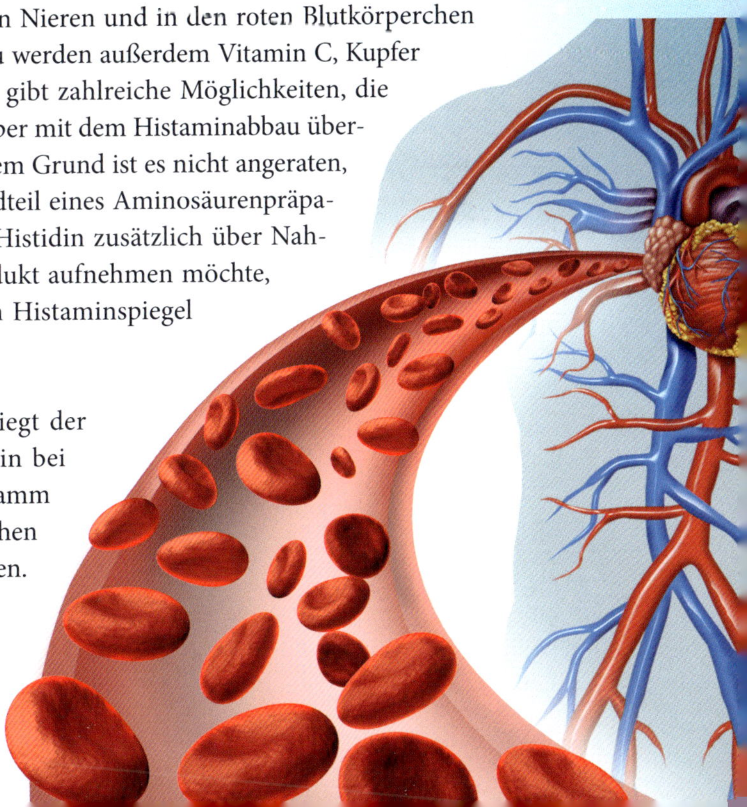

Symptome für einen Mangel an Histidin

- Blutarmut (Änämie)
- Migräne, Kopfschmerzen
- Infektanfälligkeit
- Anfälligkeit für entzündliche Prozesse
- Histaminmangel
- Mittelohrentzündungen
- Nebenhöhlenentzündungen
- Bronchitis, Asthma
- Gastritis
- Dünn- und Dickdarmentzündungen
- Durchfall oder Verstopfung, Blähungen
- Herz-Kreislauf-Probleme
- Bluthochdruck, zu niedriger Blutdruck
- Wachstumsstörungen bei Kindern und Jugendlichen

Anwendungsgebiete von Histidin

- Blutarmut (Anämie)
- Infektanfälligkeit
- Anfälligkeit für Allergien
- Anfälligkeit für entzündliche Prozesse
- Gastritis
- Dünn- und Dickdarmentzündungen
- Bronchitis, Asthma
- Störungen in der Hämoglobinproduktion
- Stress
- Schlafstörungen
- Herz-Kreislauf-Probleme
- Regulierung von hohem beziehungsweise niedrigem Blutdruck

- Stärkung des Immunsystems
- gestörte Wundheilung
- Verletzungen und nach Operationen (schnellere Geweberegeneration)
- rheumatische Erkrankungen
- Schutz gegen Strahlenschäden
- Zinkmangel
- Entgiftung von Schwermetallen

Einige Lebensmittel mit einem hohen Gehalt an Histidin

Fleisch, Geflügel, Fisch (besonders Thunfisch und Lachs), Milchprodukte, Käse (besonders Emmentaler), Sojabohnen, Erdnüsse, Bananen, Linsen, Weizenkeime.

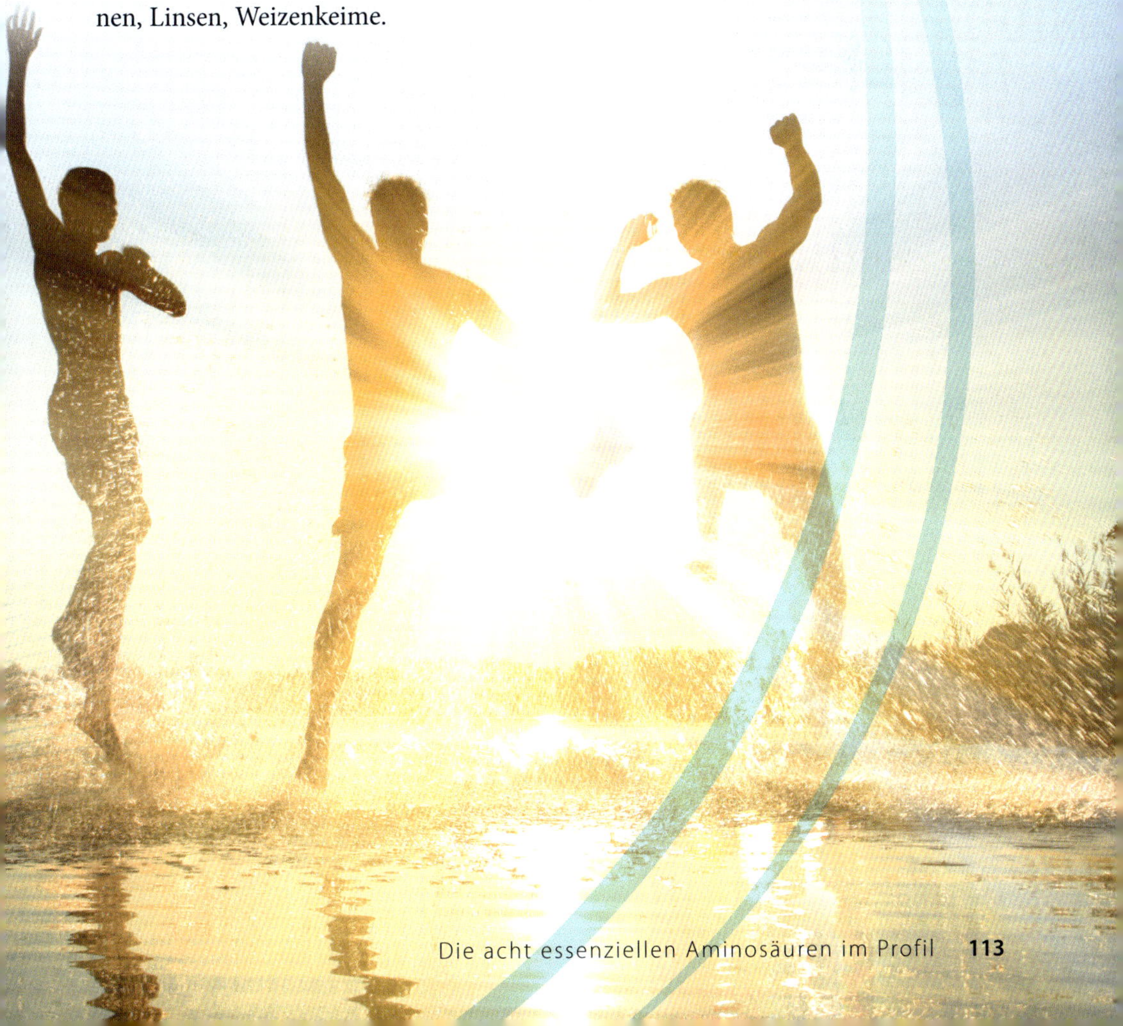

Heilen und gesund bleiben mit Aminosäuren

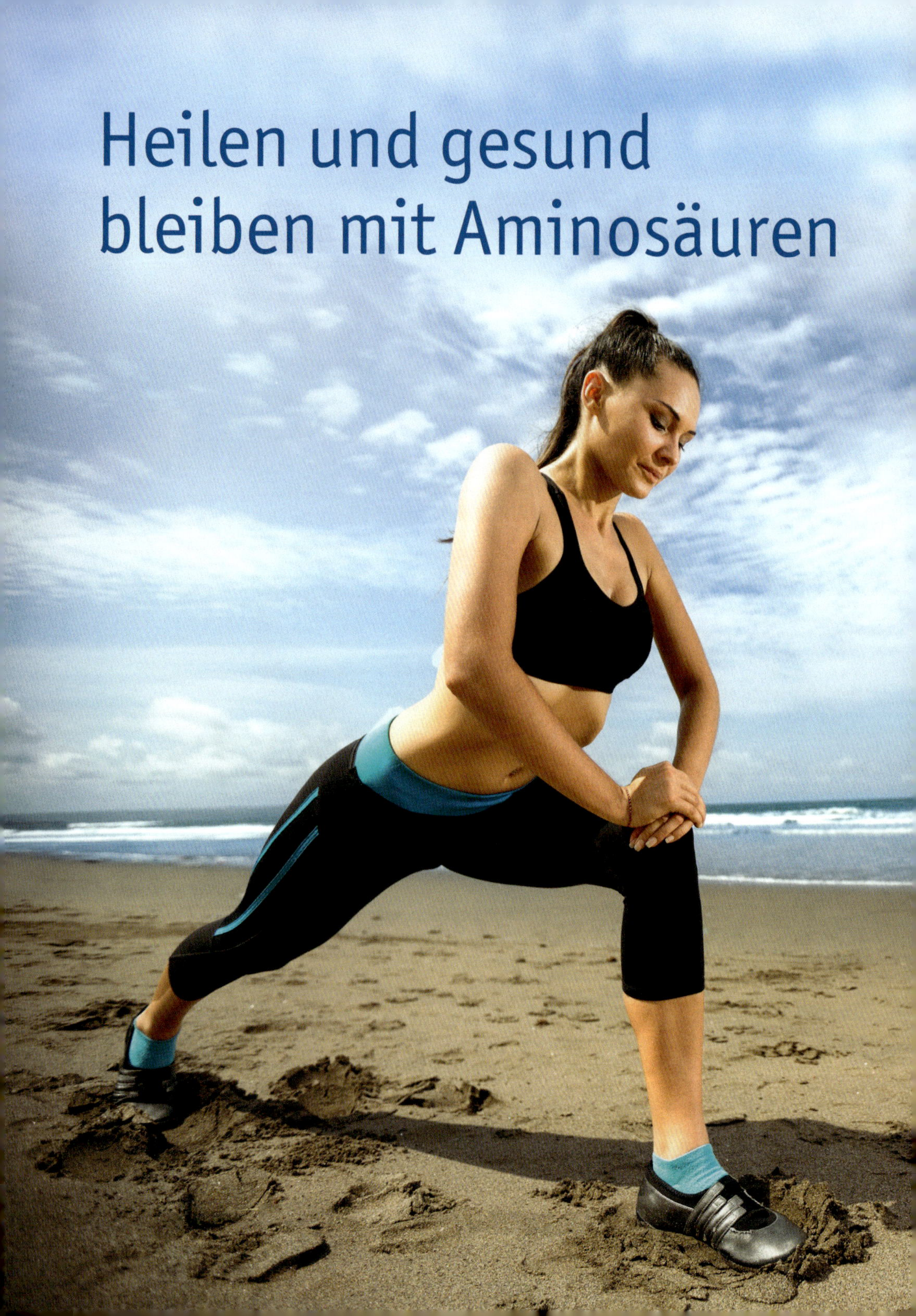

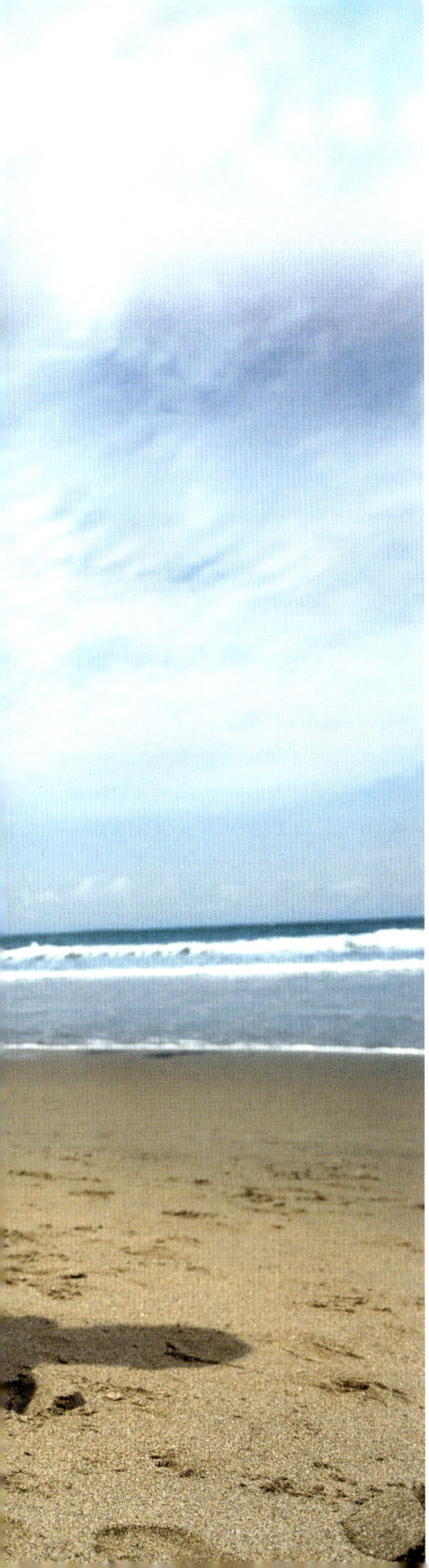

Sichern Sie Ihre Eiweiß-Grundversorgung mit dem Meister-Aminosäurenmuster

Gleichgewicht ist die Grundlage des großen Werkes. Aus der Alchemie

Unser Körper braucht eine Grundversorgung mit allen wichtigen Stoffen – Kohlenhydrate, Proteine, Fette, Vitamine, Mineralstoffe und Spurenelemente. Bevor all die anderen Stoffe zum Zug kommen können, braucht es Wasser und Proteine, nur so kann Leben entstehen. Proteine bestehen aus Aminosäuren und acht davon sind essenziell, was bedeutet, dass wir sie in jedem Fall mit der Nahrung aufnehmen müssen. Alle anderen kann der menschliche Körper im Prinzip aus diesen acht herstellen. Die Fähigkeit dazu kann in manchen Lebenssituationen, unter hohen Belastungen und bei manchen Erkrankungen reduziert sein oder nicht dem Bedarf gerecht werden. Deshalb ist es unter bestimmten Bedingungen notwendig, über die acht essenziellen hinaus, einzelne Aminosäuren aufzunehmen. Die Erkenntnis, dass jedes Lebewesen sein eigenes, arttypisches Aminosäurenmuster besitzt, hat jedoch gezeigt, dass es eine Harmonie im menschlichen Aminosäurenhaushalt gibt, die für Gesundheit, Kraft, Regeneration und Heilung steht.

In den folgenden Kapiteln finden Sie Hinweise dazu, welche Aminosäuren in welchen Lebenssituationen besonders gebraucht werden beziehungsweise wann und wodurch ein erhöhter Bedarf an einer einzelnen oder mehreren Aminosäuren entsteht.

Haben Sie herausgefunden, dass zusätzlicher Bedarf besteht?

Dann folgen Sie dem Grundsatz, dass ein gutes Fundament die Grundlage für alles ist, was aufgebaut werden kann. Im Aminosäurenhaushalt bilden die acht essenziellen Aminosäuren dieses Fundament. Mit einem nach MAP-Kriterien hergestellten Produkt legen Sie dieses Fundament auf die denkbar einfachste und für Ihren Körper optimal verwertbare Weise. Ein weiterer Vorteil ist, dass Ihr Körper dabei nicht mit Stoffwechselabfall belastet wird, den er entsorgen muss. Darauf aufbauend können dann bei Bedarf weitere Aminosäuren zugeführt werden. Von Ausnahmen abgesehen ist es ratsam, zusätzliche Aminosäurengaben sobald wie möglich wieder abzusetzen und das natürliche Meister-Aminosäurenmuster beizubehalten. Die Einsicht, dass die Natur dem Prinzip einer Grundharmonie folgt, formulierte der große Philosoph Heraklit bereits um 500 v. Chr.:

> Sofern wir in die Natur eingreifen, haben wir strengstens auf die Wiederherstellung ihres Gleichgewichts zu achten.

Achten Sie bei der Zusammenstellung Ihres Speiseplans darauf – alternativ oder zusätzlich zu einem solchen Produkt –, Lebensmittel mit einem vollständigen Aminosäurenprofil auszuwählen, die also alle acht essenziellen Aminosäuren enthalten. Pflegen Sie eine gute und abwechslungsreiche Kost, bei der unterschiedliche Nahrungsmittel mit sich ergänzenden Proteinen vorkommen. Denn auch wenn alle essenziellen Aminosäuren vorkommen, wird die Verwertung durch diejenige Aminosäure beschränkt, von der am wenigsten vorhanden ist (siehe Kapitel »Die limitierende Aminosäure«, Seite 59).

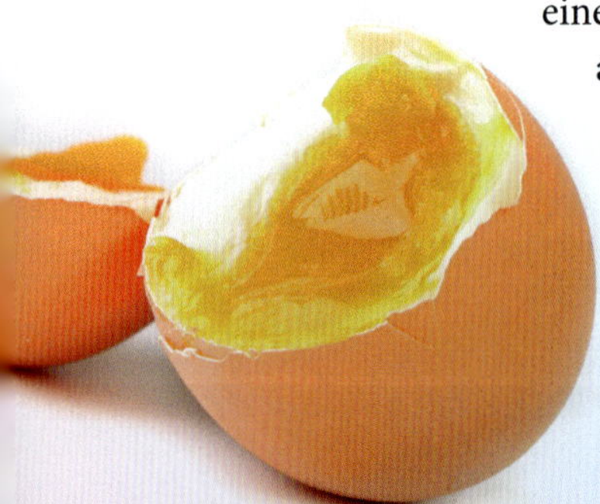

Tipp: Sorgen Sie mit einem nach MAP-Kriterien hergestellten Produkt für das optimale Eiweißfundament. Wählen Sie darauf aufbauend Lebensmittel, die besonders viel von der Aminosäure enthalten, die Sie höher dosieren möchten. Ein Beispiel: Das altbewährte Hausmittel »Milch mit Honig« für guten Schlaf beruht darauf, dass Milch Tryptophan enthält. Daraus wird das Glückshormon Serotonin gebildet, das entspannt, beruhigt und die Laune hebt. Honig als Beigabe schmeckt nicht nur gut, er lenkt die Aminosäuren in der Milch, die nicht beruhigen, sondern anregen, in die Muskeln statt ins Gehirn. Ähnlich wirken eine Tasse warmer Kakao, Schokolade mit Nüssen oder Milch mit Cashewkernen. So können Sie auf natürliche Weise den Tryptophanspiegel zusätzlich erhöhen.

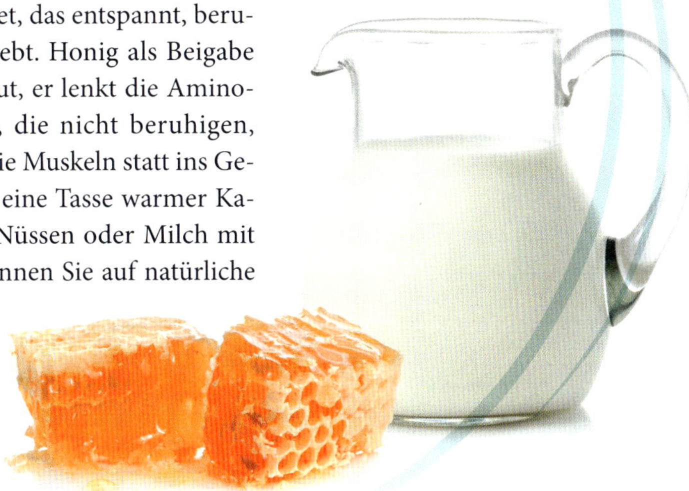

Aminosäurenstoffwechsel aus dem Gleichgewicht: die Symptome

- Leistungsabfall, Müdigkeit, Erschöpfung
- Konzentrations- und Lernschwierigkeiten, Benommenheit
- verlangsamter Muskelaufbau, Muskelabbau, Muskelschwäche
- Schmerzen in Muskeln, Knochen und Gelenken
- langsame Regeneration und Wundheilung
- schwaches Immunsystem
- verlangsamter Stoffwechsel
- Gewichtsprobleme
- erhöhter Cholesterinspiegel
- Schlafstörungen
- Kopfschmerzen

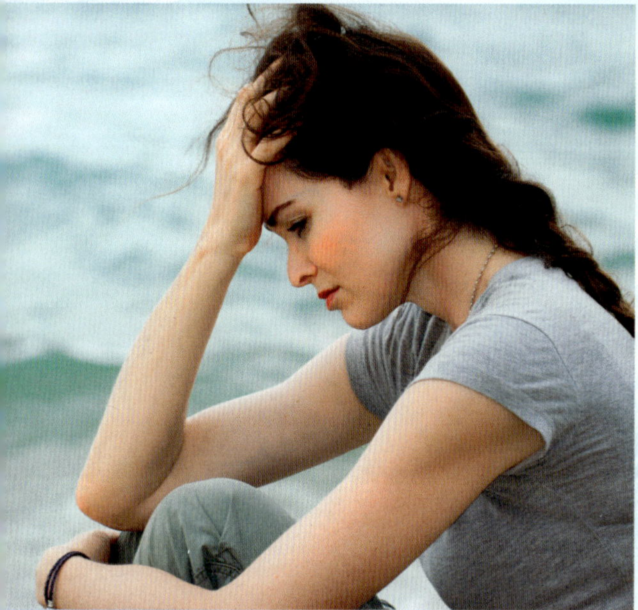

- Stimmungsschwankungen, Ängste
- sinkende Stressresistenz
- Depressionen
- Mangel an Testosteron
- geringe Libido
- Neigung zu Allergien
- mangelnder Knochenaufbau, Osteoporose
- schlechte Zähne, Haut, Haar und Nägel
- Bindegewebsschwäche
- erhöhtes Risiko für Diabetes Typ 2
- unregelmäßige Monatsblutung
- Schilddrüsenprobleme

Aminosäuren für Energie und volle Lebenskraft

Alles braucht Energie: alle Vorgänge im Körper bis hin zu jeder kleinsten Bewegung und unserem Denken, Fühlen und Handeln. Selbst im Schlaf verbrauchen wir Energie. Der große Quantenphysiker Werner Heisenberg hat die Erkenntnis, dass Energie die alles bewegende Kraft im Universum ist, mit den Worten zusammengefasst: »Die Energie ist tatsächlich der Stoff, aus dem alle Elementarteilchen, alle Atome und daher überhaupt alle Dinge gemacht sind, und gleichzeitig ist die Energie auch das Bewegende«.

Auch Materie ist nichts anderes als Energie – ein spezieller energetischer Zustand. Proteine und mit ihnen ihre Bausteine, die Aminosäuren, sind nicht in erster Linie dazu da, Energie zu produzieren, die direkt verbraucht werden kann. Das ist die Aufgabe von Kohlenhydraten und Fetten. Aminosäuren halten die Energiezufuhr aufrecht, wenn aufgrund von Hunger, Diäten und langen Nahrungspausen nicht genügend von beidem nachkommt. Dann schalten sie um, versorgen das Gehirn mit »Strom«, halten den Blutzuckerspiegel aufrecht und sorgen dafür, dass wir weiterleben können.

Aminosäuren, ATP und Mitochondrien

Und doch sind Aminosäuren fundamental wichtig für unseren Energiehaushalt. Sie bauen die Proteine auf, aus denen unsere Zellen bestehen, und auch die Mitochondrien, die Kraftwerke in den Zellen. In diesen speziellen Abteilungen in den Zellen entscheidet sich das Leben, denn hier wird die Lebensenergie ATP produziert. Wie viel Energie verbraucht wird, ist von Organ zu Organ unterschiedlich, deshalb variiert die Anzahl der Mitochondrien in den Zellen ganz erheblich. Die Muskeln haben den höchsten Energieverbrauch, dicht gefolgt von der Leber, dem Gehirn, den Nieren und dem Herz. Die Nervenzellen, Sinnesorgane und Eizellen bersten sozusagen vor Mitochondrien.

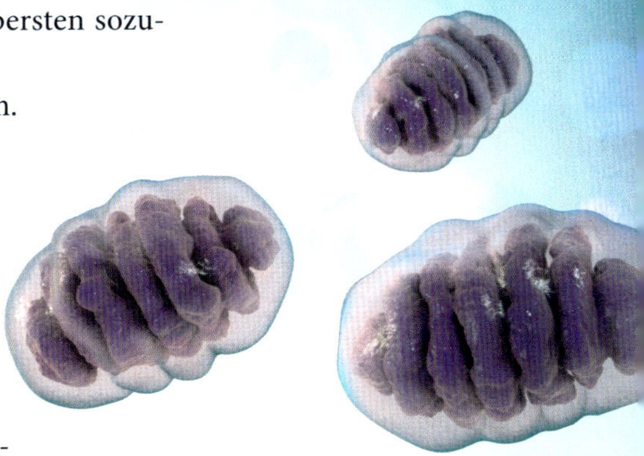

Mitochondrien haben ein eigenes Genom. Sie wachsen, teilen und vermehren sich durch Selbstreplikation. Der Vorgang heißt Mitochondrien-Biogenese. Er entscheidet tagaus, tagein, ob wir unser Energieniveau halten, steigern oder verlieren. Durch eine defekte Biogenese entstehen Muskelerkrankungen, neurodegenerative Erkrankungen, Diabetes mellitus, Fettleibigkeit und vieles mehr. Erschöpfung, Kraftlosigkeit und fehlender Antrieb sind typische Symptome, die zeigen, dass die Mitochondrienleistung gesunken ist.

Aminosäuren stellen aber nicht nur Baumaterial zur Verfügung. Die Aminosäure Arginin liefert das für die Vermehrung der Mitochondrien nötige Stickstoffmonoxid (NO).[34]

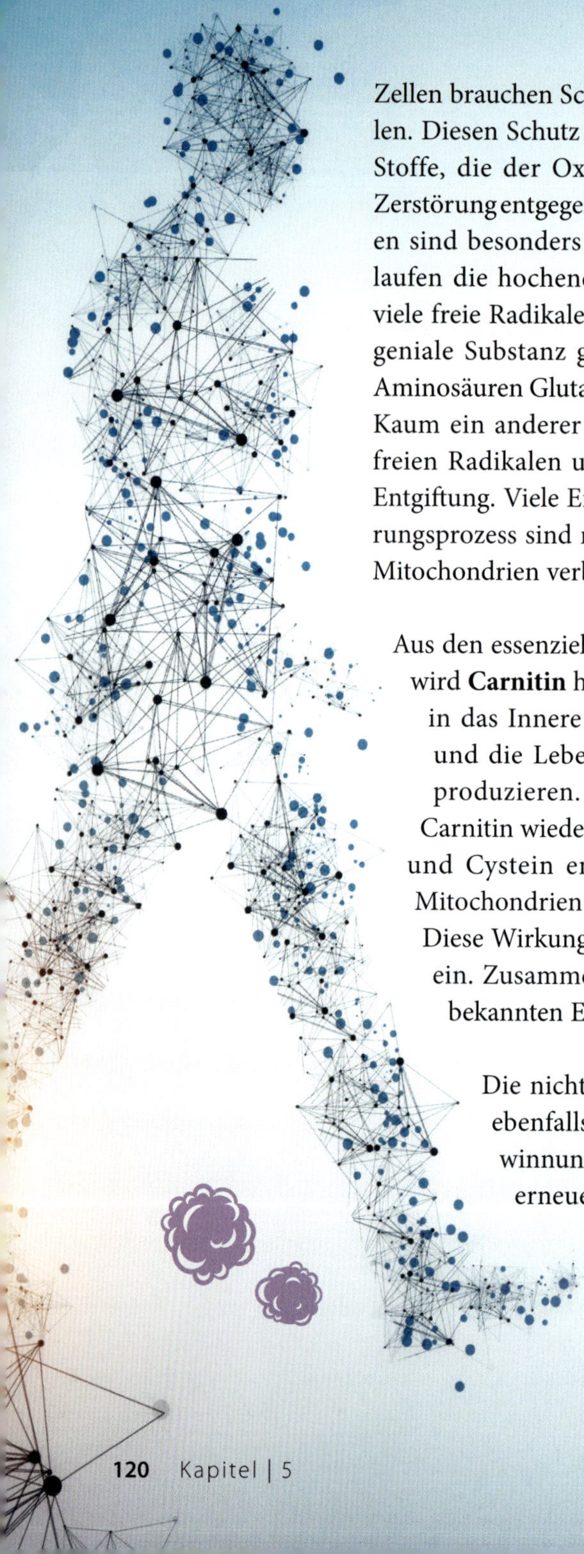

Zellen brauchen Schutz vor freien Radikalen. Diesen Schutz liefern Antioxidantien, Stoffe, die der Oxidation und damit der Zerstörung entgegenwirken. Die Mitochondrien sind besonders auf Schutz angewiesen, denn in ihnen laufen die hochenergetischen Prozesse ab, die besonders viele freie Radikale erzeugen. Die Natur hat uns dafür eine geniale Substanz gegeben: **Glutathion**, das aus den drei Aminosäuren Glutamat, Cystein und Glycin aufgebaut wird. Kaum ein anderer Stoff schützt die Zellen so effektiv vor freien Radikalen und ist obendrein noch ein Meister der Entgiftung. Viele Erkrankungen und nicht zuletzt der Alterungsprozess sind mit einem Mangel an Glutathion in den Mitochondrien verbunden.

Aus den essenziellen Aminosäuren **Lysin** und **Methionin** wird **Carnitin** hergestellt. Es reagiert mit Fettsäuren, die in das Innere der Mitochondrien geschleust werden und die Lebensenergie ATP (Adenosintriphosphat) produzieren. Dabei entstehen Abbauprodukte, die Carnitin wieder entfernen. Beim Abbau von Methionin und Cystein entsteht **Taurin,** das die Aktivität der Mitochondrien ankurbelt und sie gleichzeitig schützt.[35] Diese Wirkung brachte Taurin den Ruf des Fitmachers ein. Zusammen mit Koffein ist Taurin eine Zutat im bekannten Energiegetränk Red Bull.

Die nicht-essenzielle Aminosäure **Glutamin** hat ebenfalls wichtige Aufgaben bei der Energiegewinnung. Alle Zellen, die sich schnell teilen und erneuern, verbrauchen besonders viel Glutamin. Dazu gehören die weißen Blutkörperchen des Immunsystems (Leukozyten) und die Darmzellen. Im menschlichen Körper ist Glutamin die Aminosäure mit dem höchsten Anteil, vor allem im Blut und in den Muskeln ist viel vorhanden, und sie ist die wichtigste nicht-essenzielle Quelle für Stickstoffmonoxid (NO). Mehr NO liefert nur die semi-essenzielle Aminosäure Arginin.

Beim Binden des giftigen Abbauproduktes Ammoniak verwandelt sich **Glutaminsäure** in **Glutamin**. Beide sind strukturell eng verwandt. Glutamin transportiert Ammoniak über das Blut zu den Nieren, wo es ausgeschieden wird. Außerdem trägt Glutamin zur Bildung der energiesteigernden Aminosäure **Arginin** bei. Im Kapitel »Aminosäuren für ein fittes Gehirn«, Seite 141, finden Sie weitere Informationen zum energiespendenden »Adrenalinstoß«.

Aminosäuren im Sport: Muskeln, Kraft, Ausdauer

Die drei essenziellen Aminosäuren Leucin, Isoleucin und Valin haben besondere Eigenschaften: Wenn es um fitte Muskeln und ein leistungsfähiges Herz geht, sind sie Stars. Alle drei sind vom chemischen Aufbau her verzweigtkettige Aminosäuren und werden daher unter dem Namen BCAA zusammengefasst (*Branched-Chain Amino Acids).* BCAA regen die Muskelbildung an und vermehren die Anzahl der Mitochondrien in Muskelzellen und Herzmuskel. Mehr Mitochondrien, also mehr energieproduzierende Kraftwerke in den Zellen, bringen mehr Leistung. BCAA können innerhalb weniger Monate stärker und leistungsfähiger machen. Dazu trägt bei, dass sie dem Eiweißabbau in den Muskeln entgegenwirken und so Muskelverletzungen durch Sport seltener vorkommen. BCAA reduzieren die Bildung von freien Radikalen und schützen die Zellen, was den Alterungsprozess verlangsamt.[36]

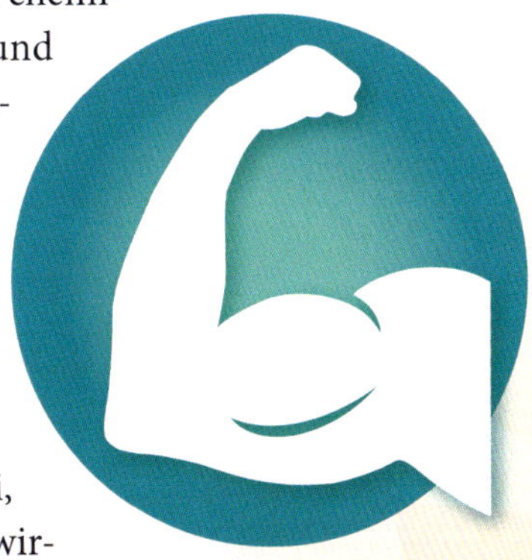

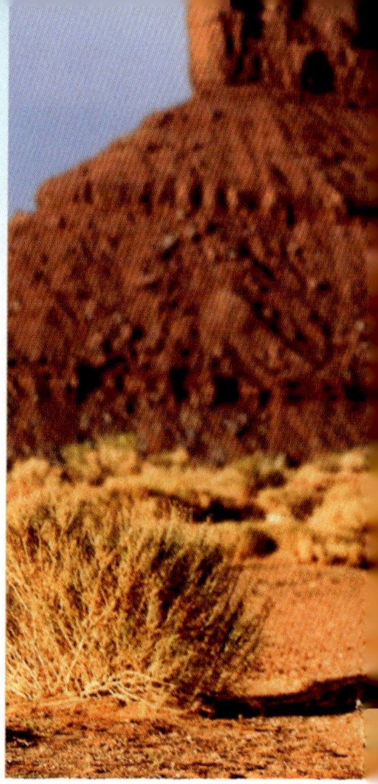

Sportnahrungshersteller reichern ihre Proteindrinks mit BCAA an oder verkaufen das Pulver separat. Übertreiben sollte man es mit der Einnahme allerdings nicht. BCAA aktivieren ein Gen mit dem Namen mTOR in den Muskelzellen, das wie ein Schalter für die Eiweißbildung in den Muskeln wirkt und starke Muskeln aufbaut.[37] Studien zeigten aber auch, dass große Mengen BCAA durch die Aktivierung des mTOR-Gens oxidativen Stress und Entzündungen auslösten und bei einer bestehenden Krebserkrankung die Tumorzellen wachsen ließen.[38] Mehr Informationen über die Vorteile und Risiken der BCAA finden Sie im Kapitel »BCAA: Leucin, Isoleucin, Valin – die Teamarbeiter für kraftvolle Muskeln«, Seite 67. Aber warum sollte man die Risiken isolierter BCAA eingehen, wenn es die Möglichkeit gibt, stärkende Aminosäuren in einer körpergerechten Form einzunehmen?

Studie: Das Meister-Aminosäurenmuster für große körperliche Leistung

Statt isoliert BCAA zu geben, untersuchten Professor Lucà-Moretti und sein Team, welche Wirkung es auf die Leistungsfähigkeit hatte, wenn bei intensiver körperlicher Aktivität das Meister-Aminosäurenmuster MAP als einzige Eiweißquelle verabreicht wurde. Eine 51-jährige Frau erhielt während einer Wüstendurchquerung ausschließlich MAP zur Proteinversorgung. Während dieser Zeit nahm die Muskelmasse zu, ebenso Kraft und Ausdauer. Die Bewegungsmuskulatur bildete sich stärker heraus, Herz und Atmung verbesserten sich und es wurden mehr rote Blutkörperchen gebildet. Dieses Ergebnis bestätigte vorangegangene Untersuchungen. Die Forscher schlossen daraus, dass die alleinige Gabe von MAP als Eiweißquelle in Verbindung mit

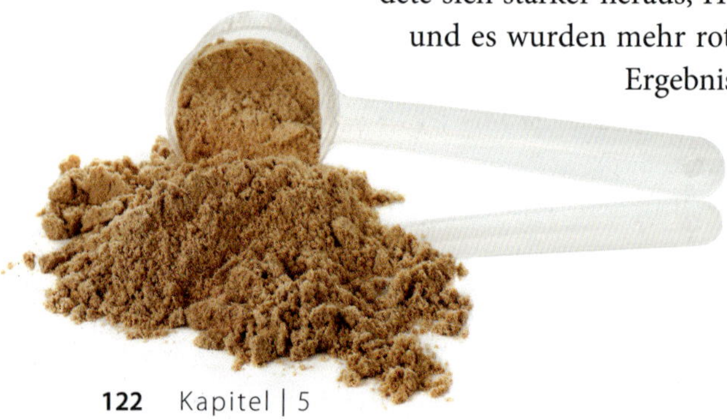

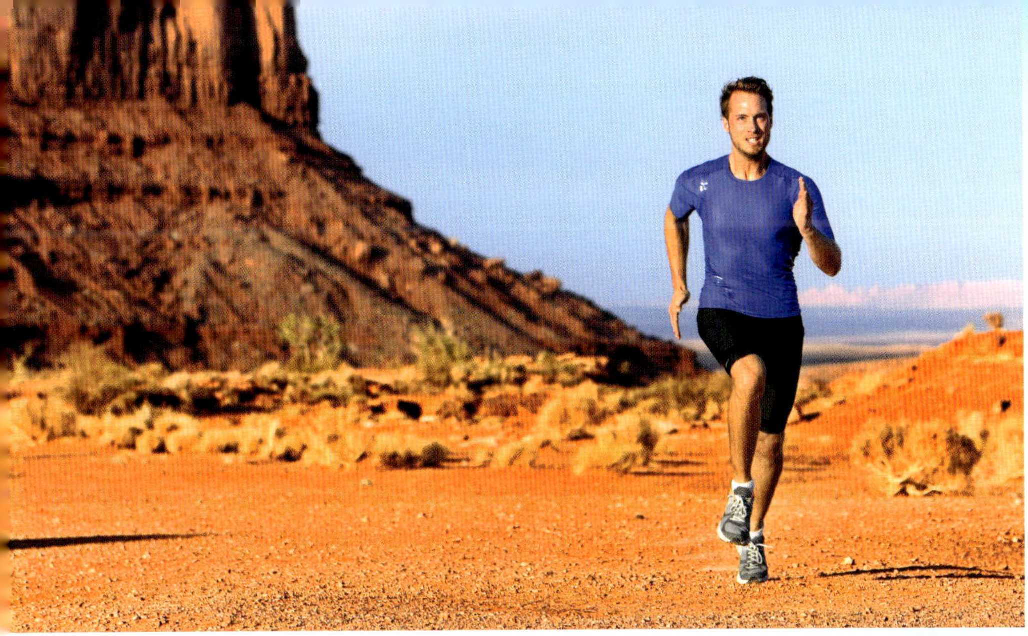

körperlicher Aktivität die Proteinsynthese des Körpers deutlich erhöht, und die körperliche und physiologische Leistung verbessert.[39]

Die klinischen Studien von Professor Lucà-Moretti und seinem Team ergaben: Amateursportler wie Profisportler können ihre körperliche Leistung mit 5–10 Presslingen eines MAP-Produkts, 30 Minuten vor dem Training in Kombination mit der täglich benötigten Menge an Vitaminen, Mineralstoffen und Spurenelementen eingenommen, deutlich steigern. Profisportler sollten während der nächsten Mahlzeit zusätzlich 10 Presslinge einnehmen.

Aminosäuren zur Vorbeugung und Behandlung von Osteoporose

Bei Osteoporose sinkt die Knochendichte fortlaufend, wodurch das Risiko von Knochen- und Wirbelbrüchen steigt. Die Hauptursache ist in einem meist jahrzehntelangem Nährstoffmangel zu suchen, an dem auch eine gestörte Verwertung im Darm beteiligt ist. Aber der Kno-

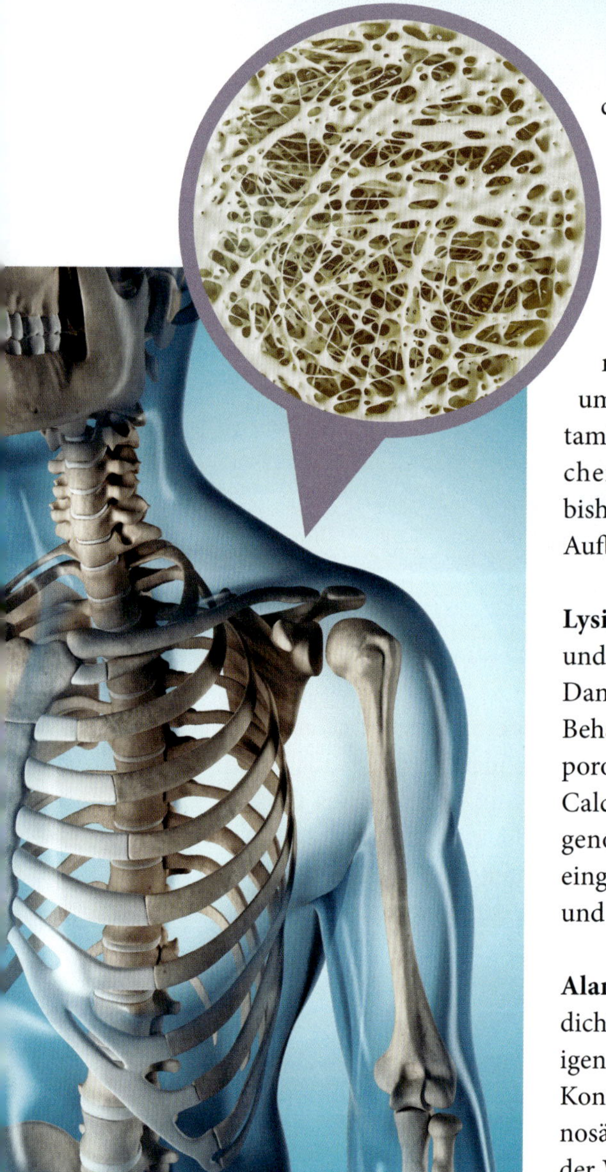

chenabbau kann verlangsamt und Knochensubstanz kann wieder aufgebaut werden. Allerdings sind keine schnellen Ergebnisse zu erwarten. Die Auszehrung der Knochen ist schließlich über Jahre entstanden und braucht wieder Jahre für eine Regeneration im möglichen Rahmen. Calcium, Magnesium, Vitamin D, Vitamin K_2, aber auch Vitamin C sind die Hauptfaktoren für Knochengesundheit. Kaum beachtet wird bisher die Rolle der Aminosäuren für den Aufbau von Knochensubstanz.

Lysin fördert die Aufnahme von Calcium und stärkt den Aufbau von Knochenzellen. Damit ist es eine wichtige Maßnahme zur Behandlung und Prophylaxe gegen Osteoporose. Es ist nicht nur wichtig, genügend Calcium aufzunehmen, es muss auch aufgenommen und an den richtigen Stellen eingelagert werden. Dazu braucht es Lysin und Magnesium.[40]

Alanin und **Glycin** erhöhen die Knochendichte wesentlich, was eine Studie mit eineiigen Zwillingen von 2015 aufzeigt. Bei der Kontrollgruppe, die zusätzlich keine Aminosäuren bekam, war die Knochendichte in der Wirbelsäule deutlich geringer.[41]

Neben Alanin und Glycin erhöhten auch **Arginin**, **Glutaminsäure**, **Prolin** und **Leucin** die Knochendichte. Leucin hatte die stärkste Wirkung. Auch die Eiweißquelle beeinflusste das Ergebnis: Bei einer Mischkost mit tierischem und pflanzlichen Protein war die Osteoporose um 13–19 Prozent geringer als bei rein pflanzlicher Ernährung.[42]

Aminosäuren bei Stress, Depression und Burn-out

Wir kommen mit bestimmten genetischen Anlagen auf die Welt, aber Gene sind kein Schicksal. Unsere Lebensweise, Lebenseinstellung und der Umgang mit Erfahrungen beeinflussen, wie sich diese Disposition äußert. Chronischer Stress beeinflusst in hohem Maße, wie sich Erbanlagen entfalten, unter anderem, indem er den Hirnstoffwechsel verändert. Bei Dauerstress wird weniger Serotonin gebildet. Der Botenstoff ist als Glückshormon bekannt, erfüllt aber noch viele weitere wichtige Aufgaben im Magen-Darm-Trakt, im Herz-Kreislauf-System und im Nervensystem. Ein Mangel an Serotonin äußert sich in Schlafstörungen, Erschöpfung, sinkender Stressresistenz, Kopfschmerzen und Konzentrationsproblemen bis hin zu Angstzuständen, Depressionen und Burn-out. Die Aminosäuren **Tryptophan**, **Phenylalanin** und **5-HTP** (5-Hydroxytryptophan) regen die Bildung von Serotonin an, wobei Phenylalanin eine anregende, aufmunternde Wirkung hat, weshalb man es nicht vor dem Schlafengehen einnehmen sollte.

Wenn genügend **Tryptophan** vorhanden ist, stellt der Körper **5-HTP** her, und daraus Serotonin. 5-HTP hilft beim Einschlafen und man fühlt sich körperlich und seelisch besser, Kopfschmerzen lassen nach und Ängste verschwinden. Außerdem werden Melatonin und Dopamin gebildet sowie Endorphine, die ebenfalls zu den Glückshormonen

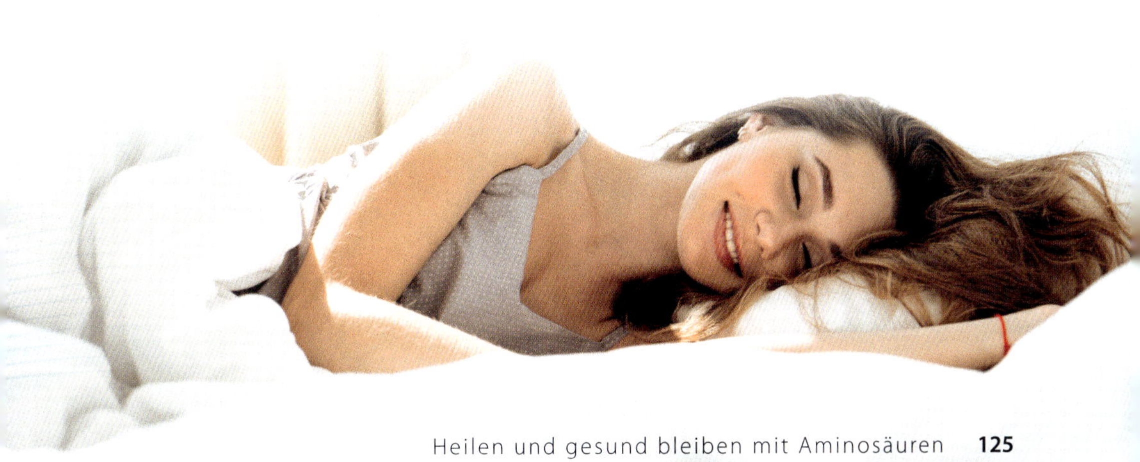

zählen, und Noradrenalin, das den Körper an psychischen und physischen Stress anpasst. Bei Dauerbelastungen findet sich meist ein Serotoninmangel in Verbindung mit einem Überschuss an Noradrenalin, das nun regelrecht aufputscht statt einfach nur anregt.

In Untersuchungen zeigte sich, dass die essenzielle Aminosäure Tryptophan Menschen ausgeglichener macht und Aggressionen verringert. Bei Stress wird deutlich mehr Cortisol ausgeschüttet, was auf Dauer negative Folgen hat. Tryptophan kann den Cortisolspiegel senken.[43]

Aus der essenziellen Aminosäure **Phenylalanin** werden viele Substanzen hergestellt, die bei seelischen und körperlichen Belastungen in größerer Menge gebraucht werden. Dazu zählt **Tyrosin**, das unter anderem an der Bildung von Dopamin, Noradrenalin und Adrenalin beteiligt ist. Dopamin vermittelt das Gefühl, dass wir uns gut fühlen und Lust haben, aktiv zu sein. Adrenalin und Noradrenalin wirken anregend auf Körper und Geist, fahren aber auch die Körperfunktionen hoch, mit denen wir uns an Stresssituationen anpassen. Ein Überschuss an beidem ist entsprechend problematisch. Tyrosin macht insgesamt belastbarer und kann bei langen Arbeitszeiten unterstützen. Studienteilnehmer hielten auch mit wenig Schlaf durch und konnten ihre Aufgaben besser erledigen.[44]

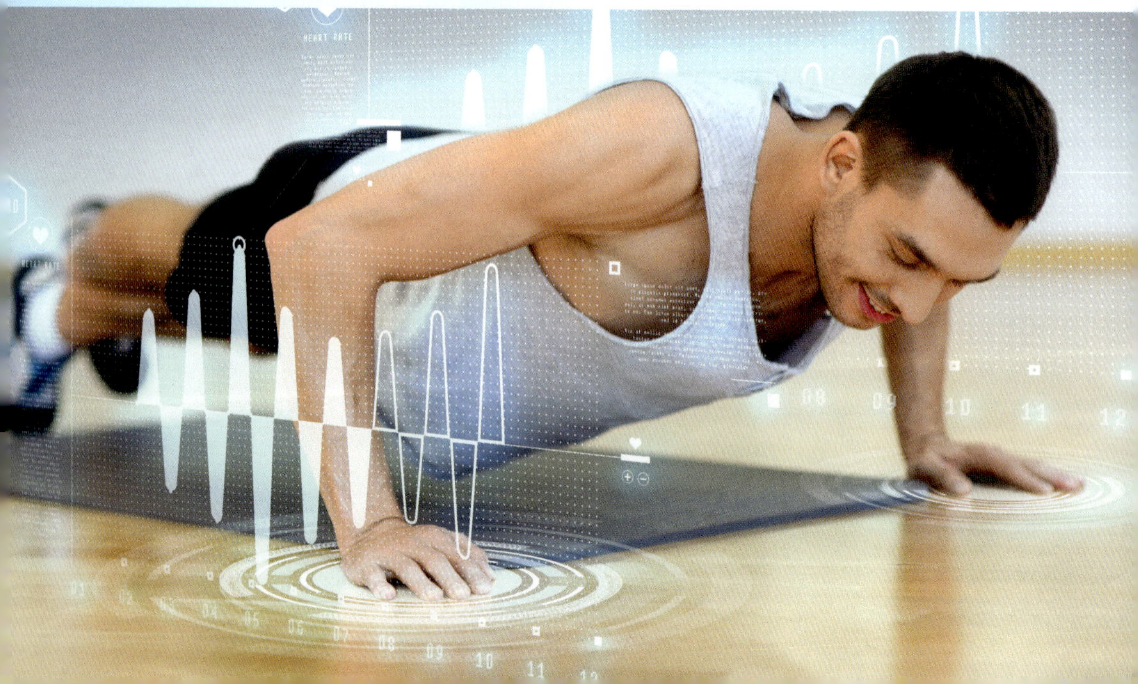

Lysin fördert die Bildung von Serotonin und beruhigt Ängste. Japanische Forscher kombinierten Lysin und **Arginin** und konnten bestätigen, dass beide zusammen mentalen Stress, Unruhe und Ängste beruhigten.[45] Da Arginin Herpes-Viren stärkt und Lysin für sich genommen ebenfalls eine entspannende Wirkungen hat, sollte kein zusätzliches Arginin gegeben werden, wenn Herpes häufiger auftritt.

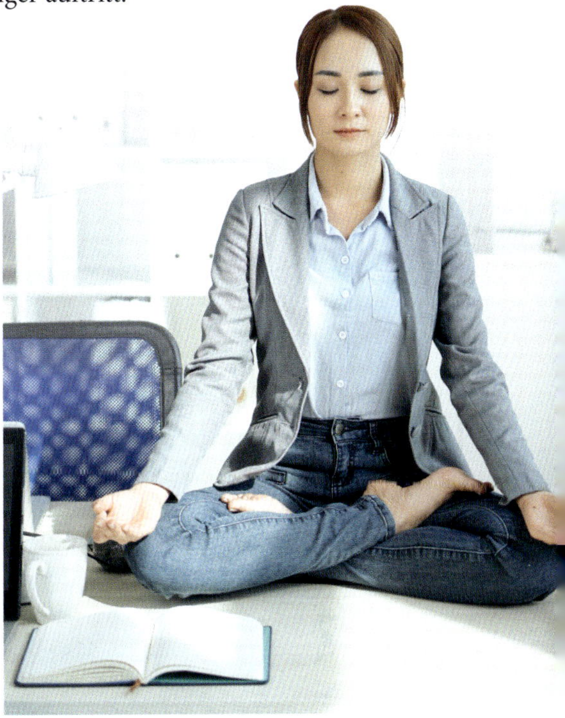

GABA (Gamma-Aminobuttersäure) fördert das Wohlbefinden und sorgt für besseren Schlaf. Der Botenstoff wirkt beruhigend und hilft dabei, leichter mit der Flut an täglichen Eindrücken zurechtzukommen. Als Gegenspieler von Glutamat, das anregt und aufputscht, ist GABA der wichtigste beruhigende Botenstoff im Zentralnervensystem. GABA ist ein natürliches Mittel gegen Stress und Angst. Es mildert innere Unruhe, löst Krämpfe und Muskelverspannungen, verringert die Schmerzempfindlichkeit und wirkt insgesamt ausgleichend. Obwohl GABA und Glutamat gegenteilige Wirkungen im Nervensystem haben, wird GABA aus Glutamat gebildet. Außerdem spielt die essenzielle Aminosäure Tryptophan eine Rolle bei der GABA-Synthese. Tryptophan wird gebraucht, damit der Körper das Glückshormon Serotonin ausschütten kann, das einen wesentlichen Einfluss auf die Bildung von GABA hat.

Theanin kommt fast ausschließlich in grünem Tee vor. Die Aminosäure hat eine ausgleichende Wirkung im Gehirn. Sie entspannt und macht das Denken ruhig, klar und zielgerichtet. In Untersuchungen konnte Theanin erhöhten Blutdruck senken.[46] Zusätzliches Theanin in Form von regelmäßigem Teegenuss kann Stress mildern.

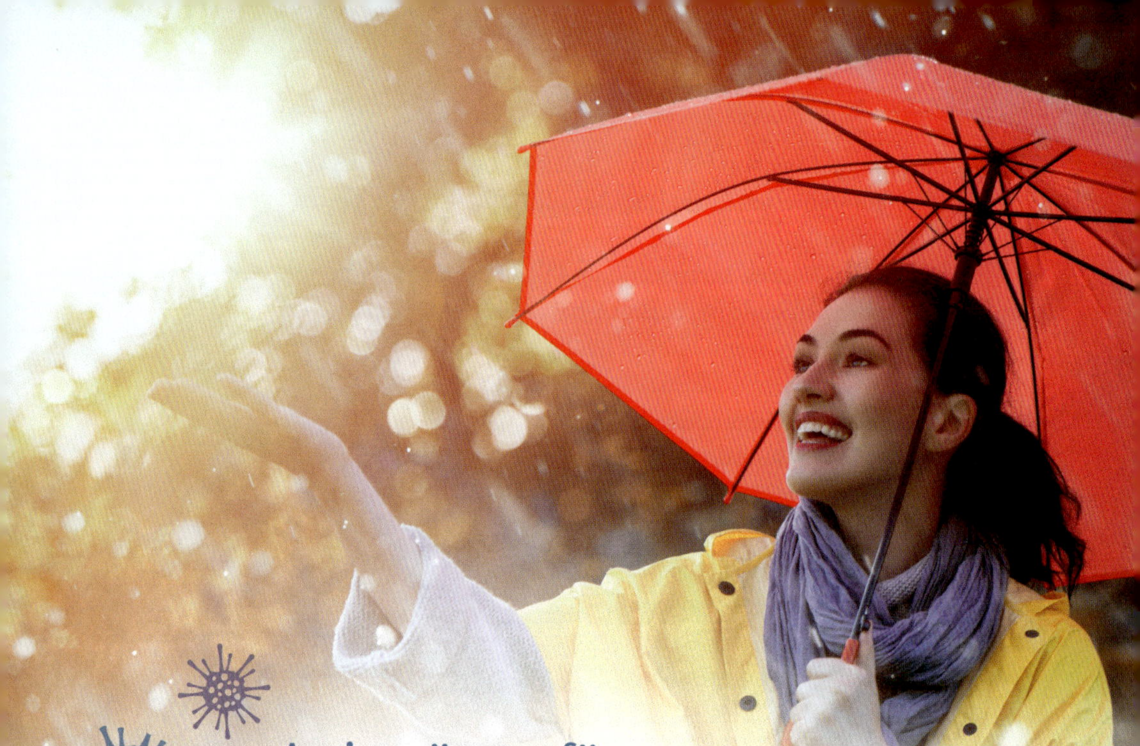

Aminosäuren für ein starkes Immunsystem

Die Immunabwehr ist ein hochkomplexes System, das uns vor Krankheitserregern und körperfremden Stoffen schützt, während sie gleichzeitig körpereigene Vorgänge überwacht. Sie baut Zellschutt ab, entfernt veränderte Körperzellen, aus denen Krebs entstehen kann, und lässt Wunden heilen. Eine Vielzahl von Zellen, Aminosäuren und weiteren Stoffen ist an der Tätigkeit des Immunsystems beteiligt, und bis heute kennen wir nicht den gesamten Umfang. Klar ist, dass die Immunabwehr Aminosäuren braucht, um ihre »Waffen« aufzubauen: von spezialisierten Killerzellen über Antikörper bis zu Botenstoffen. Alle acht essenziellen Aminosäuren sind für ein fittes Immunsystem nötig. Wird eine besondere Immunstärkung gebraucht, können bestimmte Aminosäuren zusätzlich gegeben werden.

Arginin: Besonders bewährt hat sich Arginin als Vorstufe des Stickstoffmonoxids (NO, *Nitric Oxigen*). Dank NO verstärkt Arginin die

chen Schleimhäute gesund, wodurch die Barrierefunktion im Darm erhalten wird und das heute so häufige Leaky-Gut-Syndrom, der durchlässige Darm, vermieden oder geheilt wird. In Studien wurde bei Autoimmunerkrankungen wie Diabetes, Multipler Sklerose (MS), rheumatoider Arthritis, Asthma und Allergien sowie bei Krebs eine positive Reaktion auf Colostrum festgestellt.

Colostrum enthält alle acht essenziellen Aminosäuren plus Alanin, Arginin, Asparaginsäure, Beta-Alanin, Beta-Aminobuttersäure, Citrullin, Cystin, Glutamin, Glutaminsäure, Glycin, Histidin, Lysin, Ornithin, Phosphorethanolamin, Phosphorserin, Prolin, Serin, Taurin und Tyrosin.

Aminosäure Lysin gegen Herpes

Es begann mit der Entdeckung, dass Herpes-Viren im Reagenzglas munter wuchsen, wenn sie Arginin bekamen. Lysin fand dagegen weitaus weniger Anklang. Nun forschte man weiter und stellte fest, dass die Viren tatsächlich kontrolliert werden konnten, wenn mehr Lysin als Arginin vorhanden war. Der Grund: Herpes-Viren bauen Arginin in ihre DNA ein. Das macht sie stark und sie können sich leichter vermehren. Arginin ist genau das, was Herpes-Viren brauchen. Größere Mengen können auch sogenannte schlafende Viren wecken und zum Ausbruch bringen.

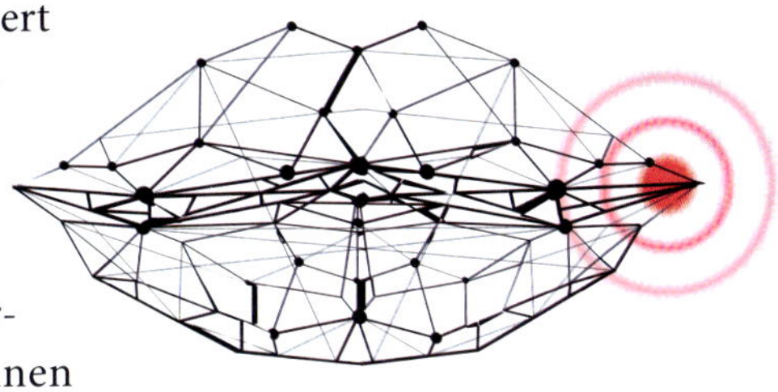

Natürlich brauchen wir beide Aminosäuren, deshalb wäre es keine Lösung, Arginin rundum zu meiden. Das ist ohnehin kaum machbar, weil Arginin in sehr vielen Nahrungsmitteln vorkommt, von Fleisch und Fisch, die je nach Sorte pro 100 Gramm bei 1000 bis mehr als 2000 Milligramm liegen, über Nüsse, Kerne und Samen, Mandeln und Kakao bis zu Linsen, die mit 1890 Milligramm Arginin aufwarten. Bei

Sojabohnen sind es 1900 Milligramm.[47] Arginin ist wichtig, deshalb versorgt uns die Natur reichlich damit. Alle Nahrungsmittel enthalten auch Lysin, aber meist ist der Anteil an Arginin deutlich höher. Was also tun?

Arginin und **Lysin** sind Gegenspieler und konkurrieren miteinander um die Aufnahme im Darm. Ist mehr Lysin vorhanden, baut das Herpes-Virus irrtümlich Lysin in seine DNA ein, wodurch das Wachstum unterbunden wird. Die Lösung besteht in einem sensiblen Austarieren, bei dem Arginin bis zu einem gewissen Grad vermieden und Lysin erhöht wird, zum Beispiel mit einem Lysin-Nahrungsergänzungsmittel. Davon kann man täglich 500 Milligramm (das ist in der Regel eine Kapsel) zu sich nehmen, bei beginnendem Herpes-Ausbruch auch deutlich mehr (1500–3000 Milligramm je nach Schwere). Je früher die Einnahme, desto besser. Die optimale Wirkung tritt ein, wenn eine gute Grundversorgung mit den acht essenziellen Aminosäuren im ausgewogenen Verhältnis sichergestellt ist. Eine lysinreiche und argininarme Ernährung kann Rückfälle vermeiden oder zumindest deutlich verringern. Schokoladenkuchen, Nusstörtchen, leckere Kokosriegel und knusprige geröstete Kichererbsen fallen dann allerdings durchs Raster. Wenn das Immunsystem stabilisiert ist, können argininhaltige Speisen in moderatem Umfang gegessen werden, am besten in Verbindung mit Lysin (zum Beispiel eine Kapsel mit 500 Milligramm).

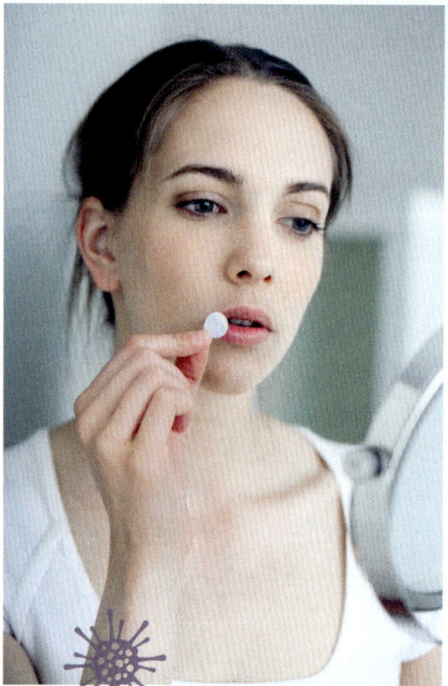

Hilfreich bei Herpes ist außerdem Vitamin C. In Untersuchungen bekämpfte das Supervitamin Viren allgemein, und auch das Herpes-Virus wurde zurückgedrängt. Herpes-Viren bleiben lebenslang im Körper. Sie kapseln sich an Nervenknoten ein und sind dann für das

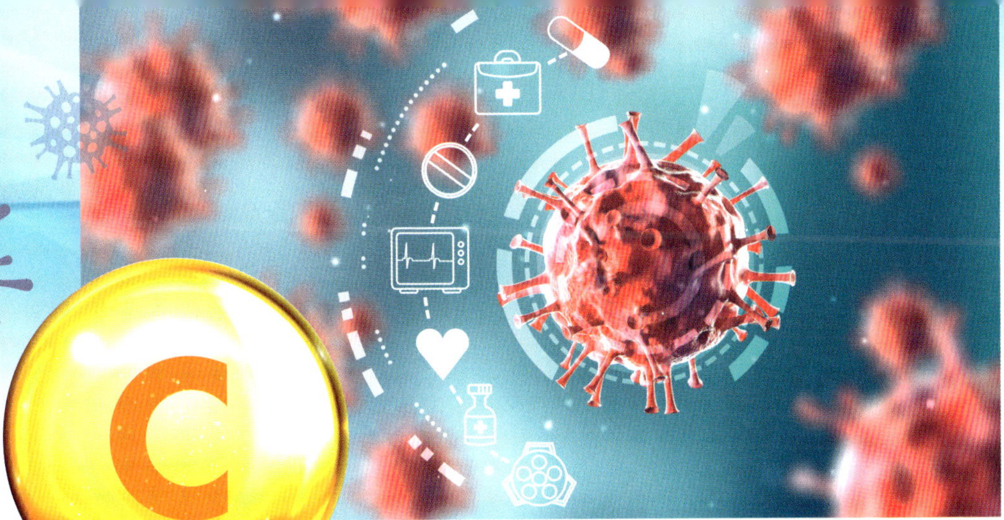

Immunsystem nicht erreichbar. Lysin und Vitamin C stärken das Immunsystem, das wie ein Wächter vor dem Tor einen möglichen Ausbruch kontrolliert. Bricht das Virus trotzdem aus, in der Regel bei geschwächtem Immunsystem oder bei einer hohen Argininzufuhr, bekämpfen Lysin und Vitamin C das Virus jedes auf seine Weise.

In diesem Buch weise ich immer wieder auf den Zusammenhang zwischen Arginin, Lysin und Herpes-Infektionen hin. Das geschieht aus gutem Grund: Herpes simplex wie auch Herpes zoster sind Infektionen, die dringend unter Kontrolle gehalten werden müssen. Was wie ein kleinerer oder größerer Pustel aussieht, kann sich zu ernsthaften neurologischen oder anderen Problemen auswachsen.

Aminosäuren zur Entgiftung

Unser Körper entgiftet jeden Tag. Dieser natürliche Hausputz entsorgt Schwermetalle, chemische Substanzen und andere Schadstoffe. Entgiftung ist ein wesentlicher Teil der Zellregeneration, und je besser wir entgiften, desto gesünder sind wir. Mangelnde Entgiftung zerstört die Zellen und macht krank bis hin zum Tod. Die Folgen können sich überall bemerkbar machen, beispielsweise als Anfälligkeit für Infekte,

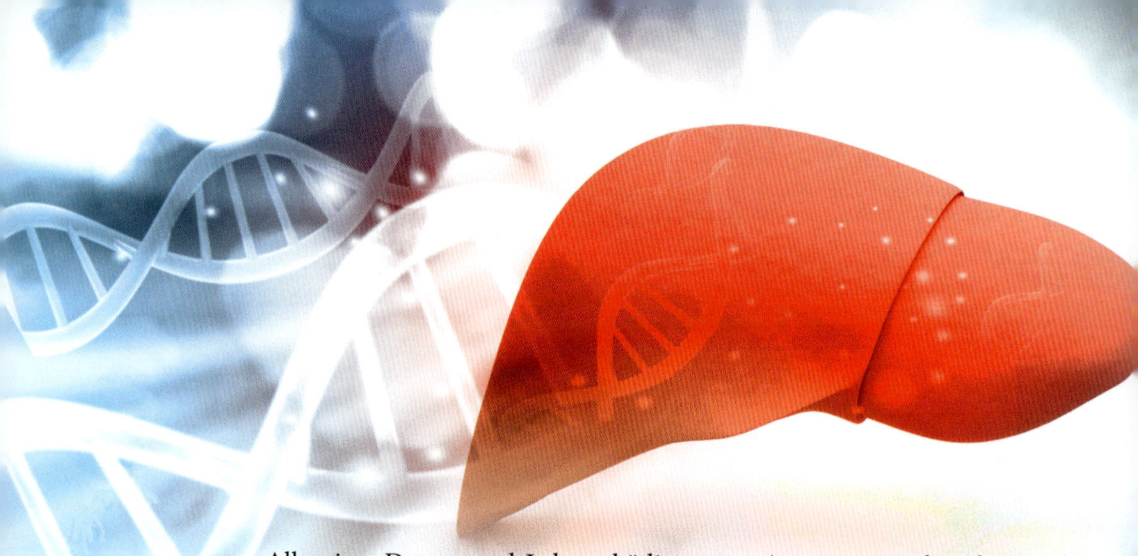

Allergien, Darm- und Leberschädigungen, Autoimmunerkrankungen, Lungen- und Atemwegserkrankungen, Herz-Kreislauf-Erkrankungen, Nierenschäden, neurologische und psychische Beschwerden, Infertilität und Fehlgeburten bis hin zu Krebs. Die Kraftwerke der Zellen, die Mitochondrien, werden als Erste in Mitleidenschaft gezogen.

Oft wird übersehen, dass nicht nur Vitamine, Mineralstoffe und gesunde Fette für die Ausleitung notwendig sind, sondern auch Proteine. Entgiftungsprogramme, die Gemüsesäfte & Co. empfehlen, ohne Proteine zu berücksichtigen, können mehr schaden als nutzen. Das komplexe Enzymsystem, das schädliche Substanzen abbaut und umwandelt, wird aus Aminosäuren aufgebaut. Das geschieht über drei Entgiftungsphasen, in denen die Leber stark gefordert ist. Das gesamte Blut unseres Körpers fließt durch die Leber, wo es gefiltert wird. Eine gesunde Leber kann bis zu 100 Prozent der Bakterien, Endotoxine, sonstige Schadstoffe und Antigen-Antikörper-Komplexe aus dem Blut entfernen. In Phase I werden die Schadstoffe in der Leber neutralisiert, in Phase II an Schwefel gebunden und mit der Gallenflüssigkeit ausgeschieden. Dafür werden die schwefelhaltigen Aminosäuren **Cystein** und **Methionin** gebraucht. Phase III besteht darin, die gelösten Stoffe zu binden und über den Darm aus dem Körper zu entfernen.

Wichtig für den Entgiftungsprozess sind auch **Glycin, Taurin** sowie **Arginin**, **Citrullin**, **Ornithin** und **Asparaginsäure**, über die Ammoniak entgiftet wird. Wenn wir über Entgiftung sprechen, ist auch immer **Glutathion** mit von der Partie. Das Tripeptid wird aus den drei Aminosäuren Glutaminsäure, Cystein und Glycin gebildet, daher der Name. Glutathion ist ein Meister darin, den Körper zu schützen, zu reinigen und zu heilen. Es schützt die Zellen vor Schäden durch freie Radikale, ist wichtig für das Immunsystem und leitet Schwermetalle und Schadstoffe aller Art aus. Dazu zählen Quecksilber, Cadmium und Blei. Ein niedriger Glutathionspiegel im Blut weist auf eine geschwächte Immunabwehr hin.

Wenn Ihr Körper mit allen acht essenziellen Aminosäuren gut versorgt ist, kann er die genannten, semi- und nicht-essenziellen Aminosäuren selbst herstellen. So kann er regelmäßig und wirksam entgiften und entschlacken. Falls es Anlass gibt über eine zusätzliche Gabe an einzelnen Aminosäuren nachzudenken, gibt eine Aminosäurenblutanalyse genaue Auskunft.

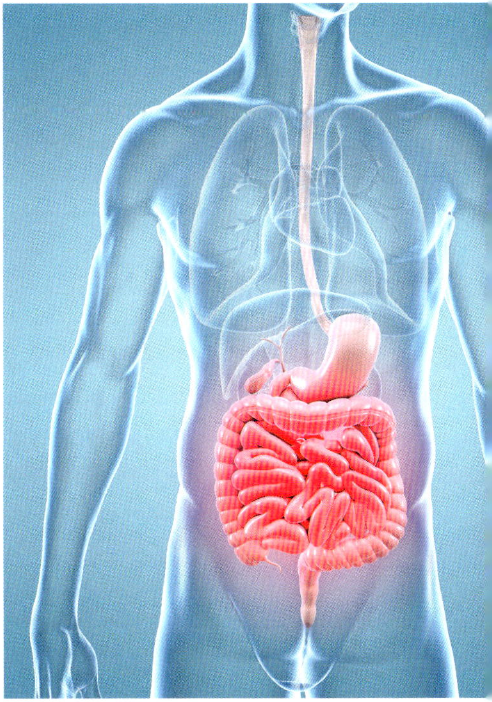

Aminosäuren für einen gesunden Darm

Der Darm ist ein rundum erstaunliches Organ. Er kann 5–7,5 Meter lang werden, hat aber nur einen Durchmesser von einigen Zentimetern. So kommen 30–40 Quadratmeter Oberfläche zusammen, wenn man die zahllosen winzigen Fältchen und Zotten seiner Schleimhaut ausbreiten würde. Die Forschung hat gezeigt, dass der Darm nicht nur ein hochsensibles Organ ist, das über die Darmflora das Gehirn beeinflusst, sondern auch Sitz des Immunsystems. 70 Prozent der Abwehrzellen sind im Darm angesiedelt. Neben seinen Auf-

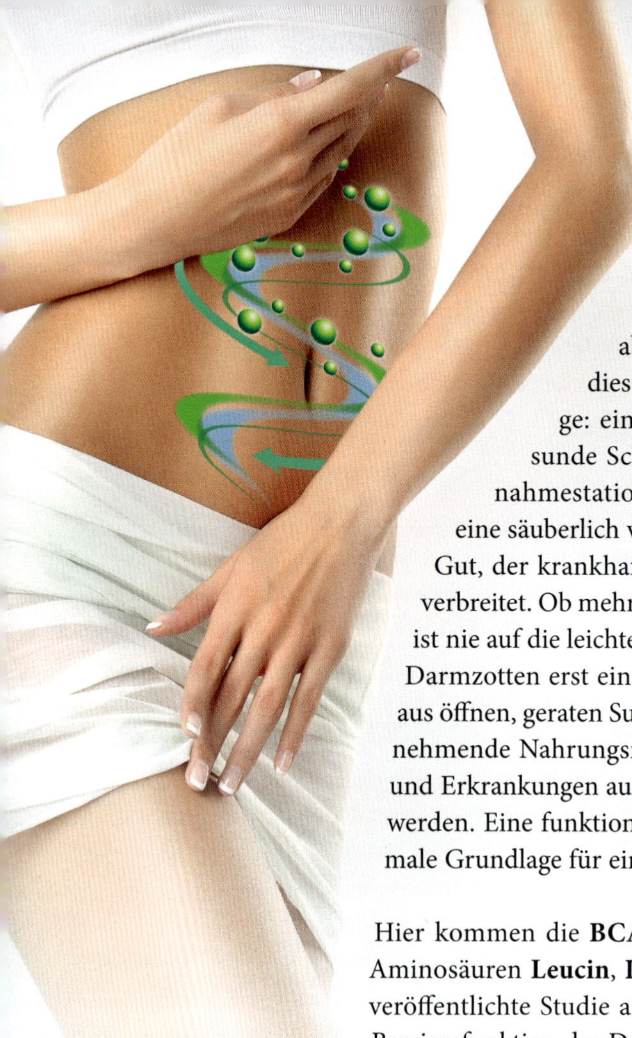

gaben bei der Verdauung muss er noch dafür sorgen, dass unerwünschte Stoffe wie Keime nicht in den Blutkreislauf gelangen, erwünschte wie Nährstoffe aber eben doch. Damit der Darm all dies erledigen kann braucht er zwei Dinge: eine gesunde Darmflora und eine gesunde Schleimhaut, die gleichzeitig als Aufnahmestation und Barriere fungieren und das eine säuberlich vom anderen trennen können. Leaky Gut, der krankhaft durchlässige Darm, ist heute weit verbreitet. Ob mehr oder weniger ausgeprägt, Leaky Gut ist nie auf die leichte Schulter zu nehmen. Wenn sich die Darmzotten erst einmal über das verträgliche Maß hinaus öffnen, geraten Substanzen in den Körper, die ernstzunehmende Nahrungsmittelunverträglichkeiten, Allergien und Erkrankungen auslösen, die mit der Zeit zerstörerisch werden. Eine funktionstüchtige Darmbarriere ist die optimale Grundlage für einen gesunden Körper.

Hier kommen die **BCAA** ins Spiel, die verzweigtkettigen Aminosäuren **Leucin**, **Isoleucin** und **Valin**. Wie eine 2018 veröffentlichte Studie an Tieren zeigte, sind BCAA an der Barrierefunktion des Darms beteiligt. Gibt man BCAA, bilden sich mehr Darmschleimhautzellen, und Aminosäuren und Glukose werden besser aufgenommen. Die Zahl der wünschenswerten probiotischen Bakterien nimmt zu. Die Beweislage war so überzeugend, dass die Wissenschaftler BCAA als Schlüsselsubstanzen für die Darmgesundheit bei Tieren und Menschen einstuften.[48]

BCAA sind nicht die einzigen Aminosäuren, von denen der Darm profitiert. Frühere Untersuchungen belegen, dass Aminosäuren eine wichtige Rolle für die Darmgesundheit bei Mensch und Tier spielen. Dazu gehören Glutamin, Arginin, Glycin, Lysin, Threonin und schwefelhaltige Aminosäuren wie Methionin.[49]

Glutamin hilft gesunde Darmzellen aufzubauen, repariert die Darmschleimhaut und bessert entzündliche Darmerkrankungen, Reizdarm und Durchfall. Dauerstress setzt dem Darm stark zu. Glutamin stärkt den Darm und wirkt über Gehirn und Darm ausgleichend bei Stress.

Tierversuche mit **Tryptophan** eröffnen eine neue Perspektive für die Behandlung von entzündlichen Darmerkrankungen wie Morbus Crohn. Nachdem die Tiere Tryptophan bekommen hatten, entwickelten sie Immunzellen, die sich positiv auf den Darm auswirken.

Diese Immunzellen werden durch ein bestimmtes Bakterium gebildet, das sich mithilfe von Tryptophan entwickelt.[50]

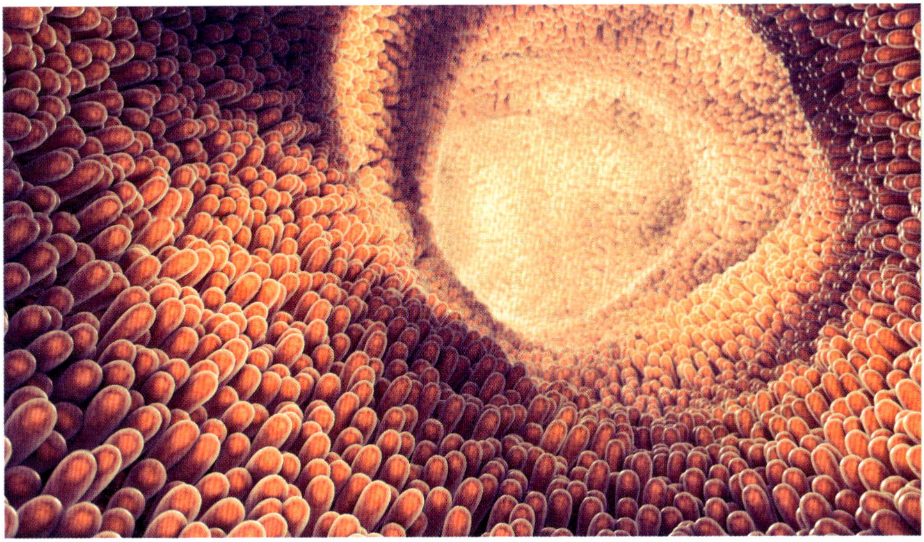

Aminosäuren bei Lebererkrankungen

Bei allen Lebererkrankungen ist Schonung angesagt. Ob akute oder chronische Leberentzündung (Hepatitis), Leberschäden, Fettleber, Leberzirrhose, Leberkrebs oder autoimmune Lebererkrankungen – in allen Fällen kann die Leber ihre arbeitsintensiven Aufgaben weniger gut bewältigen. Die verzweigtkettigen Aminosäuren Leucin, Isoleucin und

Valin (BCAA) können unterstützen, weil sie nicht über die Leber verstoffwechselt werden müssen.[51] Als essenzielle Aminosäuren sorgen sie für den Aufbau anderer Aminosäuren und gleichen eine ungenügende Verwertung anderer Aminosäuren über die Leber bis zu einem gewissen Grad aus. Die Gabe von BCAA ist noch aus einem weiteren Grund sinnvoll: Bei Lebererkrankungen sind weniger BCAA im Blutplasma vorhanden. Dadurch erhöht sich der prozentuale Anteil an den Aminosäuren Phenylalanin, Tyrosin und Tryptophan. Da BCAA und sogenannte aromatische Aminosäuren um die gleichen Transportwege in das Zentralnervensystem konkurrieren, gerät die Bildung wichtiger Neurotransmitter im Gehirn aus dem Gleichgewicht. Die Folgen können Konzentrationsschwäche und Schlafstörungen (hepatische Enzephalopathie) sein, und das Erinnerungsvermögen lässt nach. Der Mangel an BCAA wirkt sich außerdem auf die Ammoniakentgiftung aus.

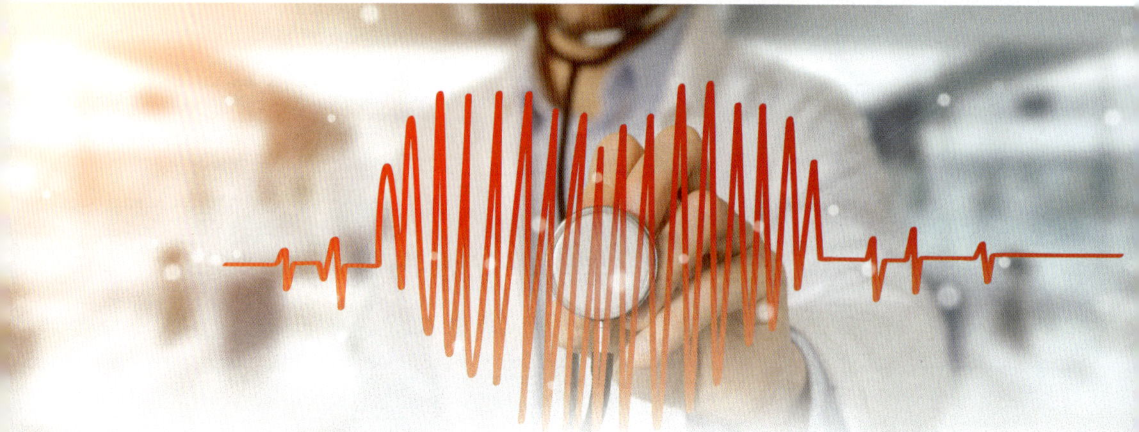

Aminosäuren für ein gesundes Herz

Fast die Hälfte aller Todesfälle in den Industrieländern wird durch Herz-Kreislauf-Erkrankungen verursacht. Die häufigsten Risikofaktoren sind erhöhte Blutfettwerte, Diabetes Typ 2, Bluthochdruck, Fettleibigkeit, Dauerstress, Rauchen, Bewegungsmangel und Hyperhomocysteinämie, eine Störung im Stoffwechsel schwefelhaltiger

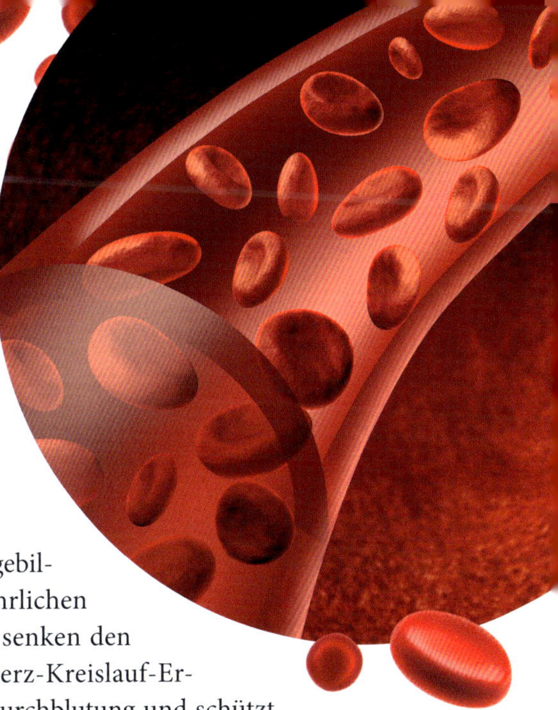

Aminosäuren, die mit einem hohen Homocysteinwert im Blut verbunden ist. Eine gute Grundversorgung mit allen acht essenziellen Aminosäuren ist die Basis für ein gesundes Herz-Kreislauf-System.[52] Darüber hinaus wirken sich folgende Aminosäuren positiv aus:

Aus **Arginin** wird Stickstoffmonoxid (NO) gebildet, das die Gefäße weitet und sie vor gefährlichen Ablagerungen schützt. Erweiterte Arterien senken den Blutdruck, wodurch das Risiko für eine Herz-Kreislauf-Erkrankung weiter sinkt. NO verbessert die Durchblutung und schützt vor Thrombosen. Arginin beugt so nicht nur vor, sondern kann bereits bestehenden Bluthochdruck regulieren und Arteriosklerose und Durchblutungsstörungen verbessern.[53]

Die schwefelhaltige Aminosäure **Cystein** wirkt hohem Blutdruck entgegen, indem sie **Glutathion** bildet. Das senkt oxidativen Stress, verbessert die Insulinresistenz und den Zuckerstoffwechsel. Es werden weniger AGE gebildet (*Advanced Glycation Endproducts*). AGE entstehen durch die Kombination von Eiweiß und Zucker, sowie beim Erhitzen der Nahrung auf über 120 Grad. AGE können nicht verstoffwechselt werden und haben deshalb keinen Nutzen für den Körper. Sie müssen ausgeschieden werden, ein Überschuss wird im Körper eingelagert und kann gesundheitliche Probleme nach sich ziehen. AGE kurbeln die Zellalterung an. Weniger AGE-Bildung entlastet die Nieren und erzeugt weniger Ablagerungen in Knorpeln und Gelenken. Studien aus mehr als 20 Jahren zeigten eine Beteiligung der AGE an Arteriosklerose, Herzerkrankungen und Herzinfarkt, Diabetes Typ 2, Sehverlust und mehr.[54]

Taurin für das Herz: Keine andere schwefelhaltige Aminosäure kommt in den Zellen häufiger vor als Taurin. Es ist deshalb überall im Körper vorhanden, vor allem im Herz und der Netzhaut des Auges (Retina). In den Herzmuskelzellen erleichtert Taurin die Aufnahme von Calcium und Kalium und stabilisiert die Zellwände, indem es mit Phospholipiden zusammenwirkt. Taurin ist am Fettverdauungsprozess beteiligt und kann Stoffwechselentgleisungen verhindern und das metabolische Syndrom verbessern. Das Herz wird insgesamt durch Taurin gestärkt. Das Risiko für Herz-Kreislauf-Erkrankungen wie Arteriosklerose sinkt.

Aminosäuren halten das Herz gesund – eine Studie aus dem Jahr 2015

Wer große Mengen an bestimmten Aminosäuren zu sich nimmt, sei es über Fleisch oder Gemüse, hat einen niedrigeren Blutdruck, elastischere Arterien und seltener Arteriosklerose – so das Ergebnis einer Studie aus dem Jahr 2015.[55] Die Wissenschaftler hatten die Daten von 1898 weiblichen Zwillingen im Alter von 18 bis 75 Jahren ausgewertet. Anhand eines Fragebogens zu den Essgewohnheiten wurde berechnet, wie viel von den Herz-Kreislauf schützenden Aminosäuren Arginin, Cystein, Glutaminsäure, Glycin, Histidin, Leucin und Tyrosin im Essen enthalten waren. Sie fanden heraus, dass diese Aminosäuren das Risiko von Herz-Kreislauf-Erkrankungen genauso senkten wie eine Änderung der Lebensgewohnheiten, zum Beispiel in Form von mehr Bewegung, weniger Salz oder Raucherentwöhnung. Die Testpersonen, die mehr Aminosäuren aus pflanzlichen Quellen aßen, hatten einen niedrigeren Blutdruck, und diejenigen, die tierische Quellen bevorzugten, hatten elastischere Arterien.

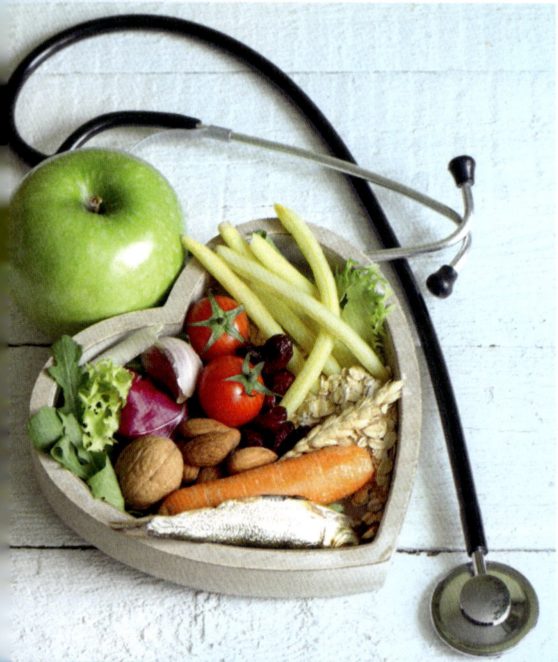

Aminosäuren für ein fittes Gehirn

Mit den richtigen Aminosäuren für Ihr Gehirn ausgestattet, entdecken Sie »den Unterschied, der einen Unterschied macht« (Gregory Bateson). Gut versorgt produziert Ihr Gehirn die Neurotransmitter, Hormone, Nervenzellen und Enzyme, die für Konzentration und Gedächtnis, Verhalten und Motorik, gute Stimmung, Ausgeglichenheit und selbst Kreativität gebraucht werden. Räumliche Wahrnehmung und die Sinnesorgane – überall sind Aminosäuren beteiligt.

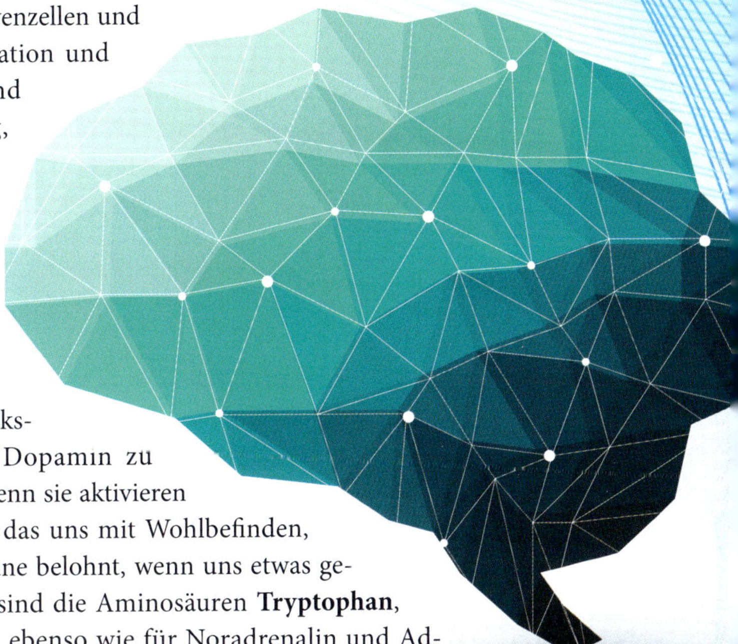

In den Medien sind die Glückshormone Serotonin und Dopamin zu Stars avanciert. Zu Recht, denn sie aktivieren das Zentrum des Gehirns, das uns mit Wohlbefinden, Optimismus und guter Laune belohnt, wenn uns etwas gelungen ist. Ihre Vorstufen sind die Aminosäuren **Tryptophan**, **Phenylalanin** und **Tyrosin**, ebenso wie für Noradrenalin und Adrenalin, die uns den berühmten Adrenalinstoß versetzen. Serotonin, Dopamin und Adrenalin gleichen aus und stärken die Nerven, lassen Müdigkeit verschwinden und spenden anhaltende Energie. Sie halten den Blutzuckerspiegel, der äußerst wichtig für das Gehirn ist, konstant. Ein Mangel löst Entzündungen aus, wodurch die Energieproduktion in den Mitochondrien der Gehirnzellen (ATP) sinkt. Daraus können sich Alzheimer, Parkinson oder ALS (amyotrophe Lateralsklerose) entwickeln.

Glutamin stellt rund 60 Prozent der freien Aminosäuren im Körper, also den Löwenanteil. Die nicht-essenzielle Aminosäure liefert Energie für Gehirn und Muskeln und, ebenso wichtig: Sie baut die Kampf-

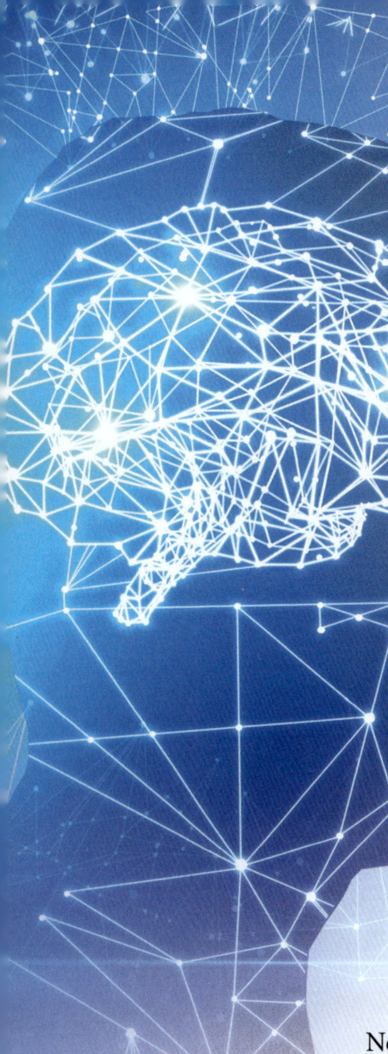

truppe des Immunsystems, die Lymphozyten, und die Darmschleimhaut auf. Der Darm, die Nieren und das Immunsystem verbrauchen große Mengen an Glutamin, und in Belastungssituationen steigt der Verbrauch enorm. Dann wird das Glutamin aus den Muskeln und dem Blut geholt, es sei denn, wir führen Glutamin zu. Glutamin hat einen deutlich anabolen, muskelaufbauenden Effekt, deshalb lieben Sportler, Athleten und Bodybuilder Sportnahrung mit Glutamin. Glutamin belebt das Gehirn. Es macht wach, konzentriert, schärft das Denken und kann sexuell anregend wirken. Über seine Verbindung zur Glutaminsäure schleust Glutamin Schadstoffe aus dem Gehirn. Das regt die Hirntätigkeit zusätzlich an. Zu viel Glutamin, vor allem in Form von Glutamat aus der Nahrung, beispielsweise in Chinalokalen, bewirkt eine Überregung und kann das Gehirn schädigen.[56]

Neuere Forschungen haben gezeigt, dass die schwefelhaltige Aminosäure **Taurin** die Bildung neuer Gehirnzellen fördert. Die Wirkung war in den Bereichen besonders stark, die für das Gedächtnis wichtig sind. Denkleistung, Informationsverarbeitung und Erinnerungsvermögen nehmen wieder zu. Da Taurin die Mitochondrienfunktion verbessert, steht außerdem mehr Energie zur Verfügung. Im Alter sinken die Taurinwerte in der Regel deutlich ab, wodurch sich die Zellen in Gehirn, Nerven, Herz und Nieren weniger gut regenerieren können. Mit genügend Taurin altert das Gehirn langsamer. Neurologische Erkrankungen und Schäden können sich zurückbilden.

Aminosäuren gegen freie Radikale

Altern beginnt in den Zellen. Gut versorgte und geschützte Zellen altern langsamer. Wenn wir dieses einfache Prinzip beachten, haben wir viel gewonnen. Zellen brauchen Nährstoffe und sie brauchen Antioxidantien, die sie vor dem Angriff freier Radikale schützen. Freie Radikale sind instabile Moleküle, denen ein Elektron in ihrer chemischen Struktur fehlt. Sie wollen sich wieder vervollständigen und attackieren andere Moleküle, denen sie ein Elektron entreißen können. Daraus entsteht eine Kettenreaktion von instabilen Molekülen, die wachsenden Schaden im Körper anrichten. Diesen Vorgang nennt man Oxidation und Antioxidantien schützen davor.

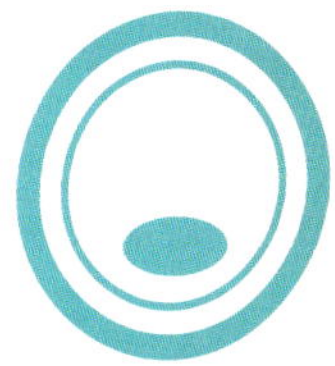

Normale Zelle

Vorzeitiges Altern, Erschöpfung, Müdigkeit, Bluthochdruck, Arteriosklerose, Augenprobleme, Krampfadern, Gelenkbeschwerden bis hin zu Demenz, Schlaganfall, Krebs und mehr sind oxidativem Stress verbunden. Freie Radikale werden ständig im Körper gebildet, vor allem im Energiestoffwechsel in den Mitochondrien. Das lässt sich vergleichen mit einem Ofen: Wenn Holz und Kohlen verbrannt werden, entsteht als natürlicher Abfall Asche, die allerdings harmlos ist, während freie Radikale als Ergebnis der Verbrennung erst richtig gefährlich werden. Chronischer Stress befeuert die Produktion der Radikale, ebenso wie Krankheiten, große körperliche Belastungen und viele Medikamente.

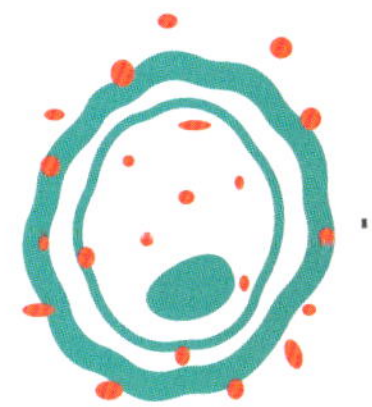

Freie Radikale attackieren Zelle

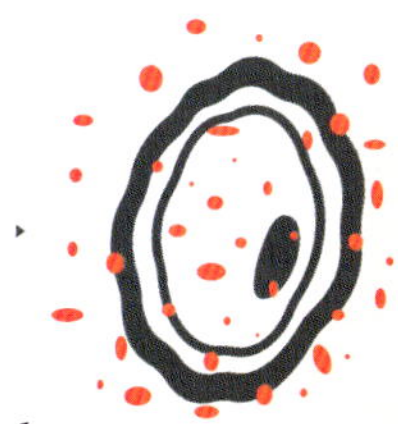

Zelle mit oxidativem Stress

Gesunde Zellen verfügen über die natürliche Fähigkeit, die Elektronenabgabe und -aufnahme im Gleichgewicht zu halten, und sie können Zellschäden reparieren. So können alle Prozesse ablaufen, ohne dass der Körper Schaden nimmt. Freie Radikale kommen auch von außen, durch Umweltgifte, Luftverschmutzung, Ozon, Lebensmittelzusätze, Elektrosmog, Autoabgase und Zigarettenrauch. Der Ansturm ist also gewaltig und umso wichtiger ist es, Zellen und Mitochondrien gesund zu erhalten und ihnen genügend Antioxidantien zur Verfügung zu stellen. Davon gibt es viele: OPC aus Trauben,

Anthocyane aus der Aroniabeere, aus Heidelbeeren und Pflaumen, Carotinoide und Beta-Carotin aus Karotten, Kurkuma und Tomaten, Allicin aus Knoblauch, Astaxanthin aus Algen und Krill, Vitamin C aus der Acerola-Kirsche, Zitrusfrüchten, Paprika und Petersilie, Vitamin E aus Weizenkeimöl, Olivenöl, Nüssen und Gemüsen, Zink aus Nüssen, Kernen, Eigelb und Haferflocken, Selen aus Paranüssen, Kokos und Sesam, und Eisen aus Leber, Weizenkleie, Kürbiskernen und Gerstengraspulver, um nur wenige Beispiele zu nennen.[57] Gesundheit beginnt in der Küche.

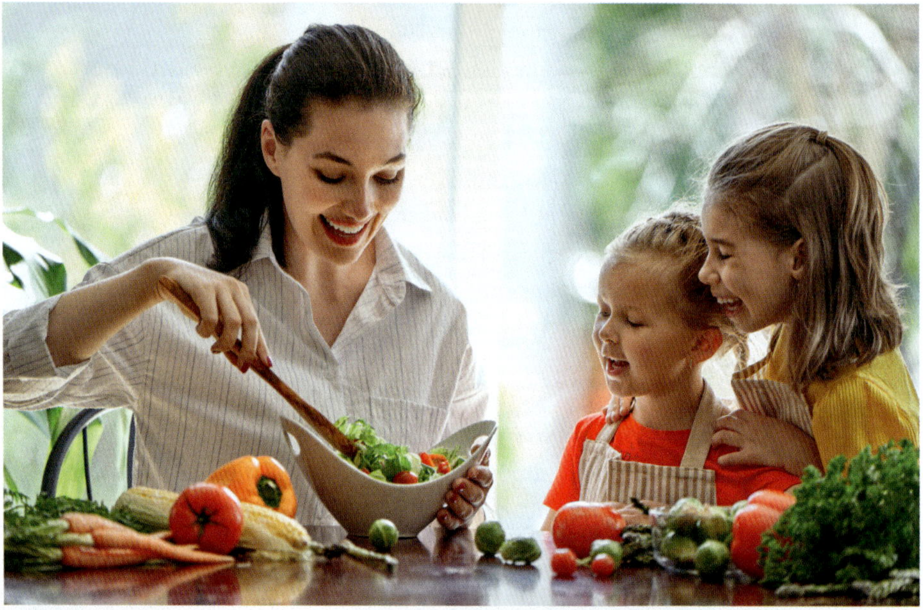

Ein besonders kraftvoller Radikalfänger ist **Glutathion**, ein **Tripeptid**, das aus drei Aminosäuren aufgebaut wird: **Glutaminsäure**, **Cystein** und **Glycin**. Die vielseitige Aminosäure **Arginin**[58] und die beiden schwefelhaltigen Aminosäuren Methionin und Cystein schützen ebenfalls vor dem Angriff freier Radikale und spielen eine wichtige Rolle bei der Entgiftung der Zellen.[59] Freie Radikale machen vor nichts Halt: Auch Proteine können von freien Radikalen angegriffen und durch Antioxidantien geschützt werden.[60]

Hormesis – die Dosis macht das Gift

Sind freie Radikale also der Feind Nr. 1, den wir unter allen Umständen bekämpfen und eliminieren müssen? Die Welt ist nicht so simpel. Giftigkeit ist eine Frage der Menge. Zu viel oder zu wenig – beides ist von Übel. In seinem 1574 erschienenen Werk *Labyrintus und Irrgang der vermeinten Artzet. Item, Siben Defensiones, oder Schirmreden* schrieb der große Arzt und Alchemist Paracelsus den berühmten Satz:

> *Alle Dinge sind Gift, und nichts ist ohne Gift; allein die Dosis macht's, dass ein Ding kein Gift sei.*

Paracelsus machte Experimente zur Beziehung zwischen Dosis und Wirkung. Erklären konnte er es nicht, aber er fand heraus, dass tödliche Substanzen in geringen Dosen genau das Gegenteil bewirken – sie fördern die Gesundheit statt sie zu zerstören. Mehr als 400 Jahre später wurde das Prinzip der Dosis von dem junge Pharmakologen Hugo Schulz (1853–1932) wiederentdeckt. Auf der Suche nach einem wirksameren Desinfektionsmittel prüfte er deren Wirkung auf Hefezellen und stellte zu seiner Überraschung fest: In geringen Dosen regen sie den Zellstoffwechsel und das Wachstum an. Dieser Umkehreffekt wird heute als U-Kurve dargestellt und ist ein wichtiges Prinzip der Pharmakologie. Beispiele für die hormetische Wirkung sind medizinische Substanzen wie Digitalis oder Opium.

Mittlerweile findet die Hormesis nicht nur bei wissenschaftlichen Sonderlingen Anklang.[61, 62] Der Name kommt aus dem Griechischen und bedeutet Anregung, Anstoß.[63] Die Dosis bestimmt also, in welche Richtung der Anstoß gegeben wird. Biologische Systeme wie der Mensch sind selbstregulierend. Sie sind in der Lage, sich an die Bedin-

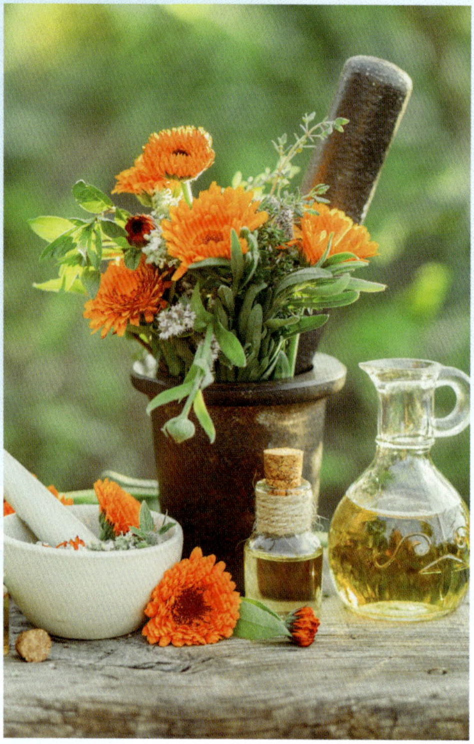

gungen anzupassen und sozusagen aus allem etwas zu machen, solange die Kapazität des Körpers nicht überfordert wird. Einflüsse von außen, die gerade noch tolerierbar sind, oder potenziell schädliche Vorgänge, die im Innern des Körpers entstehen (wie freie Radikale), helfen dem Organismus seine Überlebensstrategien zu verbessern und fit für ernstere Herausforderungen zu werden.

Die Homöopathie verfolgt ein ähnliches Prinzip, indem sie stark verdünnte Giftstoffe zur Heilung von Krankheiten verwendet, deren Symptome denen ähneln, die der Stoff bei Gesunden hervorruft. »Im inneren Wesen der Arzneien gibt es eine verborgene, geistartige Kraft«, erklärte der Begründer der Homöopathie Samuel Hahnemann in seinem Werk *Organon der Heilkunst.* Aus heutiger wissenschaftlicher Sicht kann unter dieser verborgenen, geistartigen Kraft der Umkehreffekt der Natur verstanden werden.[64]

In seinem Buch *Götzen-Dämmerung* schreibt Friedrich Nietzsche: »Was mich nicht umbringt, macht mich stärker«. Auch wenn Nietzsche wohl kaum an Hormesis dachte – mit seinem berühmten Satz brachte er auf den Punkt, dass Hormesis überall wirksam ist, auch in der Psychologie. Hormesis lehrt uns, die Welt nicht in zu einfache, einseitige Vorstellungen zu packen, sondern sie als fließendes Gleichgewicht der Kräfte zu verstehen. Nichts ist immer nur gut oder nur schlecht – dieses Grundprinzip können wir überall finden. Es gilt selbst für freie Radikale, die erklärten Bösewichte, wenn es um Gesundheit, Regeneration und Anti-Aging geht.

Mitohormesis – auch freie Radikale können nützlich sein

Große Mengen an freien Radikalen zerstören die Zellen und beschleunigen den Alterungsprozess. Kleine Dosen dagegen regen die Abwehrkraft an. Der Effekt ist mittlerweile wissenschaftlich gut belegt.[65] Die Wirkung in den Zellen wird als Mitohormesis bezeichnet. Gifte, Stress, Kälte, Hunger, starke körperliche Aktivität und andere erwiesenermaßen schädliche Einflüsse rufen in kleinen Mengen einen Reiz im Organismus hervor, der die Selbstregulation aktiviert.[66] Die Mitohormesis beschreibt, wie durch die Energieproduktion in den Mitochondrien mehr freie Radikale in der Zelle gebildet werden, wodurch letztlich die zelleigene Abwehr gegen Sauerstoffradikale in Gang gesetzt wird. Könnten und würden wir die Bildung sämtlicher freier Radikale unterbinden, wäre unser Körper nicht in der Lage, diesen adaptiven Lernprozess durchzuführen. Freie Radikale haben Aufgaben im Körper. Nicht dass es sie gibt, ist das Problem, sondern die schiere Menge, mit der wir überflutet werden.

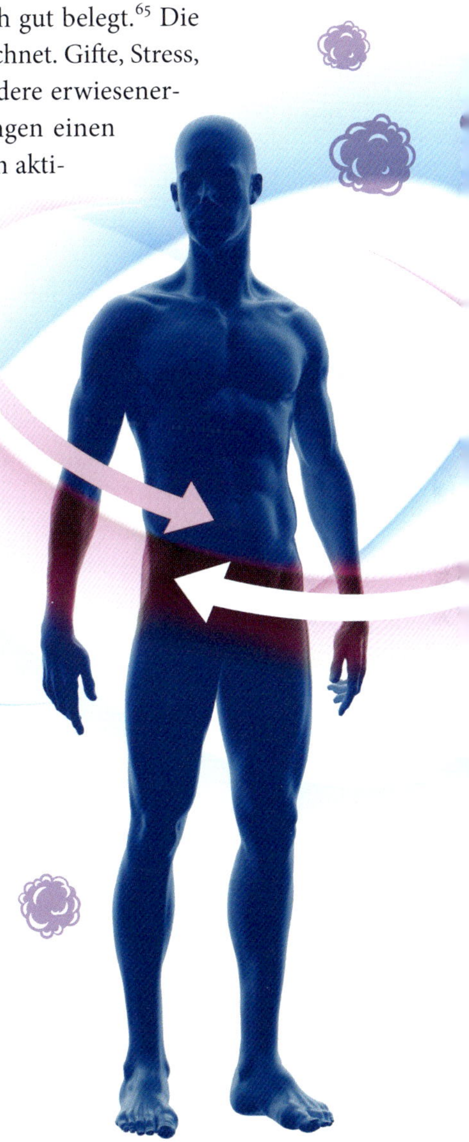

Weder zu viel noch zu wenig gilt auch für den Umgang mit Aminosäuren. Obwohl die Sorge, es könnte zu wenig sein, noch immer in den Köpfen vieler Menschen spukt, ist unser Problem nicht so sehr, dass wir zu wenig Eiweiß bekommen, sondern vielmehr, dass der Proteinschub, den unser Körper täglich zu bewältigen hat, häufig viel zu groß ist, und, was noch mehr zählt, die Qualität und Zusammenstellung zu wünschen übrig lassen. In diesem Buch geht es nicht darum, Sie zu überzeugen, dass Sie unbedingt viele Proteine beziehungsweise Aminosäuren brauchen. Vielmehr soll es Sie anregen, Ihren Umgang mit Eiweiß zu überprüfen, eventuell sogar weniger aufzunehmen, und gegebenenfalls auf bessere Qualität hin zu optimieren.

Aminosäuren, Autophagie und warum ein gewisses Maß an Hunger gesund ist

Fast 30 Jahre hatte er geforscht, dann gelang der Durchbruch. Am 3. Oktober 2016 erhielt der Zellbiologie Yoshinori Ohsumi den Nobelpreis für Medizin für seine Entdeckung, dass Zellen sich sozusagen selbst verdauen. Zellen bauen ihre eigenen Bestandteile ab, entsorgen, was nicht mehr brauchbar ist, und verwerten den Rest. Autophagie heißt dieser Vorgang, der Hausputz, Recycling und Müllabfuhr in einem ist. Der Begriff leitet sich von den griechischen Worten *autos*, »selbst«, und *phagein*, »fressen«, ab. Autophagie wird auch als Autophagozytose bezeichnet, hier kommt noch *cytos*, »Zelle«, dazu. »Zellen fressen sich selbst auf – so kannibalisch es klingt, so ist es auch. Durch Autophagie bauen unsere Zellen beschädigte oder kranke Zellteile ab und lösen fehlgefaltete Proteine auf. Das abgebaute Material liefert das Baumaterial für neue Zellbausteine oder dient als Brennstoff für die Energiegewinnung. In freiwilligen oder erzwungenen Hungerzeiten steht die Autophagie bereit, um die Energieversorgung für das Überleben aufrechtzuerhalten. Die »Selbstverdauung« hat noch einen weiteren Zweck: sie reinigt und entschlackt die Zellen, die sich nun regenerieren und verjüngen können. Entartete Zellen, Krankheitserreger, Giftstoffe und

Schwermetalle werden unschädlich gemacht und entsorgt. Autophagie im richtigen Maß ist natürliches Anti-Aging: Die Selbstreinigung der Zellen wirkt wie eine Verjüngungskur.

Mindestens 35 Gene steuern den komplexen Ablauf, bei dem Aminosäuren, Fettsäuren und Kohlenhydrate freigesetzt werden, die dann wieder für den Zellaufbau zur Verfügung stehen. Auf diese Weise erhöht die Autophagie den Bestand an freien Aminosäuren und spielt eine wichtige Rolle im Proteinumsatz von Zellen und Mitochondrien. Solange die Zellen Nachschub von außen bekommen, sehen sie deutlich weniger Anlass, sich um sich selbst zu kümmern. Die Autophagie läuft zwar ständig auf niedrigem Niveau, aber so richtig auf Hochtouren kommt sie nur, wenn wir hungern.

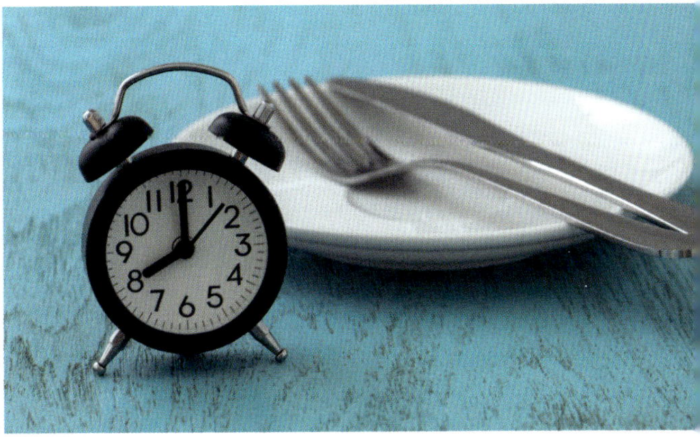

Heilfasten ist eine alte und bewährte Gesundheitsmethode, bei der die Autophagie genutzt wird. Der Vorgang kommt immer dann so richtig in Schwung, wenn wir nicht essen. In dieser Zeit greifen die Zellen auf sich selbst zurück und beginnen einen einmaligen Reinigungsprozess. Autophagie durch Fasten hat ein Update bekommen in Form des Kurzzeitfastens, das Sie vielleicht auch als Intervallfasten kennen. 14–16 Stunden ohne Nahrung setzen diesen Mechanismus in Gang. So kann man zum Beispiel am Abend das letzte Mal gegen 18 Uhr essen und am nächsten Tag erst wieder ab 10 Uhr. Es gibt unterschiedliche Modelle, von ein- bis zweimal in der Woche bis täglich. Empfehlenswert ist ein leichtes Abendessen, das nicht lange im Magen liegt. Wenn wir krank sind, haben wir oft kaum Appetit – eine kluge Reaktion unseres Körpers. Nun kann die Immunabwehr in Form der Autophagie aktiv werden, und Erreger und Schadstoffe einfach auflösen und entsorgen.

Die richtige Dosis

Auch bei der Autophagie gilt: Sie hält gesund, solange sie nicht überdosiert wird. Ab einem gewissen Punkt verhungern Menschen, denn die Zellen haben alles aufgebraucht. Eine Dosis Hunger dagegen verlängert das Leben, eine Überdosis an Aminosäuren verkürzt es.[67] Weil es hier ja nicht um Aufbau- sondern um Abbauprozesse geht, leuchtet es ein, dass ein Mangel an Aminosäuren die Autophagie so richtig ins Rollen bringt. Der mTOR-Komplex ist Ihnen schon im Zusammenhang mit den BCAA begegnet. Untersuchungen zeigen, dass dieser Komplex die Autophagie verhindert, wenn genügend Aminosäuren vorhanden sind.[68]

Was bedeutet das nun ganz praktisch für Ihre Ernährung?

Essen Sie einfach einmal nichts. Lassen Sie ein Abendessen ausfallen oder essen Sie nur etwas ganz Leichtes und möglichst nicht nach 18 Uhr. Trinken Sie bis zum anderen Tag nur Wasser. 12–14 Stunden ohne Essen sind ein guter Wert, wenn das Abendessen wirklich schnell verdaubar war. Sonst braucht es mindestens 16 Stunden, in denen Ihre Zellen Zeit haben, sich zu reinigen. Wenn ein nach MAP-Kriterien hergestelltes Produkt zu Ihrem Tagesplan gehört, können Sie die Presslinge am Morgen vor der Fastennacht einnehmen und die nächste Portion dann, wenn Sie wieder essen.

Aminosäuren für Anti-Aging und Schönheit

Anti-Aging ist nicht so schwierig wie man denken mag. Noch immer setzen Frauen und Männer im Wesentlichen auf äußere Dinge: die richtige Creme, eine Maske, eine kosmetische Behandlung. All das hat seinen Platz, aber bekanntlich kommt Schönheit von innen, und nicht nur im übertragenen Sinn. Die richtige Aminosäurenmischung ist eine natürliche Verjüngungskur, die das aufbaut, was den Körper attrak-

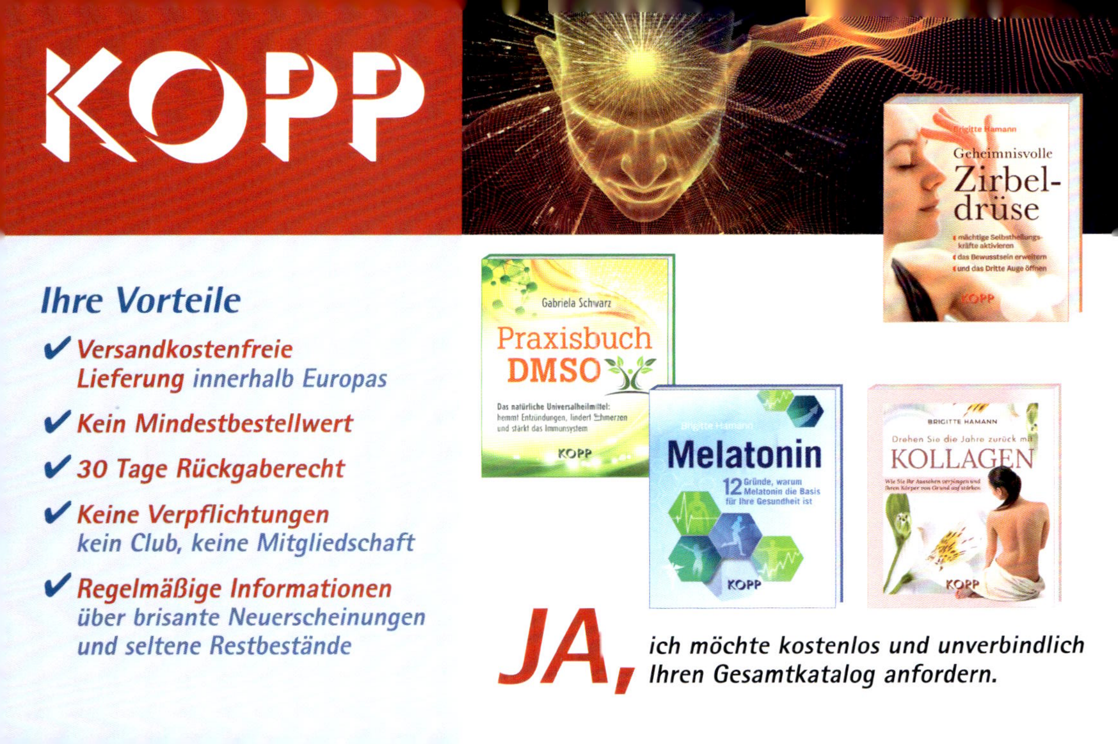
KOPP
Ihre Vorteile
✔ Versandkostenfreie Lieferung innerhalb Europas
✔ Kein Mindestbestellwert
✔ 30 Tage Rückgaberecht
✔ Keine Verpflichtungen kein Club, keine Mitgliedschaft
✔ Regelmäßige Informationen über brisante Neuerscheinungen und seltene Restbestände
Brigitte Hamann
Geheimnisvolle Zirbeldrüse
mächtige Selbstheilungskräfte aktivieren
das Bewusstsein erweitern
und das Dritte Auge öffnen
KOPP
Gabriela Schwarz
Praxisbuch DMSO
KOPP
Melatonin
12 Gründe, warum Melatonin die Basis für Ihre Gesundheit ist
KOPP
BRIGITTE HAMANN
Drehen Sie die Jahre zurück mit KOLLAGEN
KOPP
JA, ich möchte kostenlos und unverbindlich Ihren Gesamtkatalog anfordern.

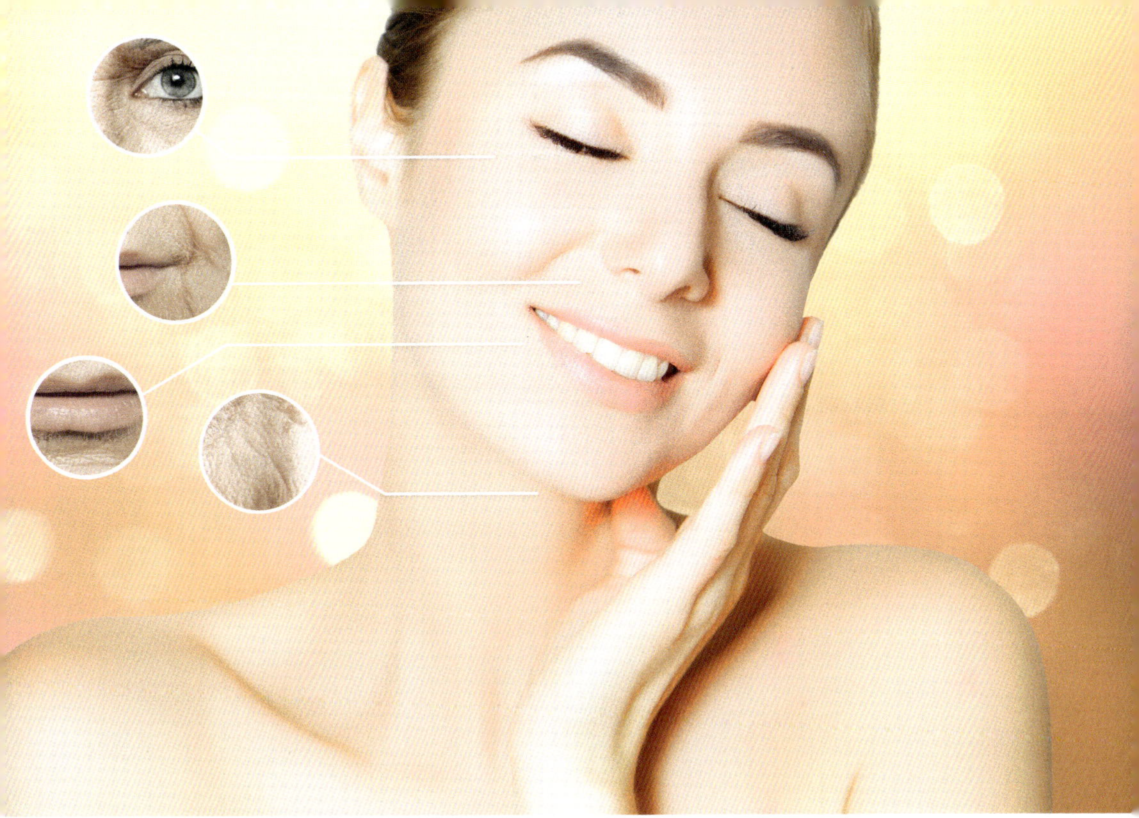

tiv, straff und fit macht. Die Basis bildet der optimale Mix aus den acht essenziellen Aminosäuren. Kombiniert mit Vitaminen, Mineralstoffen und Spurenelementen sind Aminosäuren ein unschlagbares Rezept für Gesundheit und Jugendlichkeit bis ins hohe Alter. Stellen Sie also zunächst sicher, dass Sie alle acht essenziellen Aminosäuren in ausreichender Menge zu sich nehmen. Warum das so wichtig ist, haben Sie bereits im Kapitel »Limitierende Aminosäuren – was passiert, wenn nur eine essenzielle Aminosäure fehlt«, Seite 59, erfahren. Stimmt die Grundversorgung, können einige ausgewählte Aminosäuren zusätzlich unterstützen.

Wenn es um wichtige Vorgänge im Körper geht, ist **Arginin** fast immer dabei. Das liegt im Wesentlichen an der großen Menge an Stickstoffmonoxid (NO), mit dem Arginin aufwarten kann. Der Körper produziert daraus eigenes NO, indem von jedem Arginin-Molekül jeweils ein Molekül NO abgespalten wird. Der Rest der Aminosäure wird recycelt beziehungsweise entsorgt. Das giftige Gas, das als Abgas unsere Luft verpestet, wird also auch in unserem Körper erzeugt und hat dort ganz andere Aufgaben. Arginin verringert das Risiko für Herz-Kreislauf-Erkrankungen, der Darm funktioniert besser, der Fettstoffwechsel geht effektiv vonstatten, die Leber kann leichter entgiften, das Immunsystem reagiert schneller, das Krebsrisiko sinkt und es wird mehr Insulin in die Zellen aufgenommen. Auf den ersten Blick scheinen diese Wirkungen nichts mit Anti-Aging und Schönheit zu tun zu haben. Doch all das und mehr macht einen gesunden Körper aus, und was könnte eine bessere Grundlage für beides sein? So erstaunt es nicht, dass Arginin generell mehr Wohlbefinden auslöst. Testpersonen berichten, dass sie nachts besser schlafen konnten und morgens beim Aufstehen mehr Energie verspürten.

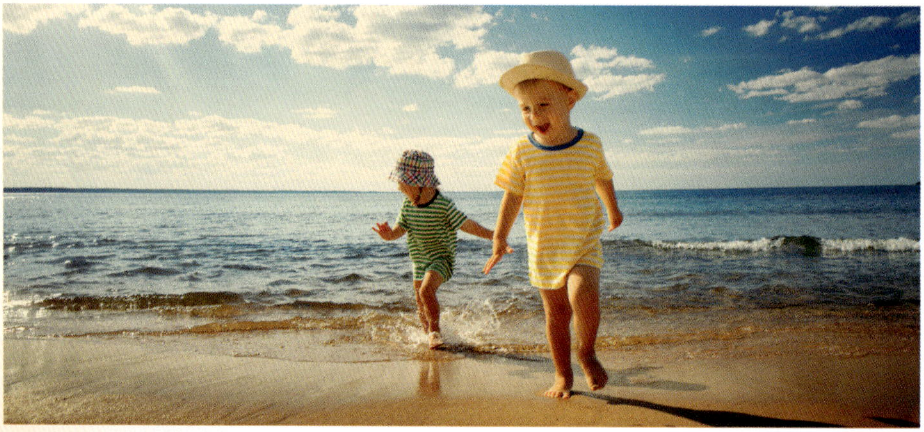

Bei Kindern wird naturgemäß noch viel **Wachstumshormon** (*Human Growth Hormone,* HGH) produziert. **Arginin** regt die Ausschüttung von HGH an, was Kindern zugutekommt, die im Altersvergleich klein und wenig entwickelt sind. Bei Erwachsenen verstärkt HGH die Regeneration. Der Alterungsprozess wird in hohem Maße von freien Radikalen angetrieben. Sie entstehen im Stoffwechsel und schädigen die Zellen, wenn nicht genügend antioxidatives Material zur Verfügung steht. Arginin ist ein kraftvoller Radikalfänger. Mehr darüber erfahren Sie im Kapitel »Aminosäuren gegen freie Radikale«, Seite 143.

Glutamin strafft die Haut und macht sie fest und elastisch. Es ist nachgewiesen, dass Glutamin eine wichtige Rolle beim Aufbau von **Kollagen** spielt, das etwa 75 Prozent der Haut bildet. Die nachlassende Kollagenproduktion im Laufe der Jahre bringt Falten und sinkende Gesichtskonturen mit sich. Glutamin fördert die Bildung neuer Hautzellen und verlangsamt die Hautalterung. Auch für Haare und Nägel ist Kollagen wichtig. Glutamin wird für die Produktion von Vitamin B_3 (Niacin) gebraucht, das für die Haut, aber auch im Gehirn, im Nervensystem und im Verdauungstrakt gebraucht wird.

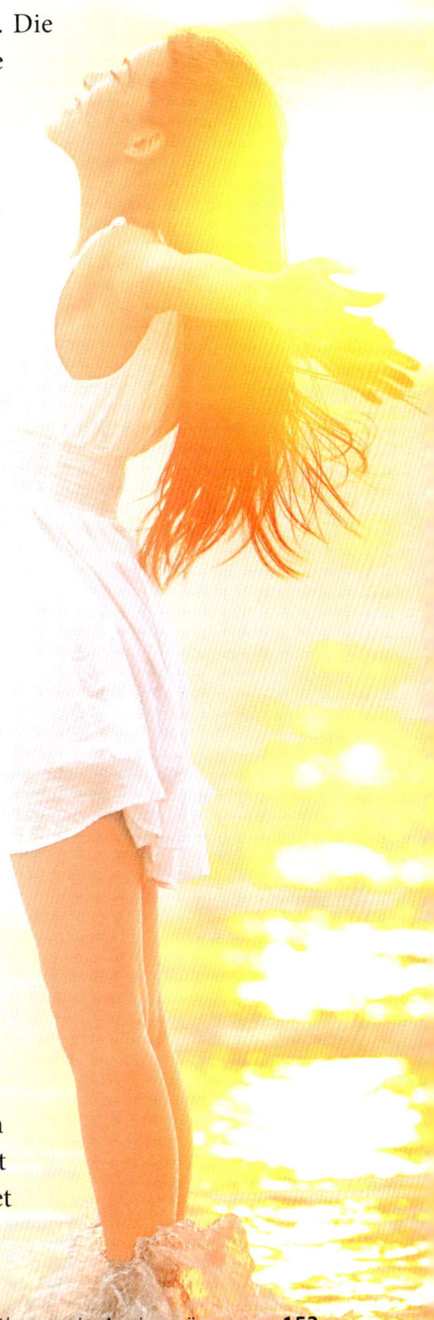

Glycin zögert die Hautalterung hinaus und ist am Schutz vor Zellentartungen beteiligt. Es verbessert die Schlafqualität, wodurch wir stärker regenerieren können, und unterstützt die Beweglichkeit. Die Bildung roter Blutkörperchen wird angeregt, was den Sauerstofftransport im Körper erhöht. Glycin hilft, Stress, Ängste und Erschöpfung abzubauen und wieder Energie zu tanken. Gelenke und Knorpel profitieren von Glycin, was unter anderem damit zu tun hat, dass Glycin an der **Kollagenbildung** mitwirkt. Kollagen strafft nicht nur Bindegewebe und Haut, sondern verschönt und kräftigt auch Haare und Nägel.

Kreatin spielt eine wichtige Rolle im Energiestoffwechsel und findet sich daher besonders in Muskeln, Gehirn und Immunzellen, die viel Energie verbrauchen. Die Aminosäure sorgt für die regelmäßige Zellerneuerung der Haut und regt die Zellen an, mehr kräftigendes und verschönendes **Kollagen** und **Elastin** zu produzieren. Das Strukturprotein Kollagen steht weit oben auf der Liste der Anti-Aging-Mittel. Es bildet

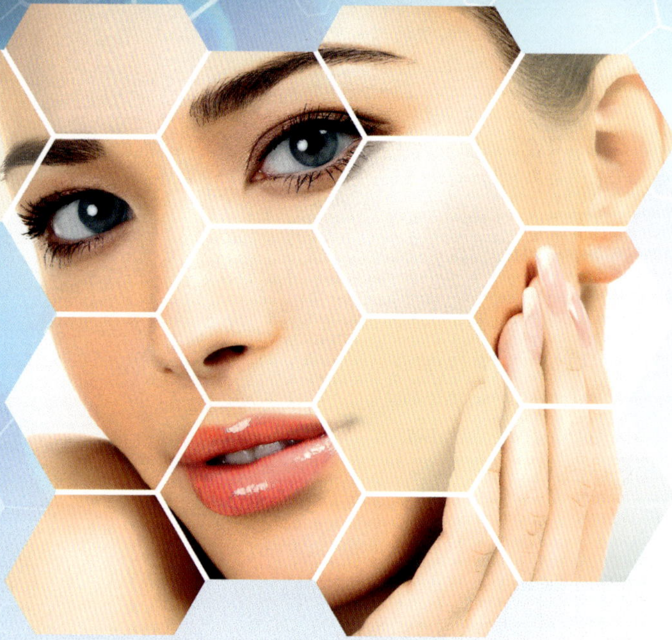

das stützende Fasernetz des Bindegewebes, macht die Haut straff und fest, stärkt Sehnen, Bänder und Knorpel und erhöht die Fähigkeit der Haut, mehr Feuchtigkeit zu speichern. Arterienwände, Knochen und Zähne werden ebenfalls mit Kollagen aufgebaut. Für die körpereigene Bildung von Kollagen ist zusätzlich Vitamin C nötig.

Lysin ist ein weiterer Baustein von **Kollagen** und von **Carnitin.** Es kann die Alterung verlangsamen und sogar deren Folgen zurückdrehen. Carnitin schützt vor freien Radikalen, regeneriert andere Antioxidantien und verstärkt ihre Wirkung. Dazu zählen die wertvolle Alpha-Liponsäure und Glutathion. Carnitin wirkt der Bildung von AGE (*Advanced Glycation Endproducts*) entgegen, welche die Zellen durch Proteinverzuckerung vorzeitig altern lassen. Außerdem schützt Carnitin die wertvollen Omega-3-Fettsäuren vor dem Angriff freier Radikale.

Aminosäuren zum Abnehmen und Schlankbleiben

Nahrungseiweiß kann die Pfunde wuchern lassen. Wird ohne erhöhten körperlichen Bedarf viel Eiweiß aufgenommen, wandelt der Körper die überschüssigen Kalorien erst in Zucker und dann in Fett um. Wer abnehmen oder sein Gewicht halten will, kann die Eiweißaufnahme reduzieren und stattdessen ein nach MAP-Kriterien hergestelltes Produkt verwenden.

10 Gramm eines nach MAP-Kriterien hergestellten Produkts liefern nur 0,4 Kilokalorien (kcal). Das sind 10 Presslinge. Diese 10 Gramm stellen aber genauso viel Baumaterial für den Proteinaufbau zur Verfügung wie 350 Gramm Fleisch, Geflügel oder Fisch. Mit weniger als einer Kalorie kann also der Eiweißbedarf eines Tages gedeckt werden. Das ist nicht nur wichtig bei Übergewicht, sondern auch bei Erkrankungen des Verdauungstraktes, Verwertungsstörungen im Dünndarm, oder wenn der Magen entfernt wurde.[69]

Die Aminosäurenkur

- Probieren Sie einmal eine Kur über 1–3 Wochen. In dieser Zeit essen Sie viel Obst und Gemüse, aber keine einfachen Kohlenhydrate wie Weißmehl und Zucker, keine Milchprodukte, kein Salz, und trinken keinen Alkohol. Wenn Sie Mischkost gewohnt sind, können Sie eine kleine Menge tierisches Eiweiß aus Fleisch, Geflügel oder Fisch dazunehmen (100–150 Gramm pro Tag). Essen Sie kein verarbeitetes Fleisch wie Wurst, Gepökeltes, Geräuchertes, Dosen und so weiter.

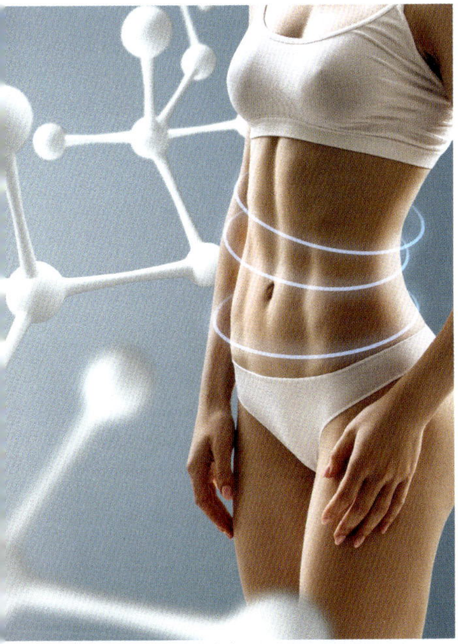

- Komplexe, ballaststoffreiche Kohlenhydrate, zu denen auch Obst und Gemüse zählen, können gegessen werden. Meiden Sie Zucker, Weißmehl, alle Süßigkeiten, weißen Reis, Brot und Nudeln aus Auszugsmehl, alle süßen Getränke, auch Fruchtsäfte und Zuckerbomben wie getrocknete Früchte. Vollkornreis und Vollkornprodukte sollten nur in Maßen gegessen werden oder Sie verzichten in dieser Zeit ebenfalls darauf.
- Nehmen Sie morgens nüchtern ein nach MAP-Kriterien hergestelltes Produkt ein,

5–10 Presslinge, je nach Körpergewicht, am besten mit einem Glas warmem Wasser, das regt die Verdauung an und ist eine Wohltat für Magen und Darm. 15–20 Minuten später können Sie frühstücken.

- Bewegen Sie sich täglich möglichst eine halbe Stunde oder länger – ein rascher Spaziergang kann schon viel bringen. Sie werden nicht nur an Fettmasse verlieren, sondern auch entgiften und entschlacken. Je nachdem wie viel Muskulatur Sie in dieser Zeit aufbauen, kann es sein, dass Ihr Gewicht auf der Waage unverändert bleibt, weil Muskeln schwerer wiegen als Körperfett.
- Bereits nach einer Woche werden Sie sich leichter und energievoller fühlen. Ihr Körper bekommt optimales Eiweiß, ohne belastet zu werden. Mit dem Nahrungseiweiß und dem daraus entstehenden Stickstoffabfall kann er dann leicht umgehen, vorausgesetzt es liegen keine schwerwiegenden Erkrankungen vor.

Aminosäuren für die Nerven und guten Schlaf

Wenn die Stressbelastung zunimmt und die Schlafqualität sinkt, brauchen wir beruhigende Stoffe, die unsere aus den Fugen geratene Biochemie wieder ins Gleichgewicht bringen. Solche Stoffe sind bestimmte Neurotransmitter. Das sind Botenstoffe, mit deren Hilfe die Nervenzellen, die Neuronen, mit anderen Nervenzellen kommunizieren. Auf diese Weise fließen Informationen durch unseren Körper, die alle Vorgänge steuern und regeln. Einige der wichtigsten Botenstoffe sind das erregend wirkende **Glutamat** und die beiden Gegenspieler, die erregungshemmenden Stoffe **GABA** und **Glycin.**

GABA ist eine wunderbare Substanz, die entspannt und die Nerven beruhigt. Das Gedankenkarussell dreht sich langsamer, Stress und Anspannung lassen nach. Mit zusätzlichem GABA wird es leichter, den Herausforderungen des Tages zu begegnen. Forschungen zeigen, dass GABA die Blut-Hirn-Schranke überqueren und Gehirnwellen auslösen kann, die mit entspannter Aufmerksamkeit und Wohlbefinden verbunden sind. Nervosität, Ängste, Panikattacken und Depressionen gehen zurück. Der Botenstoff kann noch mehr: Er lindert Schmerzen, löst Krämpfe, stabilisiert hohen Blutdruck und fördert den Schlaf. GABA macht nicht apathisch, sondern unterstützt klares Denken und die Konzentration.[70] Die Wirkung tritt schnell ein: Bereits 1 Stunde nach der Einnahme fühlten sich die Testpersonen besser.[71] GABA kann übrigens auch im Darm von probiotischen Bakterienstämmen wie **Lactobacillus** und **Bifidobacterium** hergestellt werden.[72] GABA ist die Abkürzung für den englischen Fachbegriff *Gamma Aminobutyric Acid,* auf Deutsch Gamma-Aminobuttersäure.

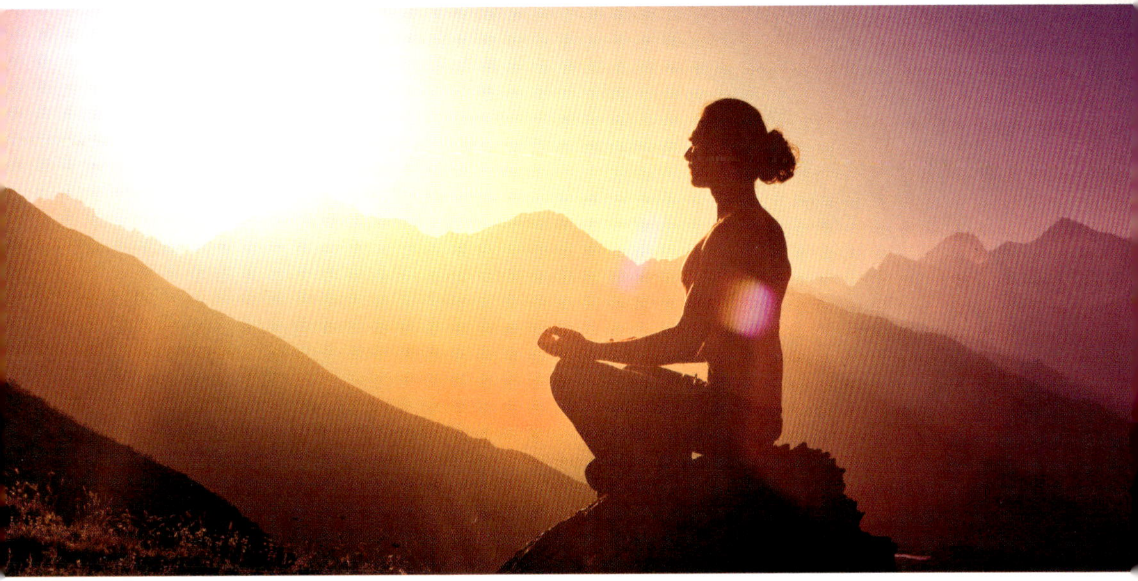

Glutamin: Wertvoll für innere Ruhe, seelische Kraft und gute Nerven ist auch Glutamin. Bei Patienten mit Erschöpfungszuständen, Konzentrationsproblemen und Burn-out ist meist nicht genügend von dieser stabilisierenden, energiespendenden Aminosäure vorhanden. Glutamin ist ein wichtiger Energielieferant für die Zellen, vor allem im

Immunsystem und im Darm. Bei körperlichen Belastungen, Anspannung, Hektik und Stress verbrauchen wir besonders viel Glutamin. Fehlt der Nachschub, bekommen die Zellen weniger Brennstoff. Das macht unruhig und Schlafqualität sowie Konzentration lassen nach. So ist es nicht erstaunlich, dass Burn-out-Patienten über zu wenig Glutamin verfügen. Aber nicht nur gut genährte Zellen sorgen dafür, dass wir die Dinge des Lebens entspannt angehen können. Ist genügend Glutamin vorhanden, steigt die Produktion von GABA, das Sie ja bereits kennen (siehe Seite 156).

Glycin beruhigt die Nerven. Diese Aminosäure wirkt nicht betäubend wie die üblichen Schlafmittel, sondern entspannt die Muskeln, was wichtig ist, um einschlafen zu können. Im zentralen Nervensystem schwächt Glycin Signale ab und hat so eine beruhigende Wirkung. Glycin ist ein wichtiger Baustein von Glutathion, das freie Radikale unschädlich macht und die Zellen entgiftet. Etwas Besonderes an Glycin ist der natürlich süße Geschmack.

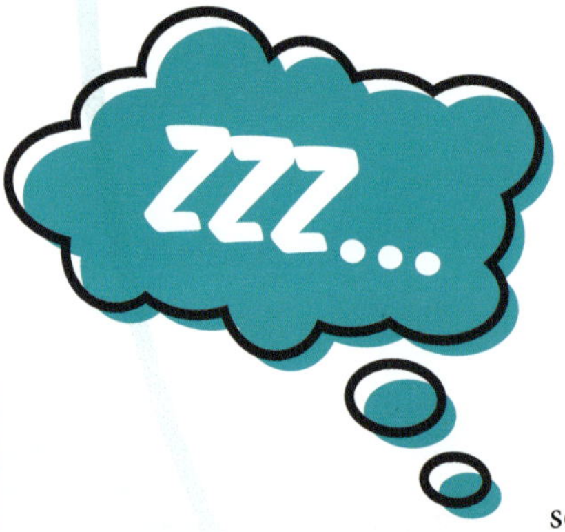

Tryptophan: Für Entspannung und guten Schlaf ist Tryptophan eine ausgezeichnete Wahl. Die Aminosäure verkürzt die Einschlafzeit und verbessert die Regeneration im Schlaf. Die Aminosäure ist Ausgangsstoff für das Glückshormon Serotonin, das seinen Namen bekam, weil es für gute Laune und eine positive Weltsicht steht. **Serotonin** wird zu etwa 95 Prozent im Darm gebildet, der Rest im Gehirn. Dazu muss der Darm gesund sein. Serotonin wirkt sowohl als Neurotransmitter, der hilft, Informationen zu verarbeiten und weiterzuleiten, wie als Hormon, aus dem das Schlafhormon **Melatonin** gebildet wird, das den Tag-und-Nacht-Rhythmus und die Schlafqualität reguliert. Melatonin kann direkt eingenommen werden, es bildet sich jedoch nach einiger Zeit ein Gewöhnungseffekt heraus. Ohne die natürliche Bildung im Körper, wie sie über Tryptophan geschieht, können sich unerwünschte Wechselwirkungen mit anderen Hormonen und Stoffwechselvorgängen ergeben. Tryptophan unterstützt auch das Immunsystem, den Stoffwechsel, das Herz-Kreislauf-System und die Produktion von Enzymen.

Eine groß angelegte Studie aus dem Jahr 2007 befasste sich mit der Frage, wie der Serotoninspiegel auf natürliche Weise erhöht werden kann. Neben einer tryptophanreichen Ernährung sind B-Vitamine wichtig, vor allem B_6 (Pyridoxin), Vitamin D und Omega-3-Fettsäuren (DHA und EPA).[73]

Übrigens wirkt Tryptophan auch tagsüber. 1983 führte das American Naval Health Research Center eine Studie durch, um herauszufinden, ob Tryptophan auch während des Tages zu einem Nickerchen verhilft. Fünfzehn Männer und fünf Frauen erhielten 4 Gramm L-Tryptophan, einmal um 9 Uhr morgens und einmal um 13 Uhr. Die Kontrollgruppe erhielt nur ein Placebo. Etwa 1 Stunde nach der Einnahme wurden die Testpersonen müde und legten sich schlafen. »Tryptophan kann helfen auch zu Uhrzeiten einzuschlafen, die nicht mit dem biologischen Rhythmus übereinstimmen«, erklärten die Wissenschaftler. »Die schlaffördernde Wirkung wurde vermutlich ausgelöst, weil das Erregungsniveau des Wachzustandes abgesenkt wurde, sodass es leichter war, schnell einzuschlafen.«[74]

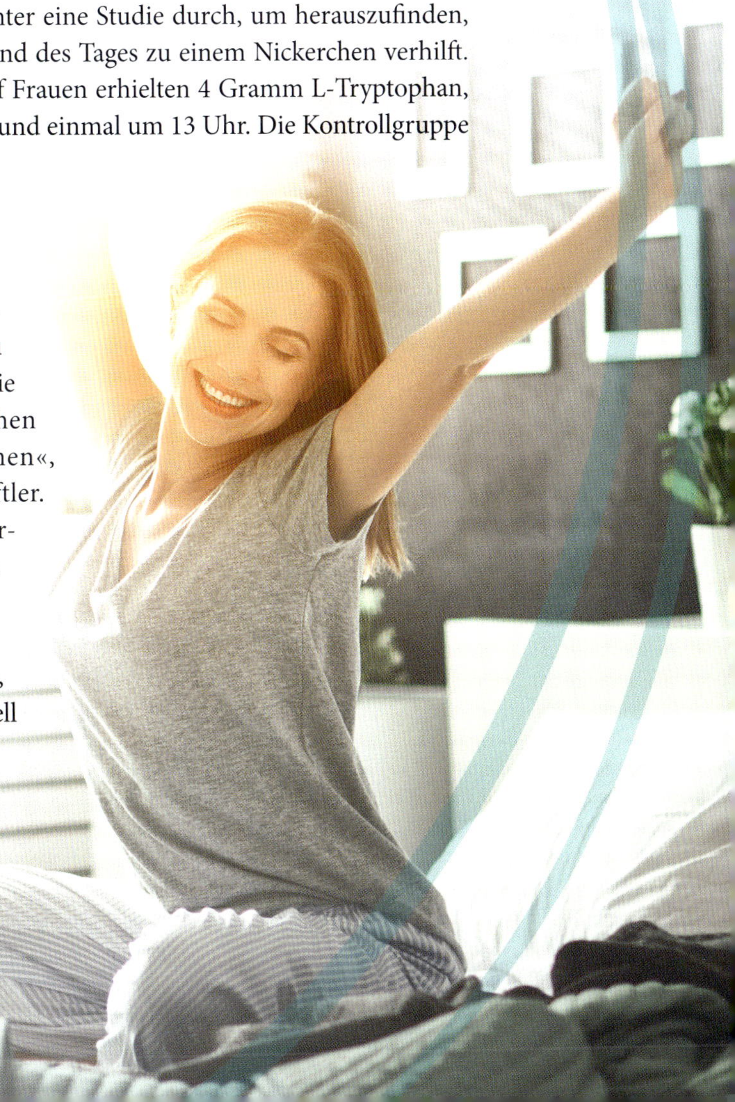

Aus **Tryptophan** wird zunächst die Aminosäure **5-HTP** (5-Hydroxytryptophan) gebildet und danach Serotonin. 5-HTP kann zusammen mit Tryptophan oder einzeln eingenommen werden. Beide werden auch in der Therapie von Spannungskopfschmerzen, Migräne, Lernstörungen und ADS, prämenstruellem Syndrom (PMS) und Beschwerden in der Menopause und Fibromyalgie eingesetzt.

Theanin hat eine beruhigende Wirkung und erzeugt entspannte Aufmerksamkeit. Die Aminosäure kommt in grünem und weißem Tee vor und sorgt dafür, dass das Koffein im Tee (Tein) nur langsam im Blut aufgenommen wird. Je höher die Qualität des Tees ist, desto mehr Theanin und zellschützende Catechine sind enthalten. Die übliche Ziehzeit für grünen und weißen Tee ist 2 Minuten. Zieht der Tee länger, verändert sich der Geschmack, weil mehr Gerbstoffe und Theanin freigesetzt werden. Der Tee wirkt dann beruhigend und Stress wird weniger stark empfunden.

Aminosäuren bei Diabetes mellitus

Die Zuckerkrankheit Diabetes mellitus ist eine Stoffwechselerkrankung, bei der die Zellen die Glukose aus dem Blut immer weniger aufnehmen können. Dadurch steigt der Blutzuckerspiegel und schädigt Gefäße, Nerven und Organe. Diabetes kann ernste Folgen nach sich ziehen. Nierenschäden, Herzinfarkt, Sehstörungen bis zur Erblindung, Potenzprobleme – die Auswirkungen sind im gesamten Körper spürbar. Diabetiker sind anfälliger für Gelenkprobleme wie Arthrose und Rheuma, eingeschränkte Beweglichkeit der Finger und eine Kalkschulter (Frozen Shoulder). Die Diagnose ist nicht ganz einfach, weil bis zu 10 Jahren vergehen können, in denen erhöhte Blutzuckerwerte gemessen wurden, die noch nicht als Diabetes gelten. »Der Nüchtern-Blutzucker sollte normalerweise unter 100 mg/dl (Milligramm pro

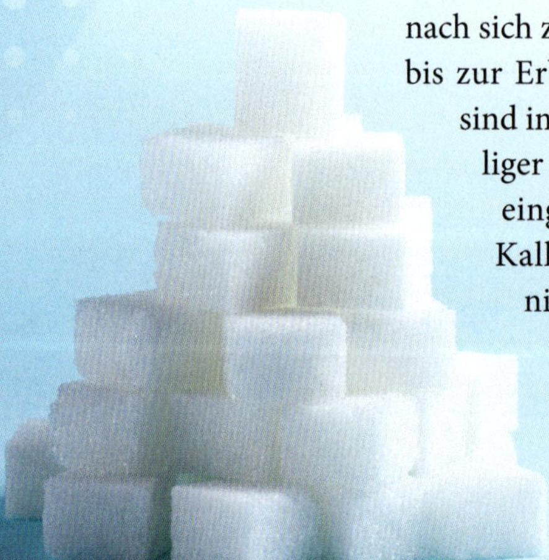

Deziliter) beziehungsweise unter 5,6 mmol/l (Millimol pro Liter) liegen. Ab einem Wert von 126 mg/dl (7,0 mmol/l) spricht man von Diabetes. Blutzuckerwerte dazwischen beschreiben gewissermaßen eine Grauzone: Nicht mehr ganz normal, aber auch noch nicht Diabetes. In jedem Fall sollten Sie jetzt hellhörig werden. Besonders, wenn weitere Hinweise auf ein erhöhtes Risiko für Typ-2-Diabetes vorliegen«, erklärt Dr. Sabine Haaß im Diabetes-Ratgeber.[75]

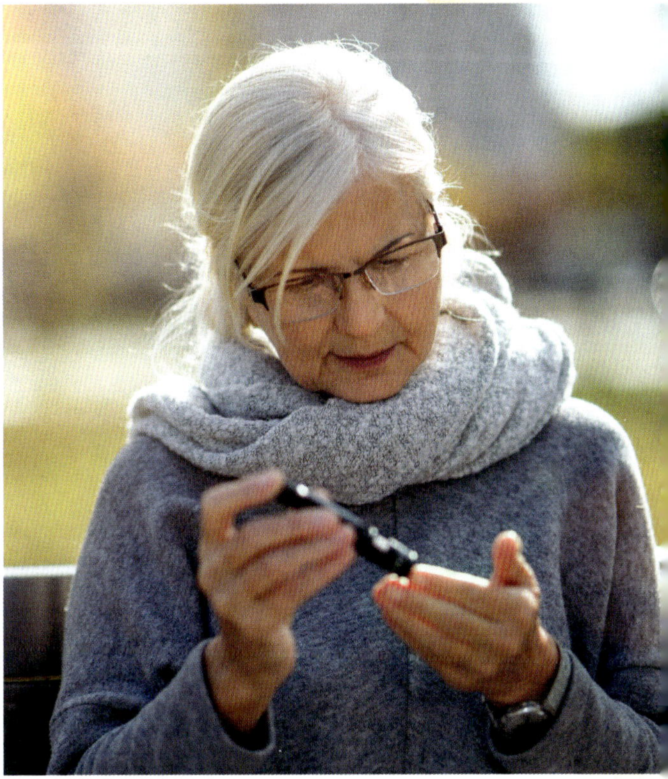

Bis der kritische Wert erreicht wird spricht man von Prädiabetes. Das Risiko, Diabetes zu entwickeln, ist dann hoch. Doch auch wenn sich Prädiabetes nicht zu Diabetes entwickelt, wirkt er sich auf die Gesundheit aus. Erhöhte Blutzuckerwerte sollten nicht auf die leichte Schulter genommen werden. Eine ausgewogene Ernährung und Bewegung helfen. Als Faustregel gilt: 2–3 Stunden pro Woche intensive Bewegung senken die Insulinresistenz und bewirken, dass die Zellen mehr Zucker aus dem Blut aufnehmen.

Insulin spielt die entscheidende Rolle für einen gesunden Blutzuckerspiegel. Insulin wird in der Bauchspeicheldrüse gebildet, und zwar nur in den Langerhans-Inseln. Bei Diabetes Typ 1 wird zu wenig Insulin produziert. Bei Typ 2 reagieren die Zellen dagegen immer weniger auf Insulin, das die Zellen für Glukose öffnen soll. Es entsteht eine Insulinresistenz. Nun wird zwar, wenn Kohlenhydrate gegessen werden,

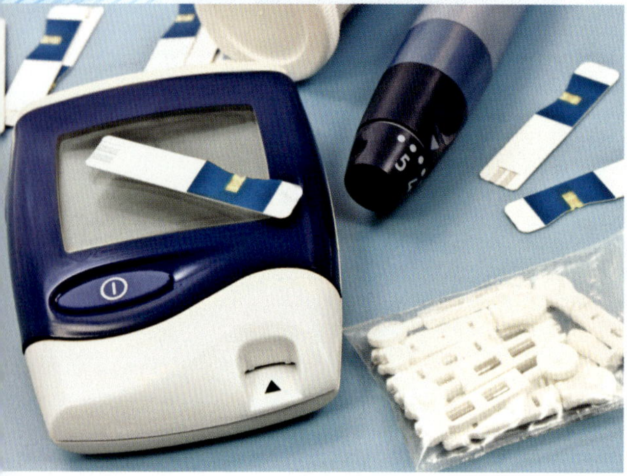

Insulin ausgeschüttet, das den Zucker aus dem Blut in die Zellen schleusen soll, aber der Zucker staut sich im Blut. Insulin ist der entscheidende Stoff für einen gesunden Blutzuckerspiegel. Insulin ist ein Hormon, das sich aus Aminosäuren zusammensetzt. Neben den Hormonen, die wie Insulin vor allem aus Eiweiß bestehen, gibt es Hormone, die sich aus Fetten zusammensetzen wie die Geschlechts- und Nebennierenhormone.

Arginin erhöht die Insulinaufnahme in die Zellen. Studien zeigen, dass Arginin die Ausschüttung von Insulin erhöhen und die Insulinresistenz verringern kann.[76] Außerdem schützt Arginin die Zellen vor freien Radikalen.[77] Oxidativer Stress – die Zellzerstörung durch freie Radikale – ist einer der Wegbereiter für Überzuckerung. Oxidiert werden auch ungesättigte Fettsäuren, was die Blutfettwerte in die Höhe treibt und die Erkrankung verschlimmert. Hier hilft die Aminosäure **Carnitin.** Nach einer 3-monatigen Einnahme wurde bei den Testpersonen deutlich weniger oxidativer Stress gemessen.[78]

2013 untersuchten Wissenschaftler die Wirkung von **Histidin** auf die Insulinresistenz bei Frauen mit Adipositas (Fettleibigkeit) und metabolischem Syndrom.[79] Histidin verbesserte die Insulinaufnahme in die Zellen und reduzierte den Body-Mass-Index, mit dem das Körpergewicht eines Menschen im Verhältnis zu seiner Körpergröße gemessen wird. Die Frauen nahmen ab, die Entzündungswerte und der oxidative Stress gingen zurück. »Histidin kann Insulinresistenz verbessern, indem es die Bildung entzündungsfördernder Cytokine im Fettgewebe unterdrückt«, so die Forscher. Das ist ein wichtiger Schritt, denn man weiß heute, dass das Fettgewebe von Menschen mit Adipositas nicht nur als Energiespeicher dient, sondern auch die Immunabwehr, den Stoffwechsel und die Psyche beeinflusst.[80]

Aminosäuren bei Eisenmangel

Eisen ist ein essenzielles Spurenelement, das wir täglich zuführen müssen und das viele lebenswichtige Aufgaben erfüllt. An erster Stelle steht die Bildung des roten Blutfarbstoffs Hämoglobin, der Sauerstoff durch das Blut transportiert. Ein Eisenmangel entwickelt sich allmählich, da der Körper normalerweise über gespeichertes Eisen verfügt, das zunächst abgebaut werden kann. Dann sinkt der Hämoglobinwert und es wird weniger Blut gebildet. Symptome sind Müdigkeit, Erschöpfung, Konzentrationsprobleme, Vergesslichkeit, Ängste, depressive Verstimmung, Haarausfall, brüchige Nägel und Schlafstörungen. Ein Eisenmangel darf nicht auf die leichte Schulter genommen werden.

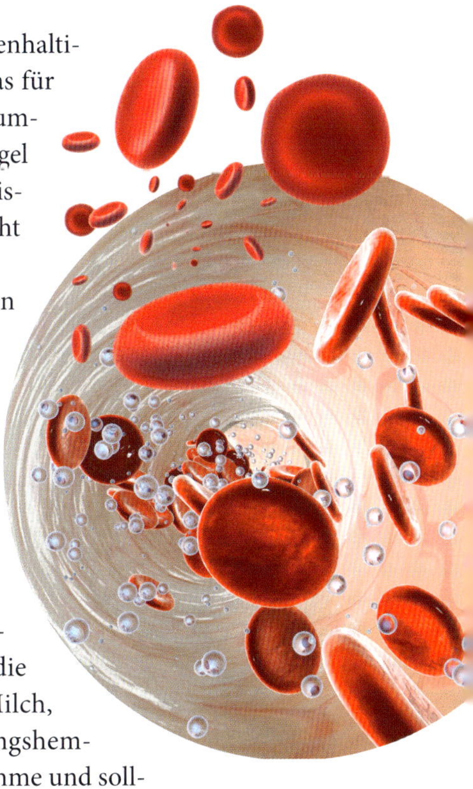

Histidin spielt eine wichtige Rolle beim Aufbau eisenhaltiger Substanzen wie dem Speichereiweiß Ferritin, das für uns giftiges freies Eisen mit einem Eiweißkomplex umgibt. Ein niedriger Ferritinwert weist auf Eisenmangel hin. Aufgrund seiner besonderen Struktur bindet Histidin Metalle wie Zink, Kupfer und Eisen und macht sie nutzbar für den Körper.

Im Blut erfüllt der rote Blutfarbstoff Hämoglobin diese Aufgabe, in den Muskeln das sauerstoffbindende Protein Myoglobin. Histidin ist damit maßgeblich für den Sauerstofftransport im Körper zuständig, und es puffert den pH-Wert im Blut. In den Zellkraftwerken, den Mitochondrien, bindet Histidin ebenfalls Metallionen und spielt deshalb eine wichtige Rolle bei der Energiegewinnung.

Bei Eisenmangel sollte mit den folgenden Substanzen zurückhaltend umgegangen werden, weil sie die Eisenaufnahme behindern: Schwarztee, Kaffee, Milch, Schmerzmittel, einige Antibiotika und entzündungshemmende Medikamente. Vitamin C fördert die Aufnahme und sollte zusammen mit Eisen eingenommen werden.

Aminosäure Arginin für Potenz

Nicht nur bei Erektionsstörungen: **Arginin** durchblutet und erhöht die Potenz. Vor allem wenn Stress beteiligt ist, kann Arginin schnelle und natürliche Abhilfe schaffen. Denn Stress, seelische Belastungen, Sorgen und Krankheiten verbrauchen viel Arginin, sodass schnell ein Mangel entstehen kann. Nach Schätzungen haben Erektionsstörungen zu etwa 80 Prozent mit Problemen im Herz-Kreislauf-System zu tun und können ein Hinweis darauf sein, dass dort eine Schädigung besteht oder dabei ist, sich zu entwickeln. Weitere Symptome und Ursachen für eine erektile Dysfunktion sind Bluthochdruck, Arteriosklerose, erhöhte Blutfettwerte und Diabetes. Medikamente wie Beta-Blocker gegen Bluthochdruck und Psychopharmaka beeinflussen die Potenz ebenfalls. Arginin als Vorstufe von Stickstoffmonoxid hat wichtige, positive Wirkungen auf das Herz-Kreislauf-System und die Durchblutung. Die verschreibungspflichtigen PDE-5-Hemmer funktionieren nach dem gleichen Prinzip: Sie stellen mehr Stickstoffmonoxid zur Verfügung. Arginin erhöht die allgemeine Leistungsfähigkeit und wird deshalb von Sportlern sehr geschätzt. Dosierungen von 10 Gramm pro Tag gelten als gut verträglich – allerdings nicht in Verbindung mit wiederkehrenden Herpes-Ausbrüchen.

Aminosäuren in der Kindheit und Jugend

Weltweit sind rund 150 Millionen Kinder unterernährt. 25 Prozent davon sind Kinder unter 5 Jahren. Am auffälligsten ist, dass sie für ihr Alter sehr klein sind, aber es fehlt auch an Widerstandskraft gegen Krankheiten. Oft bleibt die geistige Entwicklung zurück. Unterernährung ist noch immer eine häufige Todesursache in Entwicklungsländern. Das Ergebnis einer Studie aus dem Jahr 2016 ist auch für die Versorgung der Kinder in den Industrieländern wichtig. Die Untersuchung wurde mit 313 Kindern aus dem südostafrikanischen Malawi im Alter von 1 bis 5 Jahren durchgeführt. Mehr als 80 Prozent der Kinder, die deutlich kleiner waren als ihre Altersgenossen, hatten 15–20 Prozent weniger essenzielle Aminosäuren im Blut.[81] Weitere Studien belegen: Kinder brauchen Aminosäuren. Wichtig ist qualitativ hochwertiges Eiweiß, für dessen Bewertung wir heute effektive Möglichkeiten haben. Qualitativ hochwertiges Eiweiß unterstützt Wachstum und Entwicklung auf harmonische und gesunde Weise.[82]

Für Kinder essenziell: Cystein, Arginin, Tyrosin und Histidin

Während der Körper von Erwachsenen im Normalfall semi-essenzielle und nicht-essenzielle Aminosäuren herstellen kann, sind für Kinder über die acht essenziellen Aminosäuren hinaus noch einige zusätzlich essenziell und müssen mit der Nahrung zugeführt werden:

Die Aminosäuren **Lysin** und **Arginin** regen bei Kindern die Ausschüttung des Wachstumshormons **Somatropin** an, und es wird weniger Körperfett gebildet. Sind dagegen wenig essenzielle Aminosäuren in der Nahrung vorhanden, wird deutlich weniger Wachstumshormon gebildet. Kinder, die schon in frühen Jahren genügend hochwertiges Protein aufnahmen, waren mit 10 Jahren bereits größer und hatten ein optimales Gewicht.[83]

Die Aminosäurenversorgung von Frühgeburten braucht besondere Aufmerksamkeit, vor allem, wenn sie weniger als 1500 Gramm wiegen. Frühchen wachsen oft nur langsam. Ob sich das ändern lässt, wenn bereits in den ersten 24 Stunden nach der Geburt Aminosäuren gegeben werden, darauf konzentrierten sich Wissenschaftler der Ohio State University im Jahr 2009. Tatsächlich wuchsen die Babys in der Gruppe besser, die essenzielle Aminosäuren bekam, und nahmen viel mehr zu als die in der Vergleichsgruppe.[84]

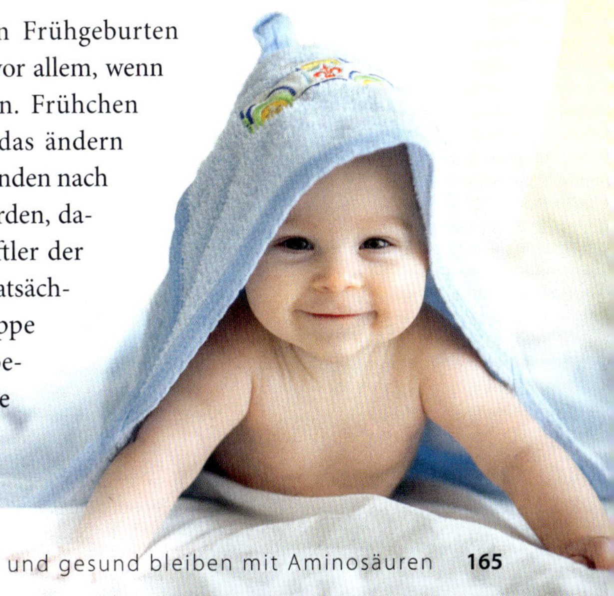

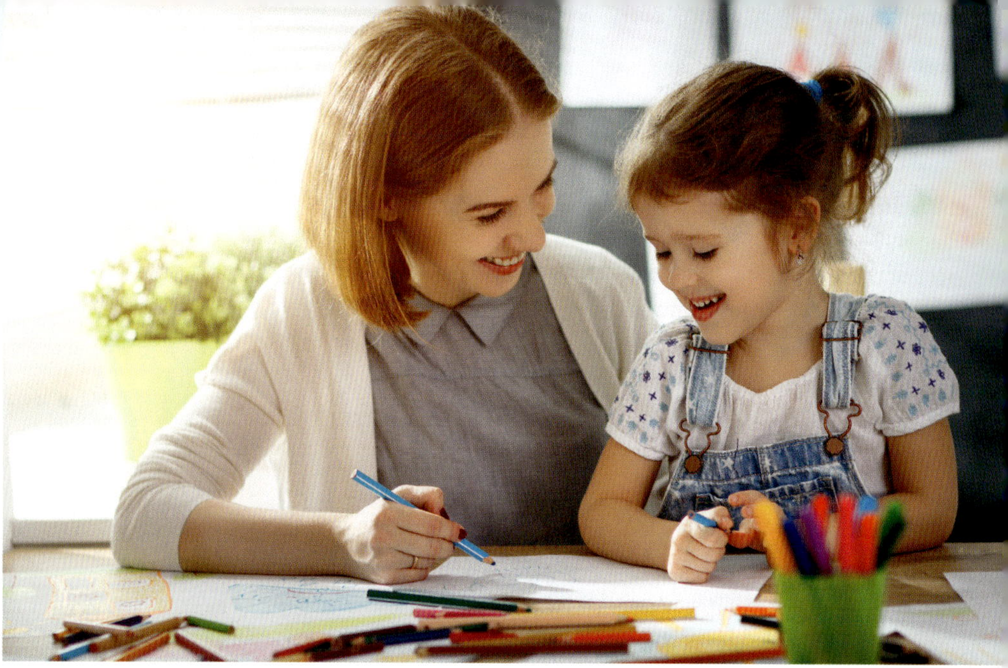

Lernstörungen: Gedächtnis und Konzentration bei Kindern stärken

Wenn ein Kind Schwierigkeiten hat, sich zu konzentrieren und sich Gelerntes zu merken, kann die Ursache ein Mangel an Aminosäuren sein. Um sicher zu gehen, sollte eine Aminosäurenanalyse gemacht werden. Einzelne Aminosäuren sollten keinesfalls ohne vorherige Prüfung verabreicht werden. Eine Möglichkeit ist, es mit einer moderaten Gabe von allen essenziellen Aminosäuren im optimalen Verbund zu versuchen.

Glutaminsäure und Glutamin: Die beiden Aminosäuren sind eng verwandt. Aus Glutamin kann der Körper Glutaminsäure herstellen. Glutaminsäure ist ein erregender Neurotransmitter im Gehirn mit großem Einfluss auf das Gedächtnis und das Konzentrationsvermögen. Je mehr wir geistig und körperlich leisten müssen und je mehr Stress wir empfinden, desto mehr Glutamin brauchen wir. Das gilt auch für Kinder. Neben der direkten, anregenden Wirkung schützt Glutamin das Gehirn vor Angriffen durch schädliches Ammoniak, wodurch die Gedächtnisareale gesund bleiben und mehr leisten können. Unruhe, Schlafprobleme, Erschöpfung sowie Denk- und Konzentrationsprobleme können auf einen Mangel an Glutamin hinweisen.

Glutamin steigert die Bildung von **GABA** (Gamma-Aminobuttersäure), über die Sie sich im Kapitel »Aminosäuren für die Nerven und guten Schlaf«, Seite 156, ausführlicher informieren können. GABA wirkt wie ein natürliches Beruhigungsmittel, während es gleichzeitig die Aufmerksamkeit und Konzentration steigert.

Serin: Als Phosphatidyl-Serin ist die Aminosäure am Aufbau von Zellmembranen beteiligt, besonders im Gehirn, wo es eine entscheidende Rolle bei der Reizweiterleitung spielt. Bei einem Mangel an Phosphatidyl-Serin ist es schwierig, aufmerksam und konzentriert zu sein. Wurde der Mangel ausgeglichen, nahmen Erinnerungsvermögen und Konzentrationsfähigkeit deutlich zu. Aus **Serin** und **Glycin** wird der Neurotransmitter **Acetylcholin** gebildet, der für Denken und Lernen wichtig ist.

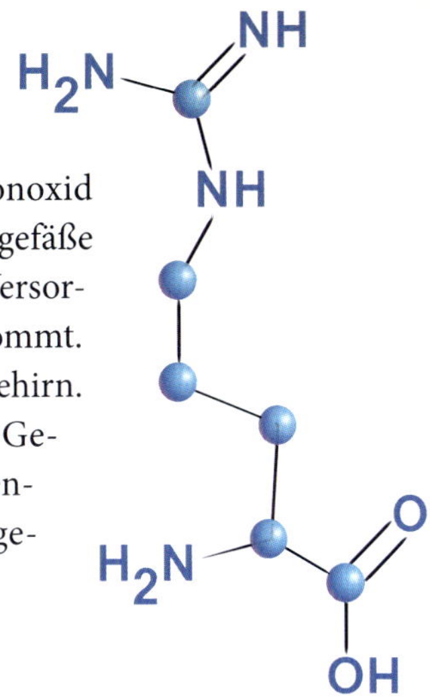

Arginin: Für alle, außer von Herpes Betroffene, ist Arginin in vielfacher Hinsicht ein Segen. Kinder wie Erwachsene profitieren, denn Arginin ist die Vorstufe von Stickstoffmonoxid (NO), dem Fundament für ein gesundes Herz, gesunde Blutgefäße und für körperliche und geistige Leistungen. NO erhöht die Versorgung der Zellen mit Sauerstoff, was auch dem Gehirn zugutekommt. Nirgendwo in unserem Körper findet sich mehr NO als im Gehirn. Das fördert die geistige Leistung, die Wahrnehmung, das Gedächtnis und die Kreativität. Nicht umsonst enthält Studentenfutter sehr viel argininhaltige Nüsse und nährstoffreiche getrocknete Weinbeeren.

Aminosäuren in der Schwangerschaft

»Mütter essen für zwei«, heißt es oft, denn das Ungeborene entsteht aus den Stoffen, die es von der Mutter bekommt. Dabei spielen die essenziellen Aminosäuren eine wesentliche Rolle. Sie sorgen für den Aufbau von Zellen, Knochen, Muskeln, Haaren, Haut, Blut – für die gesamte Körpersubstanz. Deshalb ist es wichtig, dass Mutter und Kind während der Schwangerschaft genügend Protein aufnehmen, in jedem Fall ab dem 3. Monat. Dann beginnt das Baby schneller zu wachsen.

»Eine Schwangerschaft stellt eine Herausforderung für den ohnehin komplexen Aminosäurenstoffwechsel dar«, erklärte das US-amerikanische Institute of Medicine bereits in einer Veröffentlichung von 1990. »Die größere Menge an Blut und die sich vergrößernden Brüste und Gewebe der Mutter erfordern große Mengen an Protein. Das Wachsen des Fötus und der Plazenta fordert ebenfalls mehr Protein von der Mutter. Daher ist zusätzliches Protein für eine erfolgreiche Schwangerschaft wichtig.«[85] Nicht nur beim Menschen, auch bei anderen Arten wuchs der Fötus deutlich weniger, wenn die Mutter zu wenig Protein aufnahm, desgleichen bei einer kalorienarmen Diät. Dieses Wissen ist also nicht neu, und doch setzt sich das Interesse an Aminosäuren über den Sport hinaus erst seit relativ kurzer Zeit durch, vor allem, was die Qualitätsunterschiede angeht.

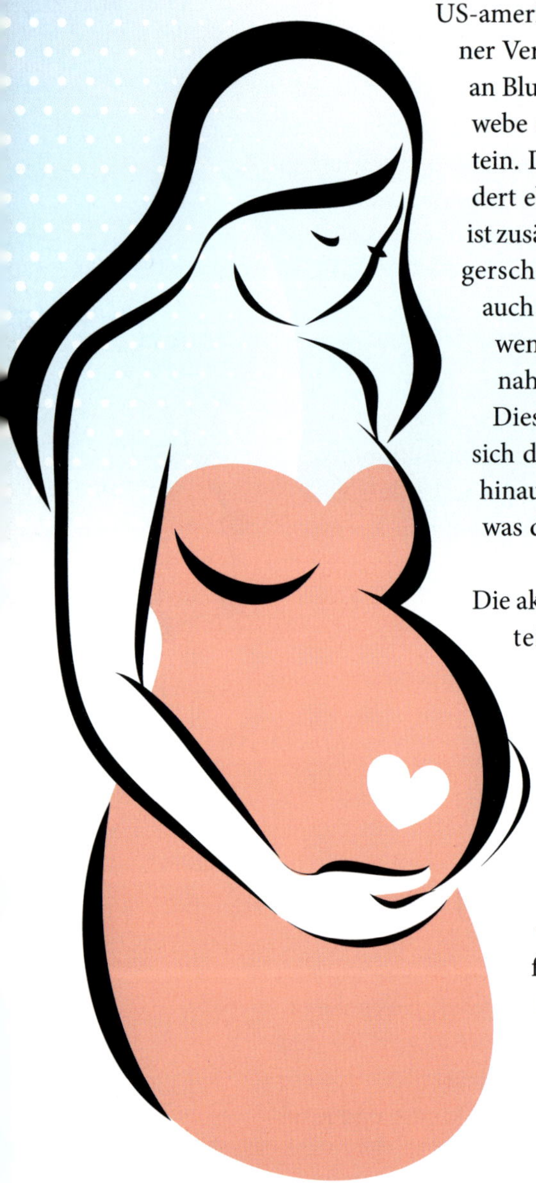

Die aktuelle RDA (Empfehlung für die tägliche Proteinmenge für Schwangere) von 0,88 bis 1,1 Gramm pro Kilogramm Körpergewicht während der gesamten Zeit berücksichtigt weder den individuellen Bedarf noch den Bedarf in unterschiedlichen Phasen der Schwangerschaft. Eine 2016 veröffentlichte Untersuchung kam zu dem Ergebnis, dass 1,2–1,52 Gramm pro Kilogramm Körpergewicht dem Bedarf eher entsprechen.[86] Empfehlungen sind Richtwerte. Sicherer ist es, zu Beginn der Schwangerschaft und einige Monate später, eine Aminosäurenanalyse anfertigen zu lassen, oder, wenn man nur eine machen lassen möchte, nach 3–4 Monaten.

Präeklampsie ist eine ernstzunehmende Schwangerschaftskomplikation, die mit hohem Blutdruck und Eiweißausscheidung im Urin verbunden ist. Die Betroffenen merken oft lange nichts, bis deutliche Wassereinlagerungen zu sehen sind, Beine und Hände anschwellen und das Gesicht aufgedunsen wirkt. Dann können Schwindel, Ohrensausen, Übelkeit, Erbrechen, Kopfschmerzen und Krämpfe hinzukommen. Die Plazenta entzündet sich, weshalb sie sich nicht richtig aufbauen kann. Der Fötus wird nicht genügend versorgt und Abbauprodukte gelangen in den Blutkreislauf der Mutter.[87]

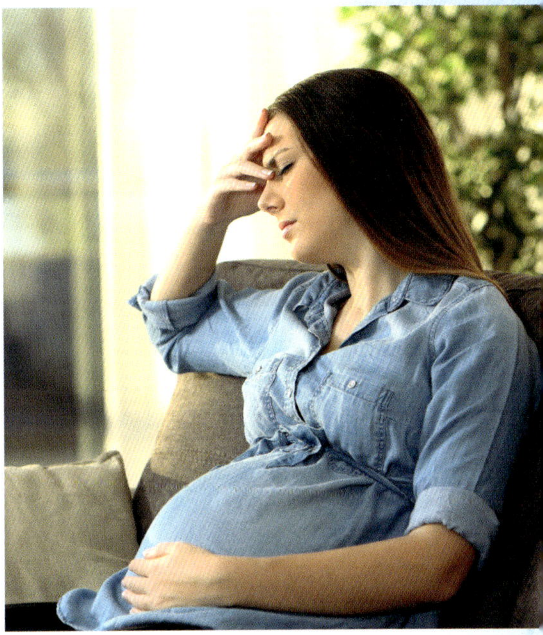

Forscher haben herausgefunden, dass die Präeklampsie seltener auftritt, wenn **Arginin** in Verbindung mit den **Vitaminen C und E** gegeben wurde. Das Risiko, an einer Präeklampsie zu erkranken, war um 50 Prozent geringer. Wurden nur die Vitamine verabreicht, war das Risiko um 23 Prozent geringer.[88]

Aminosäuren im Alter

Wenn wir älter werden, baut unser Körper weniger Muskelmasse auf und wir verlieren an Kraft. Bei manchen beginnt dieser Prozess schon mit 30. Ab dem 50. Lebensjahr sind es 1–2 Prozent der Muskelmasse und 1,5 Prozent an Muskelkraft. Das hört sich nach wenig an, kumuliert aber mit der Zeit. Kommen Krankheit, Verletzung und Operationen dazu, ist der Verlust größer. Von dem Abbau merken wir meist lange nichts, weil sich das Gewicht nicht verändert oder wir sogar zunehmen und nach wie vor alles tun können. Es ist vielmehr ein schleichender Prozess, dem wir bis zu einem gewissen Grad mit Aktivitäten wie Sport, Wandern, Tanzen, Yoga und so weiter entgegenwirken können. Krafttraining hat eine besonders intensive Wirkung beim Muskelaufbau und der Anregung von Stoffwechselprozessen. In Untersuchungen wurde auch bei älteren Menschen deutlich weniger Muskelmasse abgebaut, wenn sie ein geeignetes Krafttraining absolvierten. Körperliche Fitness ist die Basis für gesundes Altern.

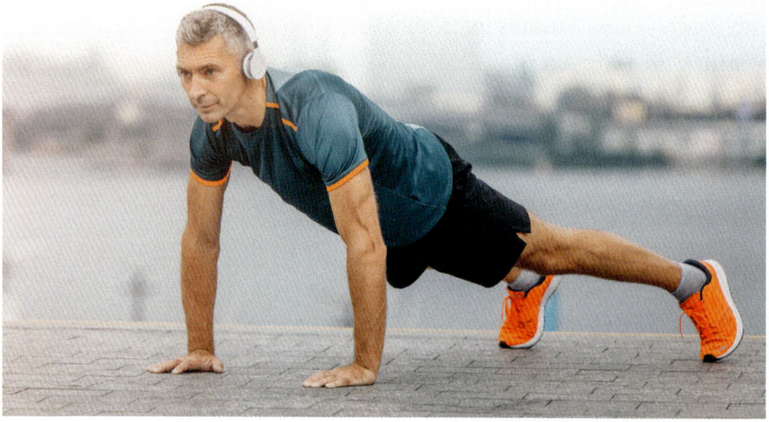

Wenn Sie ein Haus bauen, brauchen Sie Bausteine. In unserem Körper sind das die Proteine, oder genauer gesagt, die Aminosäuren, aus denen die Proteine aufgebaut sind. 50–75 Prozent davon befinden sich in den Skelettmuskeln. Mit ihrer Hilfe können wir uns bewegen, sie machen Körperhaltung, Statik und den aufrechten Gang möglich und erzeugen Körperwärme. Muskelabbau führt besonders bei älteren Menschen zu Unsicherheit in der Bewegung und beim Gehen. Auch der Herzmuskel kann betroffen sein, sowie die Atemmuskulatur, die den Brustraum hebt und senkt, und das Atmen ermöglicht. Genügend gesunde Muskulatur zu behalten ist also nicht nur für unsere Lebensqualität entscheidend, sondern auch für unser Überleben. Sinkt der Proteinaufbau um 30 Prozent, verschlechtern sich Atmung und Blutzirkulation, unter anderem mit Folgen für die Immunabwehr. Nährstoffe – alles, was die Körpersubstanz erhält – sind daher im Alter besonders wichtig.

Wenn wir älter werden, verstärken sich die Oxidationsprozesse, durch die Zellen zerstört werden. Freie Radikale greifen auch Aminosäuren an. Hinzu kommt, dass die Fähigkeit des Körpers zu Aufnahme und Verwertung nachlässt. Wir müssen jedoch nicht die Hände in den Schoß legen und all diese Dinge für unabänderlich halten. Unser Körper sollte immer gut versorgt werden, aber mit den Jahren braucht er mehr, und Qualität macht einen deutlicheren Unterschied als früher, als wir noch vieles »wegstecken« konnten. Eine wirklich gute Versorgung mit essenziellen Aminosäuren und weiteren Nährstoffen kann stärker werdende Oxidation und Alterungsprozesse in oft erstaunlichem Umfang verlangsamen und bis zu einem gewissen Grad ausgleichen.[89]

Wie viel ist gut?

Untersuchungen belegen, dass eine höhere Aufnahme an Aminosäuren beziehungsweise Protein aus Lebensmitteln die Proteinsynthese in den Muskeln anregt und Muskeln aufbaut.[90, 91, 92] Die Forscher kamen zu dem Ergebnis, dass der RDA-Wert, also die empfohlene tägliche Proteinmenge von 0,8 Gramm pro Kilogramm Körpergewicht, nicht ausreicht, um die Muskelmasse bei älteren Menschen zu erhalten (RDA, *Recommended Daily Allowance*).[93] Ihrer Empfehlung zufolge sollten Ältere bis 1,2 Gramm pro Kilogramm Körpergewicht aufnehmen. Zum gleichen Ergebnis kamen weitere Studien. Im Krankheitsfall oder bei chronischem Stress kann der Wert durchaus steigen.

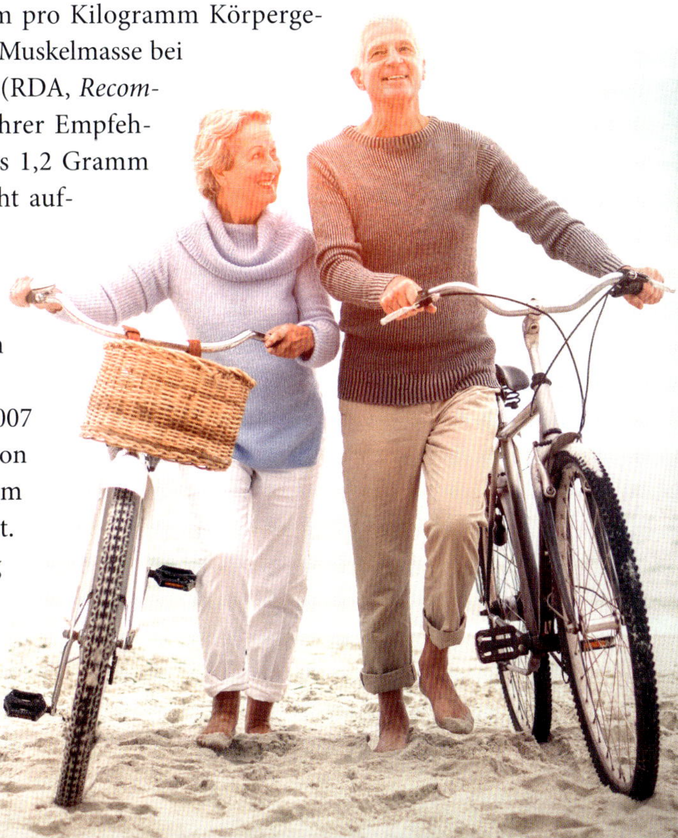

Eine Studie aus dem Jahr 2007 befasste sich mit den Folgen von weniger Eiweiß – nur 0,5 Gramm pro Kilogramm Körpergewicht. Das Ergebnis: Muskelbildung und Energieniveau gingen deutlich zurück.[94]

Wurde zusätzliches **Leucin** zu einer Grundversorgung mit den acht essenziellen Aminosäuren gegeben, konnte noch mehr Protein gebildet werden und die Muskelmasse nahm noch stärker zu. Empfohlen werden 55 Milligramm Leucin pro Kilogramm Körpergewicht.[95]

Tipps und Empfehlungen für den Umgang mit Aminosäuren

- Ziehen Sie ein nach MAP-Kriterien hergestelltes Aminosäurenprodukt in Erwägung. Morgens auf leeren Magen mit einem Glas Wasser eingenommen, versorgt es Sie mit den acht essenziellen Aminosäuren in der optimalen Zusammensetzung und Form als freie, kristalline und hypoallergene Aminosäuren. Nach 23 Minuten sind die Aminosäuren vollständig aufgenommen. Ihr Frühstück können Sie schon nach 15 Minuten beginnen. Alles, was Sie danach an Eiweiß zu sich nehmen, kann ihr Körper auf der Basis der bereits vollständigen Grundversorgung nutzen.
- Vegetarier und Veganer haben mit einem nach MAP-Kriterien hergestellten Aminosäurenprodukt eine optimale Basis für ihre tägliche Eiweißversorgung.
- Nehmen Sie einzelne Aminosäuren nur zusätzlich ein, wenn Sie eine Aminosäurenanalyse (Bluttest) im Labor haben anfertigen lassen, die den Mangel eindeutig bestätigt. Ausnahmen sind Lysin, Tryptophan und Arginin. Zur Vorbeugung gegen Herpes-Infektionen können 500 Milligramm Lysin täglich zusätzlich eingenommen werden. Bei Herpes-Ausbruch 2000 – 3000 Milligramm Lysin pro Tag kurzfristig bis zum Abklingen, aber immer zeitlich getrennt von einem nach MAP-Kriterien hergestellten Produkt. Lysin kann den Blutdruck steigern, deshalb sollte bei hohem Blutdruck ein Arzt konsultiert werden. 1 Kapsel Tryptophan (500 Milligramm) unterstützt besseren Schlaf. Für Arginin gibt es keine

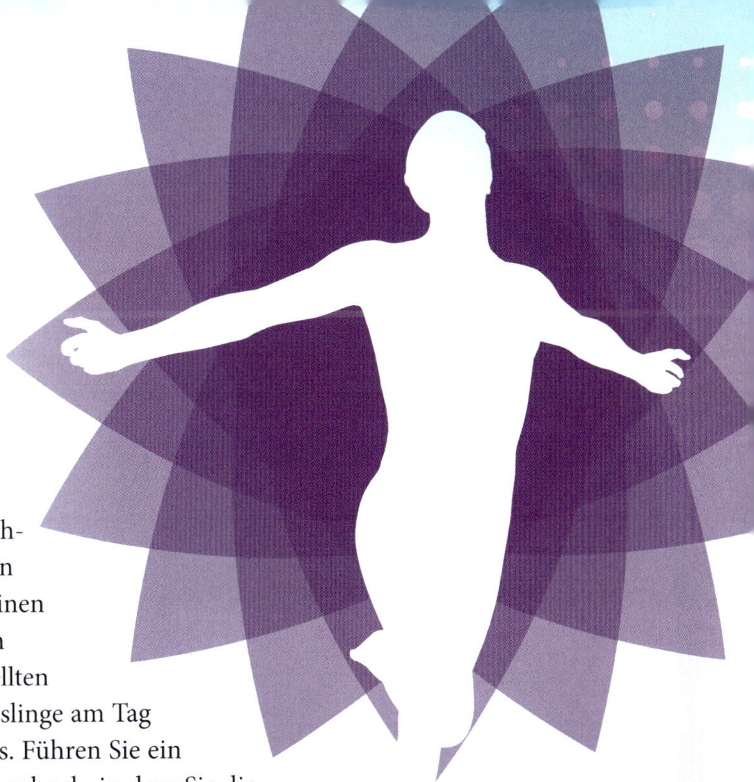

Standardempfehlung. Die richtige Dosis variiert stark je nach Befindlichkeit.

- Eine Aminosäurenanalyse (siehe Seite 46) zeigt Ihnen den genauen Stand in Ihrem Körper. Es lohnt sich in jedem Fall, eine solche Analyse einmal durchführen zu lassen. Sie können auch wie ich zunächst einen Versuch mit einem nach MAP-Kriterien hergestellten Produkt machen. 5 Presslinge am Tag sind eine optimale Dosis. Führen Sie ein kleines Aminosäuren-Tagebuch, in dem Sie die Veränderungen notieren, die Sie feststellen.
- Wenn Sie Herpes-Patient sind, ist es sinnvoll, zusätzlich täglich Lysin aufzunehmen. 500 Milligramm als Normaldosis, bei Bedarf mehr. Argininhaltiges ist dagegen zu reduzieren, da es das Herpes-Virus stärkt. Arginin ist in einem nach MAP-Kriterien hergestellten Produkt nicht enthalten, weil es keine essenzielle Aminosäure ist.
- Tryptophan oder 5-HTP unterstützen die Entspannung und den Schlaf. Je nachdem wie ausgeprägt Ihre Schlafprobleme sind, können Sie beide Aminosäuren oder nur eine davon bei Bedarf oder eine Zeitlang regelmäßig zusätzlich einnehmen. Richten Sie sich nach den Angaben des Herstellers.
- Wählen Sie nur Produkte, die wirklich frei von Zusatzstoffen sind, vor allem frei von Magnesiumstearat (auch: Magnesiumsalze der Speisefettsäuren, E 470) und mikrokristalliner Zellulose (E 460). Oft wird mit »frei von Zusatzstoffen« oder »ohne Magnesiumstearat«

geworben. Beim genauen Hinsehen entdeckt man dann mikrokristalline Zellulose, die zwar als Lebensmittelzusatz zugelassen, aber in der Babynahrung verboten ist. Begründung: Der Darm eines Babys ist noch nicht so ausgebildet, dass er alle Stoffe abwehren kann. Mikrokristalline Zellulose kann deshalb durch die Darmwand treten und in den Blutkreislauf gelangen. Was damit im Körper geschieht ist nicht wirklich erforscht. Trotzdem wird mikrokristalline Zellulose als unbedenklich eingestuft. Denkt man an den Babydarm, muss man sich fragen, was bei den zahlreichen Erwachsenen geschieht, deren Darmwand geschädigt ist bis hin zum Leaky Gut.

- Mit einer wohlüberlegten Zusammenstellung der Nahrungseiweiße können Vegetarier und Veganer eine ähnlich gute Versorgung mit Proteinen erreichen wie Mischköstler. Der Stickstoffabfall von pflanzlichen Proteinen ist allerdings bei den meisten Nahrungsmitteln hoch. Wird zusätzlich ein ausgewogenes Aminosäurenprodukt eingenommen, erreicht die Stickstoffbilanz einen besseren Wert.
- Wenn Sie sich für ein nach MAP-Kriterien hergestelltes Produkt entscheiden, nehmen Sie zusätzlich keine weitere Proteinnahrungsergänzung zu sich. Eine solche Kombination würde den Aufbauwert senken und die Menge des Stickstoffabfalls erhöhen, wodurch das Verdauungssystem stark belastet wird.
- Nehmen Sie ein nach MAP-Kriterien hergestelltes Produkt immer zusammen mit den täglich benötigten Vitaminen, Mineralstoffen und Spurenelementen ein. Die Vitamine der B-Gruppe und Vitamin C sind besonders wichtig.
- Aminosäuren sind ein weites Feld, das noch viele spannende Erkenntnisse bringen wird. Schenken Sie diesem Thema auf jeden Fall genauso viel Aufmerksamkeit wie Vitaminen, Mineralstoffen und Spurenelementen. Für Therapeuten eröffnet sich hier ein wertvolles Behandlungsspektrum, das an der Basis des menschlichen Körpers ansetzt.

Bibliografie

Anderson, Gaby (Herausgeber); Soyka Kathrin (Herausgeber): *Lebensmitteltabelle für die Praxis.* Stuttgart 2018.

Arndt, Klaus; Albers, Torsten: *Handbuch Proteine und Aminosäuren: Optimaler Einsatz von Protein und Aminos im Sport, in der Diät, bei Erkrankungen, zur Gesundheitsvorsorge.* Arnsberg 2004.

Bunkahle, Andreas: *Orthomolekulare Medizin, Band 2: Aminosäuren und Spurenelemente.* Books On Demand 2017.

Braverman, M.D.; Eric R.: *The Healing Nutrients within. How to use amino acids to achieve optimum health and fight cancer, Alzheimer's disease, depression, heart disease, and more.* North Bergen, NJ 2012.

Burgerstein, Uli P.; Schurgast, Hugo; Zimmermann, Michael P.: *Handbuch Nährstoffe: Vorbeugen und heilen durch ausgewogene Ernährung: Alles über Vitamine, Mineralstoffe und Spurenelemente.* München 2018.

Chaitow, Leon: *Amino Acids in Therapy.* Rochester, Vermont, USA 1985.

Friebe, Richard: *Das Prinzip der Widerstandskraft: Hormesis – Wie Stress und Gift uns stärker machen.* München 2017.

Hamann, Brigitte: *Magnesiumöl. Das Wundermineral einfach & effektiv über die Haut aufnehmen.* Rottenburg 2015.

Heseker, Helmut: *Die Nährwerttabelle 2018/2019.* Neustadt/Weinstraße 2017.

MAP – Interview mit Prof. Dr. Lucà-Moretti: *https://www.youtube.com/watch?v=gZcziyL03xk*

Mattson, Mark P.: *Hormesis. A Revolution in Biology, Toxicology and Medicine.* New York 2009.

Muss, Claus; Bueß-Kovács, Heike: *Nahrungspausen: Warum ein leerer Magen gesund macht.* Rottenburg 2016.

Spona, Ingrid; Spona Jürgen: *Vitalquelle Aminosäuren: Antistress – Abnehmen – Sport.* Wien 2017.

Tanford, Charles; Reynolds, Jacqueline: *Nature's Robots.* New York 2004.

Wolfe, Robert R.: *A Guide to Amino Acid and Protein Nutrition.* Independently published 2017.

Anmerkungen

1. »Pyrrolysin, die zweiundzwanzigste Aminosäure«. *Chemiextra* 2012. *https://www.biochemie.ch.tum.de/fileadmin/w00bjv/www/News/PylB.pdf*

2. Prof. Dr. Georg Neumann & Prof. Dr. Kuno Hottentrott: »Aminosäuren richtig einsetzen. Nutzen der Aminosäurensupplementation beim leistungsorientierten Training«. *http://www.hottenrott.info/wp-content/uploads/2015/06/24-27_Hottenrott_MSN0208-1.pdf*

3. »2015–2020 Dietary Guidelines for Americans«. *https://health.gov/dietaryguidelines/2015/*
   Daniel Pendick: »How much Protein do you need every day?«. *Harvard Health Blog* 2015. *https://www.health.harvard.edu/blog/how-much-protein-do-you-need-every-day-201506188096*

4. Prof. Dr. M. Lucà-Moretti: »A Comparative, Double-blind, Triple Crossover Net Nitrogen Utilization Study Confirms the Discovery of the Master Amino Acid Pattern«. 1998. *https://naturalsolutions.nz/articles/Discovery-of-MasterAminoacidPattern-1998.pdf*

5. Prof. Dr. M. Lucà-Moretti: »Comparative study of subjects‘ net nitrogen utilization while receiving bovine milk or soybean flour with or without SON(TM) nitrification«. 1992. *https://www.researchgate.net/publication/295958879_Comparative_study_of_subjects%27_net_nitrogen_utilization_while_receiving_bovine_milk_or_soybean_flour_with_or_without_SONTM_nutrification*

6. Master Amino Acid Pattern®: *http://de.masteraminoacidpattern.info/compare/index.php*

7. E. Georgiades, WM Behan u. a.: »Chronic fatigue syndrome: new evidence for a central fatigue«. 2003. *https://www.ncbi.nlm.nih.gov/pubmed/12708966*

8. Rajavel Elango u. a.: »Indicator Amino Acid Oxidation: Concept and Application«. The Journal of Nutrition 2008. *https://academic.oup.com/jn/article/138/2/243/4664973*

9. K. Sreekumaran Nair, Kevin R. Short: »Hormonal and Signaling Role of Branched-Chain Amino Acids«. *The Journal of Nutrition* 2005. *https://academic.oup.com/jn/article/135/6/1547S/4663844*

10. Kazuto Tajiri, Yukihiro Shimizu: »Branched-chain amino acids in liver diseases«. *World Journal of Gastroenterology* 2013. *https://www.ncbi.nlm.nih.gov/pmc/articles/PMC3837260/*

11. Bryan C. Batch u. a.: »Branch-chain amino acids: biomarkers of health and disease.« *Current Opinion in Clinical Nutrition and Metabolic Care* 2014. *https://journals.lww.com/co-clinicalnutrition/Abstract/2014/01000/Branch_chain_amino_acids___biomarkers_of_health.15.aspx*

12. H. Mengge u. a.: »Branched-chain amino acids are associated with cardiometabolic risk profiles found already in lean, overweight and obese young«. *Journal of Nutritional Biochemistry* 2016. *https://www.ncbi.nlm.nih.gov/pubmed/27142745*

13. Douglas G. Adler: »Serum Branched-Chain Amino Acid Level: A Possible Biomarker for Pancreatic Cancer Risk?« *Journal Watch* 2018. *https://www.jwatch.org/na47308/2018/08/17/serum-branched-chain-amino-acid-level-possible-biomarker*

14. Olha Zhenyukh u. a.: »High concentration of branched-chain amino acids promotes oxidative stress, inflammation and migration of human peripheral blood mononuclear cells via mTORC1 activation«. *Free Radical Biology and Medicine* 2017. *https://www.sciencedirect.com/science/article/pii/S0891584917300096*

15. H. Zhou, S. Huang: »mTOR signaling in cancer cell motility and tumor metastasis«. *Critical Reviews in Eukaryotic Gene Expression* 2010. *https://www.ncbi.nlm.nih.gov/pubmed/20528734*
Olha Zhenyukh u. a.: »High concentration of branched-chain amino acids promotes oxidative stress, inflammation and migration of human peripheral blood mononuclear cells via mTORC1 activation«. *Free Radical Biology and Medicine* 2017. *https://www.sciencedirect.com/science/article/pii/S0891584917300096*

16. L. J. van Loon u. a.: »Ingestion of protein hydrolysate and amino acid-carbohydrate mixtures increases postexercise plasma insulin responses in men«. *Journal of Nutrition* 2000. *https://www.ncbi.nlm.nih.gov/pubmed/11015482*

17. R. S. Griffith u. a.: »Success of L-lysine therapy in frequently recurrent herpes simplex infection. Treatment and prophylaxis«. *Dermatologica* 1987. *https://www.ncbi.nlm.nih.gov/pubmed/3115841*

18. Marcel E. Nimni u. a.: »Are we getting enough sulfur in our diet?«. *Nutrition & Metabilosm* 2007. *https://www.ncbi.nlm.nih.gov/pmc/articles/PMC2198910/*

19. K. L. Soeken, W. L. Lee, R. B. Bausell, M. Agelli, B. M. Berman: »Safety and efficacy of S-adenosylmethionine (SAMe) for osteoarthritis«. *Journal of Family Practice* 2002. *https://www.ncbi.nlm.nih.gov/pubmed/12019049*

20. Hiroaki Oda: »Functions of Sulfur-Containing Amino Acids in Lipid Metabolism«. *The Journal of Nutrition* 2006. *https://academic.oup.com/jn/article/136/6/1666S/4664451*

21. A. B. Ballinger, M. L. Clark: »L-phenylalanine releases cholecystokinin (CCK) and is associated with reduced food intake in humans: evidence for a physiological role of CCK in control of eating«. *Metabolism* 1994. *https://www.ncbi.nlm.nih.gov/pubmed/8201963*

22. R. M. J. Palmer, D. S. Ashton, S. Moncada: »Vascular endothelial cells synthesize nitric oxide from L-arginine«. *nature* 1988. *https://www.nature.com/articles/333664a0*

23. A. Palloshi u. a.: »Effect of oral L-arginine on blood pressure and symptoms and endothelial function in patients with systemic hypertension, positive exercise tests, and normal coronary arteries«. *American Journal of Cardiology®* 2004. *https://www.ncbi.nlm.nih.gov/pubmed/15050504*

24. Claudio Napoli u. a.: »Nitric oxide and atherosclerosis: An update«. *Nitric Oxide* 2006. *https://www.sciencedirect.com/science/article/pii/S1089860306000541?via%3Dihub*

25. I. Girouse, EM Kurowsko, KK Carroll: »Role of dietery Lysine, Metheonine and arginine in the regulation of hypercholesterolemia in rabbits«. *The Journal of Nutricional Biochemistry* 1999. *https://www.ncbi.nlm.nih.gov/pubmed/15539285*

26. Dr. Petra Jungmayr: »Ziele setzen, Mangelernährung vermeiden«. *Deutsche Apotheker Zeitung* 2013. *https://www.deutsche-apotheker-zeitung.de/daz-az/2013/daz-50-2013/ziele-setzen-mangelernaehrung-vermeiden*

27. N. W. Rajapakse u. a.: »Insulin-mediated activation of the L-arginine nitric oxide pathway in man, and its impairment in diabetes«. *PLOS ONE* 2013. *https://www.ncbi.nlm.nih.gov/pubmed/23658699*

28. Christoffer Clemmensen u. a.: »Oral L-Arginine Stimulates GLP-1 Secretion to Improve Glucose Tolerance in Male Mice«. *Endocrinology* 2013. *https://www.ncbi.nlm.nih.gov/pmc/articles/PMC3800753/*

29. Alisa M. Mori u. a.: »Acute and second-meal effects of almond form in impaired glucose tolerant adults: a randomized crossover trial«. *Nutrition & Metabolism* 2011. *https://www.ncbi.nlm.nih.gov/pmc/articles/PMC3042001/*

30. Y. Kobori u. a.: »Improvement of seminal quality and sexual function of men with oligoasthenoteratozoospermia syndrome following supplementation with L-arginine and Pycnogenol®«. 2015. *https://www.ncbi.nlm.nih.gov/pubmed/26428638*

31. E. van Cauter, L. Plat: »Physiology of growth hormone secretion during sleep«. *The journal of pediatrics* 1996. *https://www.ncbi.nlm.nih.gov/pubmed/8627466*

32. K. Kang u. a.: »Effect of L-arginine on immune function: a meta-analysis«. *Asia Pacific journal of clinical nutrition* 2014. *https://www.ncbi.nlm.nih.gov/pubmed/25164444*

33. Katharine J. Looker u. a.: »Global and Regional Estimates of Prevalent and Incident Herpes Simplex Virus Type 1 Infections in 2012«. *PLOS ONE* 2015. *https://journals.plos.org/plosone/article?id=10.1371/journal.pone.0140765*

34. E. Nisoli u. a.: »Amino acids and mitochondrial biogenesis«. *The american journal of cardiology* 2008. *https://www.ncbi.nlm.nih.gov/pubmed/18514622*
E. Clementi, E. Nisoli: »Nitric oxide and mitochondrial biogenesis: a key to long-term regulation of cellular metabolism«. *Comparative Biochemistry and Physiology – Part A: Molecular & Integrative Physiology* 2005. *https://www.ncbi.nlm.nih.gov/pubmed/16091305*

35. Svend Høime Hansen u. a.: »A role for Taurine in mitochondrial function«. *Journal of biomedical science* 2010. *https://www.ncbi.nlm.nih.gov/pmc/articles/PMC2994382/*

36. Jose Miguel Martinez Sanz u. a.: »Branched Chain Amino Acids and Sports Nutrition and Energy Homeostasis«. 2017.
https://www.sciencedirect.com/science/article/pii/B9780128054130000223

37. E. Blomstrand u. a.: »Branched-chain amino acids activate key enzymes in protein synthesis after physical exercise«. *The journal of nutrition* 2006.
https://www.ncbi.nlm.nih.gov/pubmed/16365096

38. H. Zhou, S. Huang: »mTOR signaling in cancer cell motility and tumor metastasis«. *Critical Reviews in Eukaryotic Gene Expression* 2010.
https://www.ncbi.nlm.nih.gov/pubmed/20528734
Olha Zhenyukh u. a.: »High concentration of branched-chain amino acids promotes oxidative stress, inflammation and migration of human peripheral blood mononuclear cells via mTORC1
activation«. *Free Radical Biology and Medicine* 2017.
https://www.sciencedirect.com/science/article/pii/S0891584917300096

39. M. Lucà-Moretti u. a.: »Results of taking Master Amino acid Pattern as a sole and total substitute of dietary proteins in an athlete during a desert crossing«. *Advances in therapy* 2003.
https://www.ncbi.nlm.nih.gov/pubmed/?term=Results+of+taking+Master+Amino+acid+Pattern+as+a+sole+and+total+substitute+of+dietary+proteins+in+an+athlete+during+a+desert+crossing

40. Hamann Brigitte: *Magnesiumöl. Das Wundermineral einfach & effektiv über die Haut aufnehmen.* Rottenburg 2015, S. 94f, S. 116f.

41. A. Jennings u. a.: »Amino Acid Intakes Are Associated With Bone Mineral Density and Prevalence of Low Bone Mass in Women: Evidence From Discordant Monozygotic Twins«. 2016.
https://www.ncbi.nlm.nih.gov/pubmed/26334651

42. A. Jennings u. a.: »Amino Acid Intakes Are Associated With Bone Mineral Density and Prevalence of Low Bone Mass in Women: Evidence From Discordant Monozygotic Twins«. 2016.
https://www.ncbi.nlm.nih.gov/pmc/articles/PMC4832262/

43. Amy Jennings u. a.: »The effect of tryptophan on the cortisol response to social stress is modulated by the 5-HTTLPR genotype«. 2016.
https://www.psyneuen-journal.com/article/S0306-4530(12)00193-X/abstract?cc=y=

44. D. F. Neri u. a.: »The effects of tyrosine on cognitive performance during extended wakefulness«. 1995. *https://www.ncbi.nlm.nih.gov/pubmed/7794222*

45. Miro Smriga u. a.: »Oral treatment with L-lysine and L-arginine reduces anxiety and basal cortisol levels in healthy humans«. *Biomedical Research* 2007. *https://www.jstage.jst.go.jp/article/biomedres/28/2/28_2_85/_article/-char/ja/*

46. Lekh Raj Juneja u. a.: »Theanine – a unique amino acid of green tea and its relaxation effect in humans«. *Trends in Food Science & Technology* 1999. *https://www.sciencedirect.com/science/article/abs/pii/S0924224499000448*

47. Lebensmittel Lysin, Tabelle. *http://www.vitalstoff-lexikon.de/Aminosaeuren/Lysin/Lebensmittel.html*

48. H. Zhou u. a.: »Regulation of intestinal health by branched-chain amino acids«. *Animal science journal* 2018. *https://www.ncbi.nlm.nih.gov/pubmed/29164733*

49. W. W. Wang u. a.: »Amino acids and gut function«. 2009. *https://www.ncbi.nlm.nih.gov/pubmed/18670730*

50. Luisa Cervantes-Barragan u. a.: »Lactobacillus reuteri induces gut intraepithelial CD4+CD8αα+ T cells«. *Science* 2017. *http://science.sciencemag.org/content/early/2017/08/02/science.aah5825*

51. Jung Gil Park u. a.: »Effects of branched-chain amino acids (BCAAs) on the progression of advanced liver disease«. *Medicine* 2017. *https://www.ncbi.nlm.nih.gov/pmc/articles/PMC5478300/*

52. Amy Jennings u. a.: »Amino Acid Intakes Are Inversely Associated with Arterial Stiffness and Central Blood Pressure in Women«. *The Journal of Nutrition* 2015. *https://academic.oup.com/jn/article/145/9/2130/4616089*

53. Filomena de Nigris u. a.: »Beneficial effects of antioxidant and L-arginine on oxidation-sensitive gene expression and endothelial NO synthase activity at sites of disturbed shear stress«. PNAS 2003. *http://www.pnas.org/content/100/3/1420*

G. Wu u. a.: »Arginine nutrition and cardiovascular function«. *The journal of nutrition* 2000. *https://www.ncbi.nlm.nih.gov/pubmed/11053497*

54. Sudesh Vasdev u. a.: »The antihypertensive effect of cysteine«. *International Journal of Angiology* 2009. *https://www.ncbi.nlm.nih.gov/pmc/articles/PMC2721729/*

55. Amy Jennings u. a.: »Amino Acid Intakes Are Inversely Associated with Arterial Stiffness and Central Blood Pressure in Women«. *The Journal of Nutrition* 2015. *https://academic.oup.com/jn/article/145/9/2130/4616089*

56. John D. Fernstrom: »The influence of dietary protein and amino acids on brain function«. *Trends in Food Science & Technology* 1991. *https://www.sciencedirect.com/science/article/abs/pii/092422449190684B*

57. V. Lobo u. a.: »Free radicals, antioxidants and functional foods: Impact on human health«. *Pharmacognocy Review* 2010. *https://www.ncbi.nlm.nih.gov/pmc/articles/PMC3249911/*

58. A. Ahmad u. a.: »Antioxidant activity and free radical scavenging capacity of L-arginine and NaHS: A comparative in vitro study«. *Acta poloniae pharmaceutica* 2015. *https://www.researchgate.net/publication/281667204_Antioxidant_activity_and_free_radical_scavenging_capacity_of_L-arginine_and_NaHS_A_comparative_in_vitro_study*

P. Tripathi u. a.: »Therapeutic role of L-arginine on free radical scavenging system in ischemic heart diseases«. *Indian Journal of Biochemistry and Biophysics* 2009. *https://www.ncbi.nlm.nih.gov/pubmed/20361713*

59. Mirjana B. Colpovic u. a.: »Sulphur-containing Amino Acids: Protective Role Against Free Radicals and Heavy Metals«. *Current Medicinal Chemistry* 2018. *http://www.eurekaselect.com/153036/article*

60. E. R. Stadtmann u. a.: »Free radical-mediated oxidation of free amino acids and amino acid residues in proteins«. 2003. *https://www.ncbi.nlm.nih.gov/pubmed/14661084*

61. Edward J. Calabrese: »Hormesis: from mainstream to therapy«. *The Journal of Cell Communication and Signaling* 2014. *https://www.ncbi.nlm.nih.gov/pmc/articles/PMC4390802/*

62. Mark P. Patson: »Hormesis Defined«. *Ageing Research Reviews* 2008. *https://www.ncbi.nlm.nih.gov/pmc/articles/PMC2248601/*

63. E. J. Calabrese, L. A. Baldwin: »Hormesis: the dose-response revolution«. *Annual Review of Pharmacology and Toxicology* 2003. *https://www.ncbi.nlm.nih.gov/pubmed/12195028?dopt=Abstract*

64. Paolo Bellavite u. a.: »Hormesis and its relationship with homeopathy«. 2010. *http://www.paolobellavite.it/files/236_10HormesisHET.pdf*

65. Edward Calabrese: »Hormesis«. *Pharmacology* 2009. *https://www.sciencedirect.com/topics/pharmacology-toxicology-and-pharmaceutical-science/hormesis*

66. Michael Ristow und Kathrin Schmeisser: »Mitohormesis: Promoting Health and Lifespan by Increased Levels of Reactive Oxygen Species (ROS)«. *Dose-Response* 2014. *https://www.ncbi.nlm.nih.gov/pmc/articles/PMC4036400/*

67. Hamed Mirzaei u. a.: »Protein and Amino Acid Restriction, Aging and Disease: from yeast to humans«. *Trends in Endocrinology & Metabolism* 2015. *https://www.ncbi.nlm.nih.gov/pmc/articles/PMC4254277/*

68. J. Dengjel u. a.: »Identification of autophagosome-associated proteins and regulators by quantitative proteomic analysis and genetic screens«. *Molecular & Cellular Proteomics* 2012. *https://www.ncbi.nlm.nih.gov/pubmed/22311637*

69. M. Lucà-Moretti u. a.: »Master Amino acid Pattern as substitute for dietary proteins during a weight-loss diet to achieve the body's nitrogen balance equilibrium with essentially no calories«. *Advances in Therapy* 2003. *https://www.ncbi.nlm.nih.gov/pubmed/14964348*

70. Jungfeng Li u. a.: »Study of GABA in Healthy Volunteers: Pharmacokinetics and Pharmacodynamics«. *Frontiers in Pharmacology* 2015. *https://www.ncbi.nlm.nih.gov/pmc/articles/PMC4639630/*

71. A. M. Abdou u. a.: »Relaxation and immunity enhancement effects of gamma-aminobutyric acid (GABA) administration in humans«. *Bio factors* 2006. *https://www.ncbi.nlm.nih.gov/pubmed/16971751*

72. E. Barrett u. a.: »γ-Aminobutyric acid production by culturable bacteria from the human intestine«. *Journal of Applied Microbiology* 2014. *https://www.ncbi.nlm.nih.gov/pubmed/22612585*

73. Simon N. Young: »How to increase serotonin in the human brain without drugs«. *Journal of Psychiatry & Neuroscience* 2007. *https://www.ncbi.nlm.nih.gov/pmc/articles/PMC2077351/*

R. P. Patrick u. a.: »Vitamin D hormone regulates serotonin synthesis. Part 1: relevance for autism«. *FASEB Journal* 2014. *https://www.ncbi.nlm.nih.gov/pubmed/24558199*

R. P. Patrick u. a.: »Vitamin D and the omega-3 fatty acids control serotonin synthesis and action, part 2: relevance for ADHD, bipolar disorder, schizophrenia, and impulsive behavior«. *FASEB Journal* 2015. *https://www.ncbi.nlm.nih.gov/pubmed/25713056*

74. C. L. Spinweber u. a.: »L-tryptophan: effects on daytime sleep latency and the waking EEG«. *Electroencephalography and Clinical Neurophysiology* 1983. *https://www.ncbi.nlm.nih.gov/pubmed/6189695*

75. Sabine Haass: »Prädiabetes: Zuckerwerte in der Grauzone«. *Apotheken Rundschau* 2016. *https://www.diabetes-ratgeber.net/Blutzucker/Praediabetes-Zuckerwerte-in-der-Grauzone-524125.html*

76. L. D. Monto u. a.: »Effect of a long-term oral l-arginine supplementation on glucose metabolism: a randomized, double-blind, placebo-controlled trial«. *Diabetes, Obesity and Metabolism* 2012. *https://www.ncbi.nlm.nih.gov/pubmed/22553931*

77. S. Fazelian u. a.: »Effects of L-Arginine Supplementation on Antioxidant Status and Body Composition in Obese Patients with Pre-diabetes: A Randomized Controlled Clinical Trial«. *Advanced Pharmaceutical Bulletin* 2014. *https://www.ncbi.nlm.nih.gov/pubmed/25364661*

78. M. Malaguarnera u.a.: »L-Carnitine supplementation reduces oxidized LDL cholesterol in patients with diabetes«. *The American Journal of Clinical Nutrition* 2018. *https://www.ncbi.nlm.nih.gov/pubmed/19056606*

79. R. N. Feng u. a.: »Histidine supplementation improves insulin resistance through suppressed inflammation in obese women with the metabolic syndrome: a randomised controlled trial«. *Diabetologia* 2013. *https://link.springer.com/article/10.1007%2Fs00125-013-2839-7#enumeration*

80. Frank M. Schmidt u. a.: »Inflammatory Cytokines in General and Central Obesity and Modulating Effects of Physical Activity«. *PLOS ONE* 2015. *https://journals.plos.org/plosone/article?id=10.1371/journal.pone.0121971*

81. »Proteins with Essential Amino Acids Discovered as Key to Child Malnutrition in Developing Countries«. 2016. *https://www.hopkinsmedicine.org/news/media/releases/proteins_with_essential_amino_acids_discovered_as_key_to_child_malnutrition_in_developing_countries*

82. Paul B. Pencharz u. a.: »Amino Acid Needs for Early Growth and Development«. *The Journal of Nutrition* 2004. *https://academic.oup.com/jn/article/134/6/1566S/4688844*

83. R. Uauy u. a.: »Role of Protein and Amino Acids in Infant and Young Child Nutrition: Protein and Amino Acid Needs and Relationship with Child Growth«. *Journal Of Nutritional Science And Vitaminology* 2015. *https://www.ncbi.nlm.nih.gov/pubmed/26598853*

84. C. J. Valentine u. a.: »Early amino-acid administration improves preterm infant weight«. *Journal of Perinatology* 2009. *https://www.ncbi.nlm.nih.gov/pmc/articles/PMC2834366/*

85. Institute of Medicine (US) Committee on Nutritional Status During Pregnancy and Lactation. National Academies Press (US) 1990: Nutrition During Pregnancy. Part I Weight Gain: Part II Nutrient Supplements. *https://www.ncbi.nlm.nih.gov/books/NBK235221/*

86. R. Elango u. a.: »Protein and Amino Acid Requirements during Pregnancy«. *Advances in Nutrition* 2016. *https://www.ncbi.nlm.nih.gov/pubmed/27422521*

87. Lukasz Przybyl u. a.: »CD74-Downregulation of Placental Macrophage-Trophoblastic Interactions in Preeclampsia«. *Circulation Research* 2016. *https://www.ahajournals.org/doi/full/10.1161/CIRCRESAHA.116.308304*

88. »Effect of supplementation during pregnancy with L-arginine and antioxidant vitamins in medical food on pre-eclampsia in high risk population: randomised controlled trial«. *BMJ* 2011. *https://www.bmj.com/content/342/bmj.d2901*

89. Michael McLeod u. a.: »Live strong and prosper: the importance of skeletal muscle strength for healthy ageing«. *Biogerontology* Juni 2016. *https://link.springer.com/article/10.1007/s10522-015-9631-7*

90. D. Paddon-Jones u. a.: »Amino acid ingestion improves muscle protein synthesis in the young and elderly«. *American Journal of Physiology-Endocrinology and Metabolism* 2004. *https://www.ncbi.nlm.nih.gov/pubmed/14583440*

91. G. Biolo u. a.: »An abundant supply of amino acids enhances the metabolic effect of exercise on muscle protein«. *American Journal of Physiology* 1997. *https://www.ncbi.nlm.nih.gov/pubmed/9252488*

92. T. B. Symons u. a.: »Aging does not impair the anabolic response to a protein-rich meal«. *American Journal of Clinical Nutrition* 2007. *https://www.ncbi.nlm.nih.gov/pubmed/17684218*

93. W. W Campbell u. a.: »The recommended dietary allowance for protein may not be adequate for older people to maintain skeletal muscle«. *The journals of gerontology. Series A, Biological sciences and medical sciences Gerontological Society of America* 2001. *https://www.ncbi.nlm.nih.gov/pubmed/11382798*

94. A. E. Thalacker-Mercer u. a.: »Inadequate protein intake affects skeletal muscle transcript profiles in older humans«. *American Journal of Clinical Nutrition* 2007. *https://www.ncbi.nlm.nih.gov/pubmed/17490972*

95. M.S. Borack u.a.: »Efficacy and Safety of Leucine Supplementation in the Elderly«. *Journal of Nutrition* 2016. *https://www.ncbi.nlm.nih.gov/pubmed/27934654*

Register

I

K

L

M

N

O

Bildnachweis

© Shutterstock:

boutique (4, 5, 21 …), BAIVECTOR (4, 10, 44), Ciripasca (14), irinap (14), molekuul_be (16), Anton Khrupin (19), FamVeld (20), Horoscope (21), studiovin (22), Nattika (23), Pimsdelamour (23), Bojan Milinkov (24), Natali_ Mis (26, 50, 58), crystal light (30), nexusby (32), Xenia Snowstorm (32, 33), s_maria (34, 35), Drawlab19 (36), Alliance (38), My Good Images (38, 39) moj0j0 (41), Garsya (43), Monkey Business Images (45), Julia Kopacheva (46), FullRizqi (47), iprachenko (47), Jack Frog (48, 49), Sofia Zhuravetc (52, 136), Sylverarts Vectors (55), Pratchaya.Lee (oben, 57), noppawan09 (60), pilipphoto (63), marivlada (64), lyricsaima (66, 74, 89 …), Anton Khrupin (67), UfaBizPhoto (69), Sebastian Kaulitzki (72, 88, 124), adike (75), Andrii Muzyka (75), Solis Images (76), Ae Cherayut (79), Andrey_Popov (82), Africa Studio (84, 91, 92, 81), Tefi 85), fizkes (86), 32 pixels (87), TrifonenkoIvan (96), Mila Supinskaya Glashchenko (98), puhhha (101), Garsya (104), GUGAI (105), Egorov Artem (106), Pigdevil Photo (108), deepadesigns (109), Alex Mit (110), Lightspring (111, 139), eAlisa (117), Kateryna Kon (119), Zakharchenko Anna (119), Double Brain (120), nanovector (121), yosart (131), Ron Dale (133), nobeastsoficrce (137), Vectomart (139), udra11 (140), Triangle c (141), Who is Danny (142), Fancy Tapis (143, Rost9 (148), LeManna (152), Maridav (153), AXL (154), Allies Interactive (154), Kotin (155), gornostay (157), Evgeny Atamanenko (166), baldyrgan (168), Antonio Guillem (169), Igor Palamarchuk (170), vectorfusionart (171), musicman (173)

© AdobeStock:

Ron Dale (4, 5, 6 …), Jenny Sturm (8), sdecoret (10, 64), cppzone (12), Marina (17), Nishihama (17), mimacz (18), liuzishan (31), aamulya (34), ag visuell (37, 59, 135, 147), Aaron Amat (40), lzf (42), EpicStockMedia (56), Syda Productions (61, 126), master1305 (70), efks (71), AnasteZia (73), transurfer (77, 151), kab-vision (80), mooshny (83), Romario Ien (87), cppzone (93), rh2010 (94), Jürgen Fälchle (97), Leonid (100), Syda Productions (102), Paulista (103), abhijith3747 (103), RFBSIP (104), VadimGuzhva (107), Thaut Images (113), luckybusiness (114), K.- P. Adler (116), Johan Larson (118), peshkov (120), wstockstudio (122), Maridav (123), crevis (124), Drobot Dean (125), DragonImages (127), Konstantin Yuganov (128, 144), Tomsickova (130), RFBSIP (132), denisismagilov (133), bluebay2014 (134), sdecoret (138), olgash (145), valya82 (146), thanksforbuying (149), uliaymiro37046 (151), Giovanni Cancemi (157), faye93 (158), JenkoAtaman (159), neirfy (160), pikselstock (161), PhotoSG (162), Spectral-Design (163), Jan Engel (164), Tomsickova (165)

Über die Autorin

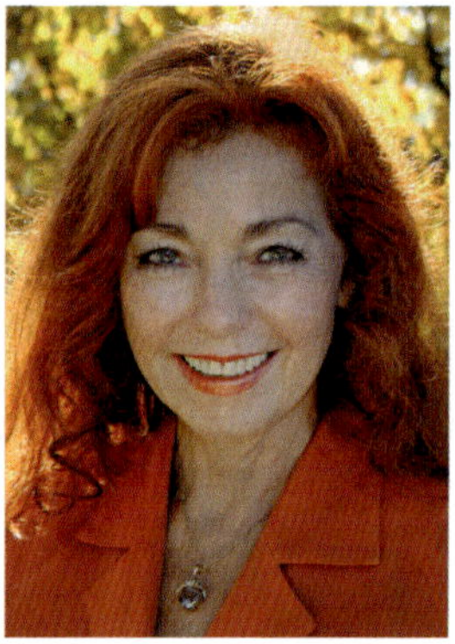

Brigitte Hamann ist Autorin, Gesundheitsjournalistin und berät in Lebensfragen. Ihrer Faszination für andere Kulturen und Länder folgend studierte sie romanische Sprachen, die sie auch unterrichtete. Schon damals galt ihr Interesse der menschlichen Psyche und allen Möglichkeiten, seelische und körperliche Gesundheit herzustellen und zu bewahren. Daher absolvierte sie psychologische Aus- und Fortbildungen. Psychosomatik, Naturheilkunde und neue medizinische Erkenntnisse wurden zu täglichen Interessensschwerpunkten. Seit 2009 schreibt sie hauptberuflich Bücher und Artikel zu Gesundheitsthemen und Naturheilmitteln.

Sie ist Autorin zahlreicher Bücher, unter anderem:

- *Energieturbos. Wie Sie mit einfachen Mitteln Energie, Ausdauer und Konzentration steigern*
- *Kostbare Samen des Glücks*
- *Haarausfall ist heilbar!*
- *Magnesiumöl – Das Wundermineral einfach & effektiv über die Haut aufnehmen*
- *Wie Sie Ihre Selbstheilungskräfte aktivieren – Das Geheimnis von Gesundheit, Vitalität und Glück*
- *Tinnitus natürlich heilen – Erfolgreiche Therapien gegen die quälenden Ohrgeräusche*
- *Die 50 besten Superfoods – Gesundheit kann man essen*
- *Chia-Samen – Das Superfood der Extraklasse*
- *Gold, Weihrauch und Myrrhe – Die größten Heilschätze des Altertums*
- *Heilen mit Gold – Kolloidales Gold und weitere Goldarzneien*